국내 최고 의료진과 전문 영양사의 처방

비만클리닉, 똑똑한 레시피로 답하다

비만인 사람,
비만이 아닌 사람
모두 즐겁고 건강하길 바랍니다

지난 30여 년간 비만은 전 세계적으로 두 배 이상 급증했으며, 우리나라 역시 급격한 산업화와 서구화된 식습관으로 비만 인구가 전체의 30%를 넘어섰습니다. 비만 인구가 늘어나고 비만에 대한 관심이 높아지면서 사람들은 더 이상 비만을 단순한 외모의 문제가 아닌 하나의 질병으로 인식하기 시작했고, 당뇨병, 고혈압, 심뇌혈관질환, 각종 암 등 수많은 합병증의 위험성에 대해서도 알려지고 있습니다.

특히 어린이와 청소년의 비만율이 급속도로 높아지면서 그로 인한 개인의 고통과 삶의 질 저하, 사회적 비용 증가가 심각한 문제로 대두되고 있습니다. 비만은 이제 더 이상 개인의 의지 문제가 아닙니다. 사회적 차원에서 관리하고 예방에 힘써야 하는 질환의 하나로 봐야 합니다.

2017년 보건복지부 통계자료에 따르면, 만 30세 이상 성인의 만성질환 유병률 1위가 바로 비만입니다. 특히 20대부터 40대 사이 젊은 연령대를 중심으로 복부비만을 동반한 비만율이 가파른 증가세를 보이고 있어, 우리나라 국민 세 명 중 한 명이 비민인 '고위험 비만 시대'로 접어들었습니다. 실제로 의료 현장에서도 높은 비만율만큼이나 높아진 국민적 관심에 따라 비만 치료를 위한 수많은 고민과 연구를 하고 있습니다.

각종 온라인과 언론 매체에서도 비만관리법, 유행하는 다이어트법 등을 다룬 다양한 정보와 의견이 넘쳐나고 있습니다. 하지만 이런 무수한 정보 가운데 정확하고 실질적인 도움을 주는 경우는 많지 않은 것이 현실입니다.

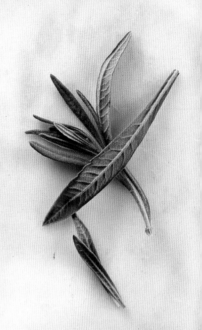

혼란만 가중시키는 잘못된 정보 속에서 「비만클리닉, 똑똑한 레시피로 답하다」
는 비만이 되는 원인과 비만으로 생기는 합병증, 소아·노인 비만, 올바른 식이요법과 운
동습관, 치료방법 등 건강한 식생활습관을 유지하기 위해 필요한 정보를 정확하게 전달합니다. 직
접적인 도움을 줄 수 있는 실질적인 비만 치료 지침서입니다. 그뿐 아니라 비만을 부추기는 사회
환경의 문제점과 개선 방법에 대해서도 제안합니다.

우리 모두가 잘 알고 있듯이 비만을 예방하고 체중을 줄이기 위한 핵심은 바로 적절한 식이요법
과 규칙적인 운동입니다. 다만, 비만 정도에 따라 약물치료와 수술이 필요한 경우도 있습니다.
「비만클리닉, 똑똑한 레시피로 답하다」는 많은 사람들이 단순히 미용수술로 오해하고 있는 비
만대사수술에 대해서도 언급해, 고도비만과 비만대사수술에 대한 올바른 이해를 돕습니다.

이 책은 각 분야 전문가들의 철저한 검증과 노력으로 완성되었습니다. 비만인 사람뿐만 아니라
비만이 아닌 사람들에게도 아주 유용하리라 믿습니다. 가벼운 몸과 마음으로 즐겁고 건강한 삶
을 만들어가는 데 이 책이 이정표가 되길 바랍니다.

분당서울대학교병원 원장 전상훈

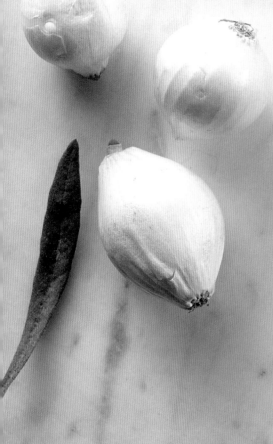

온 국민의 행복한 삶에
도움 되는 식단이 되었으면 합니다

'삶에 가치를 더하는 식문화 선도' 라는 과업을 실천해
나가고 있는 한화호텔앤드리조트 FC 부문은 그동안 최
고의 의술로 공공의료를 선도하는 분당서울대학교병원
과 함께 국민의 건강과 삶의 질을 향상시키기 위해 유기
적인 파트너십을 발전시켜왔습니다. 이번 건강 다이어트
식단의 개발과 출간은 그 연장선상에서 이루어낸 값진
결과물입니다.

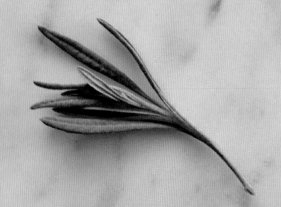

이제 '웰빙'은 단순한 트렌드가 아닙니다. 육체적인 건강과 정신적인 건강의 조화를 통해 행복하고 아름다운 삶을 추구하는 궁극적인 가치로 자리 잡았습니다. 육체에 질병이 없는 건강뿐 아니라 정서적인 만족과 조화를 이루는 것이 삶의 중요한 가치이기에, 건강식과 다이어트식 또한 행복하고 아름다운 삶을 만드는 데 큰 역할을 한다고 생각합니다.

이 책이 온 국민의 건강하고 행복한 삶에 조금이나마 도움이 되었으면 하는 바람입니다. 함께 애써주신 분당서울대학교병원 모든 관계자 여러분의 노고에 진심으로 감사의 말씀을 전합니다.

한화호텔앤드리조트(주) 대표이사 김태호

비만의 위협에서 벗어나
건강하게 살기 위한 안내서

어릴 때의 건강은 평생을 좌우합니다. 특히 소아 비만은 당뇨병, 고지혈증과 같은 대사증후군과 비알코올성 지방간을 유발할 뿐 아니라, 다리가 휘거나 고관절 통증, 무릎관절 통증 등의 관절 질환까지 일으킬 수 있는 만병의 근원입니다.

소아 비만이 잘 조절되지 않은 상태로 청소년기를 지나면 상당수가 성인 비만으로 이어지게 됩니다. 특히 비만 여성은 비만 그 자체만으로 조산의 위험이 커지고, 아이가 뇌성마비를 갖고 태어날 위험도 최대 두 배까지 높아진다고 합니다.

그러나 비만을 어떻게 예방하고 관리해야 하는지, 어떤 영양소를 섭취하고 어떤 생활습관으로 비만을 피해야 하는지에 대해서는 잘 모르고 지내는 경우가 많습니다. 그 때문에 많은 사람들이 살을 뺀다는 것에 대해 막연한 걱정과 부담을 갖습니다. 이 책은 비만 탈출을 위한 올바른 영양관리과 운동법, 생활습관을 이야기합니다. 꾸준히 실천한다면 비만으로부터 해방감과 자유를 만끽할 수 있을 것입니다.

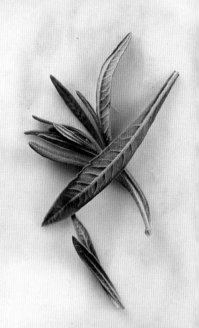

부모가 모두 비만이면 자녀가 비만일 가능성이 무려 80%에 이른다고 합니다. 반면, 부모가 모두 비만이 아니면 자녀의 7%에서만 비만이 나타납니다. 이는 곧 아이가 부모의 식생활습관을 그대로 따라 간다는 뜻입니다. 비만의 대물림과 이로 인한 비만의 악순환을 끊기 위해서는 우리 모두 비만을 예방하는 습관을 길러야 합니다.

「비만클리닉, 똑똑한 레시피로 답하다」는 비만인 사람들과 그렇지 않은 사람들 모두에게 건강한 삶을 유지하기 위한 올바른 길을 안내하는 책입니다. 이 안내서를 통해 비만이라는 질병을 제대로 이해하고, 여러분 모두 건강한 생활에 한층 더 가까워질 수 있기를 기대합니다. 「비만클리닉, 똑똑한 레시피로 답하다」의 출간을 진심으로 축하하며, 비만의 위협에서 벗어나 개인의 건강한 삶과 건강한 가정, 건강한 사회가 조성되길 희망합니다.

전 보건복지부장관 정진엽

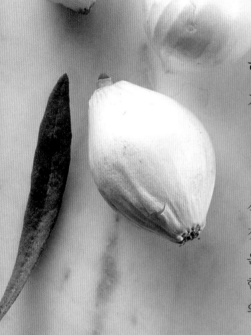

현실적이고 검증된
건강지침서

식탐을 자극하는 먹방·쿡방이 넘쳐나면서 온 국민이 먹는 것에 비정상적으로 집착하는 요즘입니다. 특히 청소년과 젊은 층의 비만이 급증하는 원인 중 하나가 바로 이런 무분별한 음식 콘텐츠의 영향으로, 우리 사회의 환경 변화가 비만의 주범이라고도 볼 수 있습니다.

비만하다는 것은 단순히 체중이 많이 나가는 것을 의미하는 것이 아닙니다. 비만은 각종 대사성 질환은 물론 골관절 합병증이나 수면무호흡증 등 다양한 질환과 합병증으로 이어질 확률이 높은, 반드시 치료해야 하는 병입니다.

아직도 많은 사람들이 비만을 단순히 이지이 문제로만 바라보고 있지만, 비만은 이제 온 세계가 전쟁을 치러야 할 중대 질환이고 우리나라도 예외가 아닙니다. 이미 그로 인한 사회경제적 비용 낭비가 심각한 수준입니다. 대한비만대사외과학회는 비만 문제를 근본적으로 해결하기 위해 사회적 차원의 해결책을 제시하려고 노력하고 있습니다. 지난 2017년에는 공식적인 학술단체로 인정받아 비만에 대한 올바른 이해와 사회적 인식의 변화를 위해 한층 더 목소리를 높일 수 있게 되었습니다.

이런 시점에서 비만인 사람들이 알아야 할 현실적인 내용과 의학적으로 검증된 정보를 담은 「비만클리닉, 똑똑한 레시피로 답하다」의 출간은 더없이 반갑고 고마운 소식입니다. 이 책은 분당서울대학교병원의 전문 의료진과 영양사들이 힘을 모아 비만 전반에 관해 안내합니다. 영양불량을 예방하고 적정한 영양 상태를 유지하는 식생활습관, 안전성과 효능이 입증된 비만 치료 방법 등에 대한 구체적인 지침을 한 권에 담고 있어, 비만 치료 안내서로서 상당히 의미 있는 역할을 할 것으로 기대됩니다.

모두가 이 책을 통해 비만에 대한 오해와 편견에서 벗어나 올바른 정보를 얻고 건강한 삶을 이어나갈 수 있길 바랍니다. 「비만클리닉, 똑똑한 레시피로 답하다」가 비만인 사람들에게 희망의 건강지침서가 되리라 믿으며, 출간을 진심으로 축하합니다.

대한비만대사외과학회 회장 허윤석

Contents

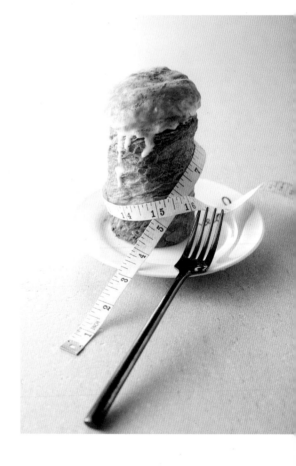

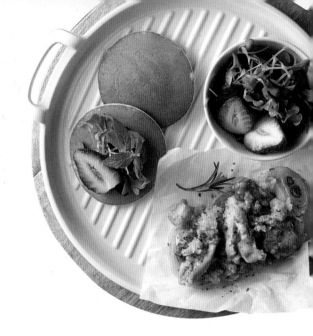

3장 다이어트 2주 레시피

요리하기 전에 | 양념의 양 눈에 익히기 110

1주차 식단

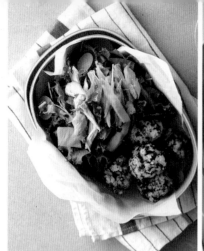
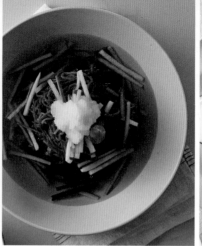
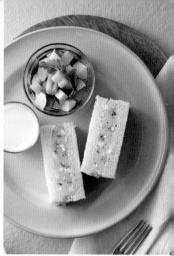

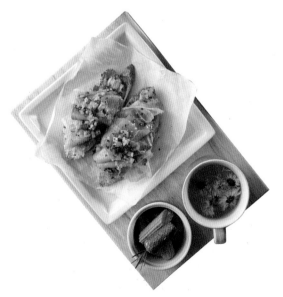

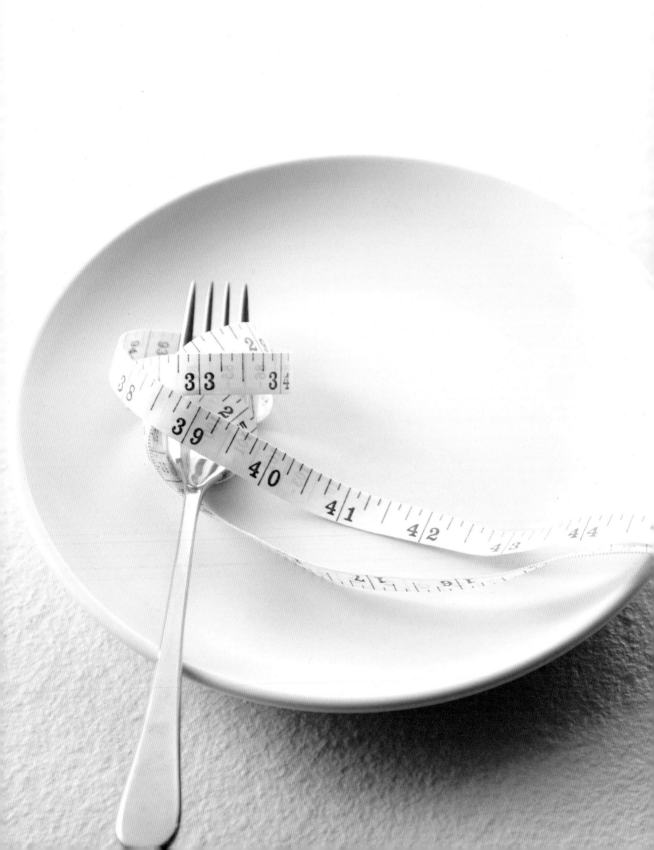

1장

비만 제대로 알기

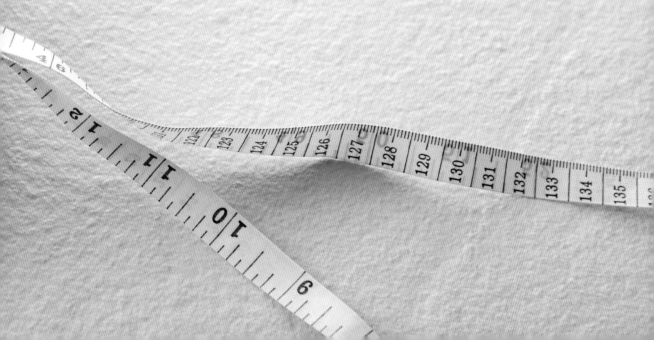

남아돌아 문제인 병, 비만

내분비내과 오태정

비만은 남아도는 에너지다

비만은 체지방이 몸에 만성적으로 지나치게 쌓인 상태를 말한다. 음식을 통해 영양소를 너무 많이 섭취하거나 활동량과 기초대사량이 감소하면 섭취한 에너지를 다 소비하지 못해서 에너지 과잉 상태가 되고, 이 상태가 지속되면 비만이 된다. 비만의 정도는 체질량지수(body mass index, BMI)로 알 수 있다. 체지방량을 임상적으로 측정하기 어렵기 때문에 키에 비해 체중이 어느 정도인지를 계산한 값인 체질량지수를 비만의 기준으로 삼는다.

$$체질량지수 = 체중(kg) / 키 \times 키(㎡)$$

세계보건기구(WHO)에서는 체질량지수 25~29.9kg/㎡를 과체중, 30kg/㎡ 이상을 비만으로 구분하고, 우리나라 등 아시아에서는 25kg/㎡부터 비만으로 본다. 하지만 근육량이 많은 건장한 남자는 대사의 문제가 전혀 없어도 체질량지수가 25kg/㎡를 넘는 경우가 드물지 않다. 이런 문제를 보완하기 위해 전체 체질량에서 체지방을 구분해 측정하는 검사법이 개발되어 사용되고 있으며, 상황에 따라 체성분 분석이 필요한 경우가 있다.

문제는 복부비만이다

같은 비만이라도 체지방이 어디에 있느냐에 따라 대사 문제가 생기는 위험도가 다르다. 복부비만 특히 내장에 지방이 많이 쌓이는 내장비만의 경우, 체질량이 같더라도 내장지방이 적은 경우보다 대사질환이 더 잘 생긴다. 내장지방이 쌓이면 내장지방에서 생기는 여러 가지 독성 물질이 온몸 또는 간에 직접적인 악영향을 미쳐 대사 문제를 일으키는 것이다. 아시아인의 경우 체질량지수가 서양인보다 낮아도 대사질환이 더 잘 생기는데, 온몸의 지방량 중 내장지방이 차지하는 비율이 상대적으로 높다는 것을 원인으로 들기도 한다.

내장에 지방이 쌓이는 원인에 대해서는 아직 확실히 알려져 있지 않지만, 인슐린 저항성이 있는 경우 내장지방이 느는 경향을 보인다. 인슐린 저항성은 근육, 지방, 간 등에 작용하여 남아도는 에너지를 소모하고 저장하는 인슐린이 잘 작동하지 않는 상태이다.

복부비만의 정도는 복부 전산화 단층촬영(CT 검사)을 해서 내장지방의 면적을 계산해 판단할 수 있다. 하지만 측정 방법이 간단하지 않고 방사선에 노출될 위험이 있어 일반적으로 사용하기는 어렵다. 대신 허리둘레를 재는 방법을 쓴다. 허리둘레는 갈비뼈의 아래 경계 부분과 엉덩이뼈 능선의 중간 지점에서 잰다. 남자의 경우 90cm 이상, 여자의 경우 85cm 이상이면 복부비만이다. 체질량지수 25kg/㎡ 이상을 비만으로 볼 때, 우리나라 성인 중 비만에 해당하는 사람은 32.4%이며, 복부비만은 20.8%에 달한다.

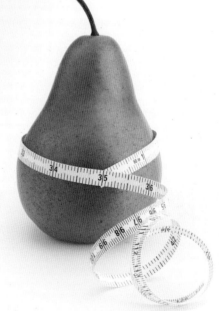

비만으로 생기는 병,
병 때문에 생기는 비만

내분비내과 오태정

비만은 대사질환을 부른다

비만은 단지 '뚱뚱하다'와 '날씬하다'로 구별되는 문제가 아니다. 비만은 당뇨병, 고지혈증, 고혈압, 심장질환, 간질환, 암 등을 유발할 수 있는 위험요소이다. 만성질환 특히 대사질환과 밀접한 연관이 있으며, 비만을 치료하면 비만과 관련된 만성질환이 회복되는 경우도 있다.

1999년, 미국에서 기저질환이 없고 흡연력도 없는 정상인을 대상으로 체질량지수에 따라 심혈관계 질환에 의한 사망률이 어떻게 달라지는가를 조사했다. 그 결과 여자와 남자 모두 체질량지수 30kg/㎡를 기점으로 사망률이 증가하는 양상을 보였다. 반면 제2형 당뇨병의 발생은 체질량지수 25kg/㎡부터 증가했다. 따라서 심혈관계 질환에 의한 사망과 당뇨병 발생의 위험도를 감안하여 비만의 진단 기준이 제안되고 있다. 하지만 아시아인은 체질량지수가 그보다 낮은 경우에도 비만 관련 질환의 발생률이 증가한다는 보고가 있어, 우리나라를 포함한 아시아에서는 비만의 기준을 체질량지수 25kg/㎡로 삼는다.

비만과 관련된 질환은 매우 다양하다. 머리끝부터 발끝까지 온몸에 발생한다. 그럼 살을 빼면 비만 관련 질환이 호전될까? 체중을 5~10% 줄이면 혈당과 혈압, 고지혈증 등이 눈에 띄게 호전된다고 알려져 있다. 이처럼 체중조절은 비만과 관련된 만성질환을 치료하는 데 매우 중요하다.

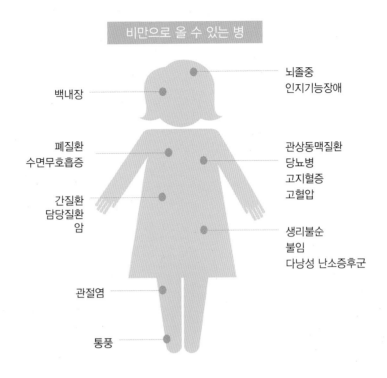

비만으로 올 수 있는 병

백내장

뇌졸중
인지기능장애

폐질환
수면무호흡증

관상동맥질환
당뇨병
고지혈증
고혈압

간질환
담당질환
암

생리불순
불임
다낭성 난소증후군

관절염

통풍

비만을 유발하는 질환과 약물

병 때문에 살이 찌는 경우도 있다. 내분비내과 질환으로는 쿠싱증후군, 성장호르몬 결핍증 등이 대표적이고, 갑상선질환은 가능성 정도만 제시되고 있다. 드물게는 두경부에 손상을 입거나 시상하부에 문제가 있어 식욕을 조절하는 뇌의 작용이 제대로 이루어지지 않아 살이 찌기도 한다. 그중 쿠싱증후군은 주로 팔다리가 상대적으로 가늘고 복부비만을 동반하며, 체모량이 늘고, 멍이 쉽게 들고, 배에 자색의 선조(튼 살)가 생기는 것이 특징으로, 경우에 따라 수술과 약물로 치료할 수 있어 감별이 필요하다.

약제로 인해 살이 찌기도 한다. 비만을 유발할 수 있는 약제로는 삼환계 항우울제, 항정신성 의약품, 스테로이드, 설폰요소제 등이 있다. 문제가 될 정도로 비만이 악화되면 원인 약제를 찾아 조사하고, 필요하면 다른 계열의 약물로 바꿔야 한다.

비만인지 아닌지 어떻게 알 수 있을까?

내분비내과 임수

비만 치료의 가장 기본은 비만의 정도를 정확히 아는 것이다. 비만 정도를 측정하는 대표적인
방법은 컴퓨터 단층촬영으로 복부의 지방량을 재는 방법과 이중 에너지 X선 흡수법으로 체지
방량을 재는 방법 등 두 가지가 있다.

이중 에너지 X선 흡수법을 이용하는 방법은 방사선량이 적다는 장점이 있지만, 피하지방과 내
장지방을 구분할 수 없는 것이 단점이다. 그 때문에 컴퓨터 단층촬영으로 복부지방, 특히 내장지
방을 재는 방법에 관심이 집중되고 있다. 컴퓨터 단층촬영으로 복부지방을 측정할 경우, 내장지
방이 많을수록 당뇨병과 심혈관계 질환에 걸릴 위험이 커지는 것으로 알려져 있다. 다음은 최근
사용되고 있는 비만도 측정 방법이다.

이중 에너지 X선 흡수법(dual energy X-ray absorptiometry, DXA)

이중 에너지 X선 흡수법은 골밀도를 측정하는 방법으로 알려져 있지만, 전신 체성분 측정과 복
부지방량 측정에도 사용할 수 있다. 측정 방법은 골밀도 측정 방법과 같으며, 온몸을 스캔하기
때문에 부분별 체성분을 알 수 있다.

최신 DXA 장비를 이용하면 복부의 일부분을 반자동으로 정해 지방량을 잴 수 있어, 상복부

지방량과 하복부 지방량을 나누어 잴 수 있다. 또한 여러 번 재도 값이 일정하기 때문에 한 번만 재서 정확한 값을 얻을 수 있고, 검사시간이 10분 정도로 짧으며, 검사받는 동안 큰 불편이 없다. 단, 체중이 너무 많은 고도비만의 경우는 측정 테이블이 하중을 견디지 못해 측정이 안 될 수 있다.

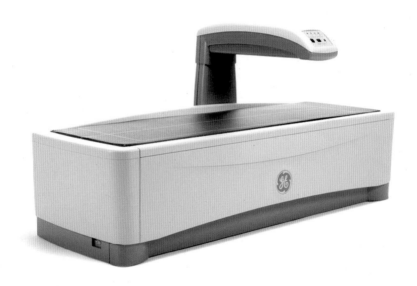

이중 에너지 X선 흡수법을 이용한 체성분 측정 장비

생체저항 전기분석법(bioelectrical impedance analysis, BIA)

생체저항 전기분석법은 몸속에 소량의 전류를 보내고 이에 대한 저항을 측정해 체내 총수분량을 알아낸 뒤 체지방량을 추정하는 방법이다. 체지방의 73%가 수분이므로 수분량을 알면 체지방량을 계산할 수 있다. 빠르고 간편해서 최근 비만을 진단하는 데 많이 사용하는데, 체지방량 측정은 정확도가 높지만 내장지방 측정에 대한 연구는 부족한 상황이다.

검사는 보통 4시간 전부터 음식과 물, 운동을 금지하고, 실내온도를 35℃로 유지한 뒤에 한다. 5분 이내로 측정되며, 전신 지방량과 근육량 값이 나온다. 생체저항 전기분석법은 비싸지 않고, 방사선 노출이 없으며, 검사를 편하게 받을 수 있다는 것이 장점이다.

복부 컴퓨터 단층촬영(abdominal computed tomography, CT)

컴퓨터 단층촬영으로 복부의 지방량을 재는 방법이다. 컴퓨터 촬영으로 얻은 영상을 특정 신호로 변환하여 면적을 계산하는 방식으로, 피하지방과 내장지방을 구분할 수 있다는 점이 매우 큰 이점이다. 아래 사진은 뚱뚱한 두 사람의 복부 컴퓨터 단층촬영 사진이다. 허리둘레와 복부 전체 지방의 면적은 거의 비슷하지만, 왼쪽 사람은 내장지방이 많고 오른쪽 사람은 피하지방이 많은 것을 알 수 있다. 실제로도 왼쪽 사람은 고혈압, 이상지혈증(고지혈증), 당뇨병이 있는 반면, 오른쪽 사람은 특별한 이상이 없다.

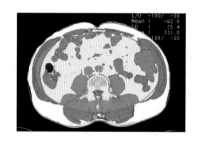 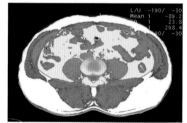

허리둘레 : 100.1 cm
내장지방 : 207.9 cm²
피하지방 : 90.7 cm²

허리둘레 : 100.2 cm
내장지방 : 128 cm²
피하지방 : 164 cm²

복부 컴퓨터 단층촬영을 이용한 내장지방량 측정 결과

컴퓨터 단층촬영은 편하게 받을 수 있고, 검사시간이 10분 정도로 짧으며, 지금까지 알려진 방법 중 내장지방을 가장 정확하게 재는 방법이라고 할 수 있다. 하지만 비용이 비싼 편이고, 많은 양은 아니지만 방사선에 노출된다는 위험성이 있다.

자기 공명 영상(magnetic resonance image, MRI)

최근 들어 자기 공명 영상을 이용해 복부의 지방량을 재는 방법이 시도되고 있다. 컴퓨터 단층촬영과 마찬가지로 복부를 스캔해 특정 성분만 면적으로 계산하는 방식이다. 방법은 컴퓨터 단층촬영과 비슷하지만, 방사선에 노출되지 않아도 된다는 장점이 있다. 하지만 컴퓨터 단층촬영보다 비싸고 촬영시간이 상대적으로 길어 연구목적으로만 일부 사용한다.

복부지방 외에 온몸을 스캔해 부분별 체성분도 측정할 수 있다. 자기 공명 영상을 이용하는 방법은 가장 정확한 체성분 분석법이지만, 검사시간이 20~30분 정도로 비교적 오래 걸리고 비용이 비싸다는 단점이 있다.

비만은 의지박약?
마음대로 안 되는 몸의 법칙

가정의학과 김주영

수천 년간 인류는 굶주림에 시달려왔다. 사소한 실수나 작은 불운으로도 일가족 또는 마을 전체가 굶어 죽기 일쑤였다. 이런 환경에서 살아남기 위해 인간의 유전자는 굶주림으로부터 스스로를 최대한 보호하도록 발달해왔다.

그러다가 최근 약 100년간 급격한 산업화와 현대화, 도시화가 이루어지면서 인류는 이전에 경험해보지 못한 환경에 접어들었다. 전 세계가 일일생활권이 되고 식품산업의 발달로 대규모 생산이 가능해져 먹을거리가 풍부해졌다.

그러나 우리 몸은 여전히 굶주림으로부터 보호할 줄만 알았지 비만으로부터 보호하는 방법은 모르는 상태여서 갑작스런 환경 변화에 대처하지 못한다. 그 때문에 많은 사람들이 비만과 비만 관련 질환으로 내몰리고 있다.

비만은 단순히 의지의 문제가 아니다. 여러 생물학적 요인들, 특히 음식의 선택과 섭취에 관여하는 뇌의 식욕조절 과정이 매우 큰 영향을 미친다. 이런 생물학적 영향을 이해해야 체중을 지속적으로 관리할 수 있다.

식욕을 일으키는 생물학적 시스템

냄새를 맡거나 색깔만 봐도 배고프다

배고픔은 생물학적으로 일어난다. 위가 비는 시간이 길면 그렐린이란 물질이 분비되어 배고픔을 느끼게 된다. 처음에는 허기, 위경련 등이 일어나 음식을 찾게 된다. 그러나 나중에는 허기뿐 아니라 음식의 냄새, 음식의 색깔, 음식과 관련된 여러 기억들, 하루하루의 기분이나 경험 등에 의해서도 허기질 때처럼 몸에서 반응이 일어난다.

예를 들어 저녁 6시에 퇴근해 집으로 가면서 꼭 보는 도넛 가게가 있다고 하자. 처음에는 배가 고파 도넛을 사 먹는다. 하지만 매번 6시 30분에 도넛 가게를 지나치게 된다면, 나중에는 퇴근 전에 간식을 먹어 배가 고프지 않아도 도넛 가게를 지나면서 맡는 맛있는 냄새나 사진 등에 자극을 받아 도넛을 먹게 된다. 또는 기분이 우울해서 먹기도 한다.

이처럼 조건화된 음식 냄새나 색, 음식 광고 등은 우리 몸에서 갈망을 일으키는 도파민 시스

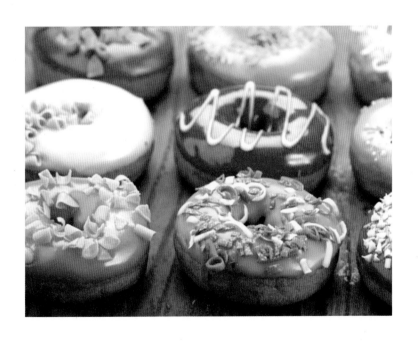

템을 촉진해 음식을 더 기억하고 찾게 만든다. 특히 극단적으로 굶거나 심한 제한식이를 하면 음식에 대한 갈망이 더 강해져 제한식이가 끝난 후 폭식으로 이어지는 경우가 많다.

맛이 강하고 자극적인 음식이 위험하다

뇌 속의 모르핀이라고 불리는 아편양 물질은 음식 섭취에 핵심적인 역할을 한다. 먹다가 멈추기 어렵게 만들고, 특히 좋아하는 맛의 음식, 맛을 더한 가공식품처럼 여러 미각을 동시에 자극하는 음식, 씹기 쉽고 부드러운 음식, 적은 양에 칼로리가 높은 에너지 고밀도 음식일 경우, 쾌락 중추를 활성화시켜 많이 먹게 만든다. 그렇기 때문에 맛이나 향이 강하거나 자극적인 음식은 비만으로 이어질 위험이 크다.

식욕을 통제할 수 있을까?

느린 사고가 식욕을 억제한다

행동경제학자인 대니얼 카너먼은 그의 책 「생각에 관한 생각」에서 빠른 사고와 느린 사고에 대해 언급했다. 감각적이고 직관적이며 감정적으로 빠르게 반응하는 빠른 사고 시스템과 의식적이고 지속적인 노력으로 숙고해 반영하는 느린 사고 시스템이 있는데, 우리 생각과 행동의 약 90%는 빠른 사고 시스템으로 처리된다는 것이다.

이는 음식을 먹는 행동에도 똑같은 영향을 미친다. 음식 섭취에 대해서는 대부분 빠른 사고 시스템에 의해 결정되기 때문에 충동적으로 음식을 먹는 행동으로 이어질 수 있다. 이를 억제하고 음식을 스스로 조절하게 하는 능력이 느린 사고 시스템이며, 그 핵심 역할은 작업 기억이 된다. 충동적이고 빠른 시스템이 지나치게 활동하거나 느린 사고 시스템이 작용하지 못하면 살이 찔 위험이 크다. 작업 기억은 장기간의 목표를 생각하고 그에 맞게 행동하게 하여 빠르고 충동적인 사고 시스템이 활동하는 것을 막는다.

작업 기억을 강화하기 위해 실천 전략을 세울 수도 있다. 스트레스를 받아 무의식적으로 과식하게 되는 경우 '내가 만일 스트레스를 받으면 친구 A에게 전화를 하겠다. 두 번째 칫솔질을 하겠다. 세 번째 녹차를 한 잔 마시겠다'고 정해두는 등 언제 어떤 상황에서 어떤 일을 할 것인가를 미리 계획하는 것이다.

보상이 클수록 통제력이 강해진다

자기 통제력은 보상의 크기와 보상받기까지의 시간에 따라 조절된다. 보상이 클수록 자기 통제력이 강해지고, 보상에 걸리는 시간이 길어지면 통제력이 약해진다. 체중감량은 보상은 클 수 있지만, 감량을 위해 자제력을 발휘해야 하는 상황은 스트레스를 유발할 수 있다. 목표 체중까지 줄이는 시간도 너무 길어 통제력을 유지하기 어렵다.

짜거나 달거나 에너지 밀도가 높은 기름진 음식도 통제력을 잃게 만든다. 음식의 선호도와 음식 모양도 통제력 조절의 중요한 요인들이어서, 음식 맛을 보거나 냄새를 맡을 경우 또는 단지 음식 생각만 해도 음식에 대해 신체적 반응이 나타나고 인슐린 분비가 일어난다. 이는 지방 축적의 요인이 될 수 있다.

통제력이 뛰어나다고 해도 그것만으로 체중관리를 잘 하기는 어렵다. 지방세포와 몸의 생리적 변화 때문이다. 지방세포는 체중의 세트 포인트(몸이 유지하려고 하는 체중)를 조절하는 데 중요한 역할을 한다. 체중이 늘면 지방세포의 수가 늘지만, 체중이 줄어도 지방세포의 수는 줄지 않는다. 세포에 포함된 지방이 줄어들 뿐이다. 체중이 늘었다가 줄면 늘어난 지방세포로 인해 체중의 세트 포인트가 올라가고 항상 배가 고프다.

기초대사율의 변화도 체중을 늘린다. 소비 에너지는 크게 기초대사에 쓰이는 에너지, 식사 후에 쓰이는 에너지, 신체활동에 쓰이는 에너지로 나뉜다. 식사량이 줄고 체중이 줄면 기초대사율도 같이 줄어드는데, 이는 식사량을 다시 늘려도 수개월간 지속된다. 또한 같은 체중이어도 지방이 많으면 기초대사율이 낮다. 다시 말해 잦은 요요현상으로 몸에 지방이 늘어나면 기초대사율이 낮아져 이전과 비슷한 양을 먹어도 살이 찌기 쉽다.

의식적인 음식 제한은 실패하기 쉽다

맛, 냄새, 광고 등 음식의 유혹이 넘치는 상황에서 음식을 의식적으로 제한하는 다이어트는 제한하지 않을 때보다 자제력이 더 쉽게 약해질 수 있고, 의식적인 자제가 풀리면 더 과식하게 된다. 또한 음식을 제한하면 음식에 대한 갈망과 보상 정도가 더 커지고, 음식 제한을 풀면 비만과 다이어트를 오가는 요요현상이 반복되는 악순환이 될 수 있다.

정신적 스트레스가 먹보를 만든다

정신적 스트레스를 받을 때 '위로를 주는 음식', 즉 고칼로리, 고당질, 고지방인 음식은 실제로 스트레스 호르몬이라고 하는 코르티솔과 상호작용을 해 도파민을 분비하고 더 많이 먹게 만든다. 반면 신체적 스트레스는 오히려 식욕을 떨어뜨린다. 평소 운동을 하면 스트레스 관리에도 도움이 되고 음식 섭취량도 줄일 수 있다.

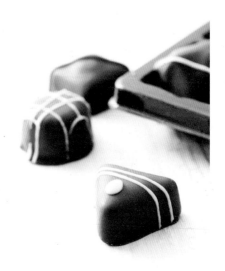

살이 찔 수밖에 없는 이유

누구는 살찌고 누구는 안 찌는 유전적 요인

살이 찌는 원인의 10% 정도는 유전자와 관련이 있다. 부모가 뚱뚱한 경우 자녀도 뚱뚱할 확률이 높은 데는 여러 가지 원인이 있지만 유전적 감수성이 중요한 역할을 한다. 특히 위장 운동과 호르몬에 영향을 미친다. 위에 어느 정도 음식이 있을 때 얼마나 포만감을 느끼는지는 유전자의 영향이 큰 것으로 알려져 있다.

그러나 비만은 유전자 단독으로 일으키기보다 유전자와 환경의 상호작용이 더 큰 역할을 한다. 음식이 넘치는 환경에 똑같이 놓여도 어떤 사람은 많이 먹고 어떤 사람은 전과 다름없이 먹는다. 비슷한 양을 먹어도 어떤 사람은 살이 찌고 어떤 사람은 변화가 없다. 이처럼 개인 차이가 나는 것은 유전과 환경의 상호작용에 의한 것이라고 할 수 있다.

먹기 좋은 탄수화물과 지방의 증가

고밀도, 고칼로리, 고지방, 고당질 음식은 먹기 좋다. '화학물'이라고 해도 어색하지 않을 만큼 영양가는 없으면서 정제되고 부드럽게 만들어져 많이 먹을 수 있다. 이러한 음식이 싸고 구하기 쉬우면 체중은 늘 수밖에 없다.

짧아진 수면시간

전기가 발명되고 밤이 밝아지면서 수면시간이 점점 짧아지고 밤을 잊은 직업들이 생겨나기 시작했다. 이는 비만으로 이어지는 중요한 원인이 될 수 있다. 한 연구에 따르면 하루에 8시간 잠을 한 아이들이 12시간 잔 아이들보다 비만의 비율이 높았으며, 어른도 수면시간이 짧을수록 체중조절 호르몬인 렙틴이 줄고 식욕촉진 호르몬인 그렐린이 분비되어 체중이 느는 것으로 나타났다.

체중을 좌우하는 호르몬과 생활습관

체중에 영향을 주는 호르몬

- 그렐린

위에서 분비되는 호르몬이다. 성장호르몬 분비를 촉진하고 입맛을 돋우며 수면에 영향을 주고 위장 운동을 조율하는 등 다양한 역할을 한다.

- 코르티솔

스트레스 호르몬이라고 하며, 부신피질에서 분비된다. 여러 유형의 스트레스에 대해 신체 반응을 조절하는 역할을 한다. 과다 분비되면 식욕을 촉진한다.

- 글루카곤 유사 펩타이드 1(GLP-1)

식사 후 소장 세포에서 분비되어 뇌의 시상하부와 뇌간에 영향을 준다. 인슐린 분비를 촉진해 혈당을 떨어뜨리고, 시상하부에 작용해 포만감을 일으킴으로써 식사를 멈추게 한다. 이런 작용을 하는 약을 활용한 체중감량제가 미국 식품의약품안전청(FDA)의 승인을 얻어 비만 약으로 출시되었다.

- 렙틴

지방세포에서 합성되고 분비되는 호르몬으로, 지방세포가 클수록 분비량이 많아진다. 체지방과 에너지의 균형을 조절하는, 매우 중요한 호르몬이다.

● 인슐린

췌장의 베타세포에서 분비되는 호르몬으로 음식을 먹을 때 증가하고 공복일 때 감소한다. 혈당 수치에 따라 매우 민감하게 변동하며 체중조절에 중요한 영향을 미친다.

호르몬에 영향을 주는 생활습관

● 식사의 영양 조성 비율

하루 총 에너지의 25~30%를 단백질로 섭취하는 고단백 식이는 그렐린을 억제하고 포만감을 느끼게 하며 식욕을 떨어뜨려, 식사를 마치고 포만감을 유지하게 만드는 효과가 있을 것으로 추정된다. 그러나 고지방 식이는 그렐린 억제가 미미하게 일어나고 다음 끼니의 식사량을 줄이지 못하는 것으로 나타나, 총 에너지 섭취량을 줄이기 어려울 가능성이 높다. 살을 빼려면 고지방 식이는 피하는 것이 좋다.

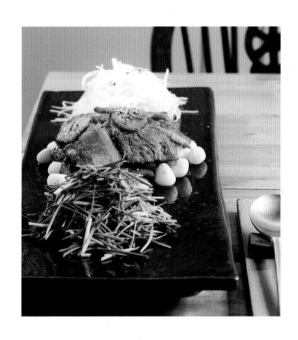

우리나라의 식사는 전체 칼로리의 약 60%를 탄수화물이 차지한다. 탄수화물의 과다섭취는 정상체중인 여성의 대사증후군과 연관성이 높은 것으로 나타났다. 연구에 의하면 고단백 중등도의 탄수화물 식이(35%의 단백질과 45%의 탄수화물로 조성)는 고탄수화물 식이(20%의 단백질과 60%의 탄수화물로 조성)나 고지방 식이(45%의 지방과 45%의 탄수화물로 조성)에 비해 지속적으로 그렐린 분비를 떨어뜨려 체중조절에 유리하다. 이를 우리나라의 식사에 맞춰보면 하루 한 끼 정도의 밥을 단백질로 대체하는 것이 체중감량에 도움이 될 것이다.

불용성 식이섬유를 33~41g 정도로 많이 섭취하는 것도 식욕을 줄이고 살을 빼는 데 도움이 된다. 양배추 100g, 표고버섯 100g(큰 것 4개 정도)에 약 8g의 식이섬유가 들어있고, 검은콩은 100g당 26g, 마른미역은 100g당 40g 정도가 들어있다. 식이섬유가 풍부한 다양한 식품을 골고루 먹는 것이 좋다.

● 식사 간격

식사 간격이 길수록 식전에 그렐린의 농도가 높아지고 식사 때 많이 먹게 된다. 반면 식후에는 인슐린과 코르티솔이 그렐린의 분비를 억제한다. 저칼로리 식사를 자주 하면 그렐린의 분비를 효과적으로 억제하여 포만감을 유지할 수 있다.

● 운동

운동은 에너지를 소모해 체중을 줄이는 동시에 심혈관 건강을 지키고 근육기능을 강화하는, 매우 중요한 체중조절 프로그램이다. 특히 인슐린 농도를 높이고 그렐린 농도를 낮춰 식욕조절에 도움을 준다. 그러나 생리적 코르티솔 농도를 높이기 때문에 식욕을 촉진할 수 있다.

● 수면

하루 8시간 이상 잠을 자면 식이 제한 없이도 체중조절에 도움이 된다. 렙틴의 농도 변화 때문이다. 렙틴의 농도는 일반적인 수면시간에 맞춰져있어 정상 상황에서 밤과 새벽 사이에 최고로 높아지고 정오부터 오후까지 최저로 떨어진다. 밤에는 식욕을 없애고 낮에는 식욕을 늘리는 것이다. 낮과 밤이 바뀌고 식사시간이 불규칙해지면 렙틴의 농도에 변화가 생겨 변동 폭이 줄고 식욕 촉진으로 이어질 수 있다.

그렐린은 공복 때와 밤에 늘어나고 잠에서 깨기 전에 줄어드는데, 깊은 수면을 유도하여 대사 기능을 회복하는 데 도움을 준다. 수면에 문제가 생기면 그렐린이 밤에 늘지 않고 성장호르몬의 반응도 둔화되며 칼로리 섭취를 늘리려는 쪽으로 몸이 바뀐다. 코르티솔의 농도도 높아져 식욕이 는다.

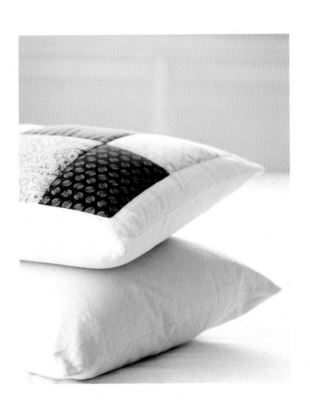

살기 좋은 세상이 비만을 부추긴다

가정의학과 김주영

지난 30여 년간 비만은 전 세계적으로 두 배 이상 급증했다. 세계보건기구에 따르면 약 1억4천만 명이 과체중이고, 5천만 명이 비만이며, 약 1천500만 명이 심혈관질환과 뇌졸중으로 사망했다. 2015년에는 당뇨병으로 160만 명이 사망했다. 비만에 의한 사망이 기아에 의한 사망을 추월하기 시작했다.

비만에 의한 합병증은 선진국만의 문제가 아니다. 우리나라도 평균 수명은 점점 늘고 있지만, 도시화와 산업화가 급격히 이루어지고 음식산업 등이 발달하면서 비만 인구가 전체의 30%를 차지하고, 비만으로 인한 심뇌혈관질환, 당뇨병, 비만 관련 암 등이 급속히 늘고 있다. 2030년경에는 전 세계 인구의 50~60%가 비만이 될 것으로 예측된다.

비만은 제2형 당뇨병, 고혈압, 심뇌혈관질환, 담낭질환, 퇴행성관절염, 각종 암과 관련이 있고, 수면무호흡증과 우울증 등의 주요 원인이다. 코넬 대학 연구에 따르면 비만으로 인한 사회적 비용은 전 세계적으로 300조 원을 넘었다. 특히 소아와 청소년 비만은 잠재적 비용과 삶의 질, 비만에서의 합병증 등을 고려해 심각한 사회적 이슈가 되고 있다.

비만 인구가 급속히 느는 데는 사회 환경의 영향이 적지 않다. 2002년 두 명의 미국 10대 소녀가 맥도널드를 상대로 비만에 대해 소송을 제기할 때만 해도 이 소송에 대한 일반인들의 반응

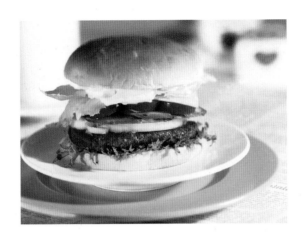

은 냉소적이었다. 비만을 개인의 의지 문제로 치부한 것이다. 그러나 세계보건기구와 세계비만협회는 쓰나미처럼 늘고 있는 비만 유병률을 단순히 개인의 의지로 보기에 위험하다는 여러 자료들을 제시했다. 2004년 미국의 한 독립영화 제작자는 스스로 한 달 동안 맥도널드 햄버거만 먹으면서 몸의 변화를 보여주는 영화 「Super size me」를 제작해, 대중의 관심을 끌어모으고 비만에 미치는 환경의 영향을 체감하게 했다. 비만을 일으키는 사회적, 제도적 문제들은 이제 가볍게 넘길 수 있는 문제가 아니다.

먹을 게 풍부한 세상

대량 사육하는 축산업

산업화가 이루어지고 음식산업이 발달하면서 농가는 고기의 생산량을 늘리기 위해 공장형 축산업을 시작한다. 움직일 수조차 없을 만큼 비좁고 위생상태도 열악한 축사에서 가축들을 사육하는 것이다. 먹이로는 육질이 좋은 고기를 만들기 위해 성장호르몬이 포함된 옥수수 사료를 쓴다. 그뿐 아니라 대량 사육되는 소와 돼지, 닭의 엄청난 분뇨는 토양을 오염시킨다.

이렇게 사육되어 도축된 고기는 지역을 넘어 세계로 퍼져나간다. 저장시설의 발달로 호주산, 미국산 대량 사육 고기는 대형마트를 통해 손쉽게 소비자의 식탁으로 올라간다.

작물을 연중 생산하는 식품산업

인간은 몇 천 년 혹은 몇 만 년 동안 이어졌던 굶주림을 해결하기 위해 식량 생산을 서둘렀다. 농업에 화학비료와 농약을 대량으로 쓰기 시작했고, 쉽고 빠르게 많이 생산하기 위해 유전자 변형 개량종을 만들었다. 자연환경을 극복하기 위해 햇빛, 온도, 수분, 양분 등을 조절해서 작물에 최적의 조건을 제공하는 시설까지 만들었다. 기후나 환경 등에 영향을 받지 않고 연중 안정적으로 생산할 수 있게 된 것이다.

우리나라는 70년대 후반에 미국으로부터 밀가루와 유제품이 들어오면서 밀가루로 만든 음식을 장려하기 시작했다. 정제 밀가루는 소화흡수가 빨라 공복감이 빨리 느껴지고 혈당 수치가 올라간다. 특히 밀가루는 빵이나 피자, 과자 등의 재료인데, 이런 음식은 설탕과 버터 같은 첨가물이 들어가기 때문에 칼로리가 훨씬 높다.

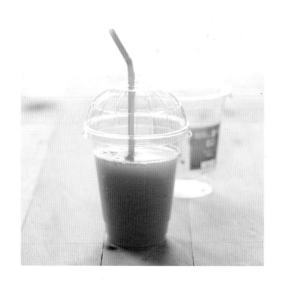

중독성 있는 가공식품의 발달

식품이 많이 팔리려면 맛이 있고 구하기 쉬워야 한다. 콜라, 주스 등 당분이 들어있는 음료는 언제 어디서든 구할 수 있고 맛이 좋아 아이들이 쉽게 먹게 된다. 지방과 염분이 많이 들어있는 햄, 베이컨, 소시지 등도 맛있고 먹기 좋다. 소금, 설탕, 지방은 자주 많이 먹으면 뇌에서 중독 반응을 일으켜 지속적으로 찾게 된다. 그 배합을 적절히 조합하여 계속 찾게 만드는 게 가공식품이다.

참을 수 없는 유혹

쏟아지는 먹방, 쿡방

셰프의 요리, 맛집 탐방, 음식의 달인 찾기, 전통음식 만들기, 향토음식 찾아가기, 건강밥상 차리기 등 TV를 켜면 음식 관련 방송을 쉽게 볼 수 있다. 인터넷 방송에서는 카메라 앞에 음식을 늘어놓고 맛있게 먹으면서 시청자와 채팅을 한다. 일부에서는 음식을 입속에 마구 집어넣는 폭식 장면을 보여주기도 한다. 이런 방송들은 보는 사람들을 유혹하고 음식을 찾도록 부추긴다.

식탐을 부추기는 건 방송만이 아니다. 과자, 시리얼, 음료수, 도넛 등은 재미있는 캐릭터를 만들어 아이들을 음식에 빠져들게 한다. 패스트푸드점은 어린이 메뉴를 사면 장난감을 주어 지속적으로 찾게 만든다. 넘쳐나는 음식 방송과 유혹적인 마케팅은 사람들을 비만으로 내몬다.

24시간 음식이 끊이지 않는 나라

요즘은 음식을 쉽게 사 먹을 수 있을 뿐더러, 음식점 옆에 술집과 커피숍이 즐비해 배부르게 먹고 나서도 술이나 커피 등을 마시게 된다. 24시간 편의점이 도처에 있어 라면과 김밥, 도시락 등 싸고 맛있는 음식을 언제 어디서든 사 먹을 수 있고, 치킨이나 족발 등 다양한 음식이 늦은 밤에도 배달된다. 최근에는 여러 배달 앱이 생기면서 배달음식 시장이 매우 커져, 배달 앱 시장만 연간 1조 원대까지 성장한 것으로 알려져 있다.

회식은 항상 1차로 끝나지 않는다. 2차, 3차로 이어지면서 끊임없이 먹고 마신다. 하지만 회식은 회사 일의 연장이라는 인식 때문에 마음 놓고 빠질 수 있는 직장인은 많지 않다. 주야 교대 근무나 밤샘 근무를 하는 일도 많은데, 밤에 먹는 문화도 비만 증가에 한몫을 한다.

대량 유통과 싼 가격

식품은 생산에서부터 판매까지 여러 업계가 밀착되어있다. 농업계는 종자를 생산하는 회사와 농약을 제조하는 석유화학업계, 식품의 운송을 맡는 업계, 포장과 판매를 맡는 업계, 패스트푸드 업계 그리고 금융업계와 하나가 되어 움직인다. 그 속에서 유통업체는 식품 가공에 들어가는 비용을 최대한 줄여 수익을 극대화하고, 소비자 가격은 낮춰 판매량을 늘리려 한다. 수익을 극대화해야 하는 것은 식품업체도 마찬가지여서 제품의 질은 낮아지고 생산량은 늘어나게 된다.

소비자들은 값이 싸면서 먹을 만한 식품을 사기 위해 대형마트에 간다. 채소와 과일, 생선 등이 그다지 싸지 않은 반면, 가공 당분과 지방이 들어있는 에너지 고밀도 음식은 값이 많이 싸지면서 소비가 늘었다. 소비자가 대형 유통업체에서 식품을 사는 것은 건강보다 경제적인 이유가 더 클 수 있다는 뜻이다. 개발도상국에서 비만이 증가하는 것은 이런 거대 회사들의 가공된 식품을 자국에서 대량으로 할인 판매하는 것과 무관하지 않다.

이런 유통 시스템의 또 다른 문제는 그 나라의 농업 경제 시스템을 비활성화시킨다는 것이다. 까르푸는 1995년 중국에 처음 개장한 이후 현재 60여 개의 지점을 만들었고, 브라질에서는 유통 매장 1위를 지키고 있다. 대형 유통 시스템은 다국적 식품을 소비하게 만들며, 상대적으로 자국의 식량 생산과 공급 시스템을 줄인다.

환경을 바꿔야 살이 빠진다

비만은 개인의 노력만으로는 해결하기 어렵다. 이미 늘어난 체중을 줄이는 것은 개인적인 치료가 이루어져야 하지만, 체중이 더 늘지 않게 하는 데는 환경이 더 중요하다.

환경을 바꾸려면 식품산업, 정부, 학교와 공공기관 모두가 노력해야 한다. 에너지 밀도가 높은 음식을 쉽게 먹을 수 없게 하는 것, 건강한 음식을 쉽게 먹을 수 있게 하는 것, 신체활동이 늘어날 수밖에 없는 환경을 만드는 것이다. 학교 안에서 가당 음료 판매를 금지하는 것부터 모든 음식점에서 메뉴의 영양성분과 칼로리를 반드시 공개하는 것, 직장에서 운동시설과 샤워시설을 제공하는 것, 모든 사회활동에서 신체활동을 많이 할 수 있게 하는 것, 걷기 편하고 안전한 길을 만드는 것, 지역사회 안에 스포츠시설을 확충하여 누구나 쉽게 이용하게 하는 것 등이 해당된다. 이 같은 통합적 프로그램이 진행되어야 비만을 예방할 수 있으며, 이는 어린이와 청소년들에게 우선 적용되어야 한다.

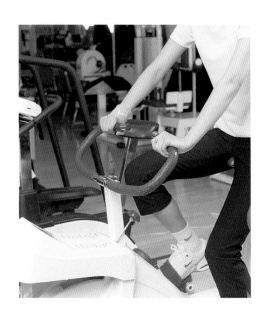

성인 비만보다 위험한 소아 비만

소아청소년과 양혜란

소아 비만은 성인 비만과 무엇이 다를까?

체지방은 나이에 따라 달라진다

소아는 '작은 어른'이 아니다. 아직 다 자라지 않은 상태이다. 성장기의 비만은 단순히 뚱뚱하다는 외모만의 문제가 아니라, 성장과 건강에 다양한 문제를 일으킬 수 있다. 소아 비만의 진단 기준 역시 정해진 수치가 없다. 아이의 나이와 성별에 따라 판정하기 때문에 어른과 똑같은 잣대를 적용하는 것은 옳지 않다.

비만은 단순히 체중이 많이 나가는 상태가 아니다. 지방세포의 수가 늘거나 크기가 커져서 몸에 체지방이 지나치게 쌓인 상태를 말한다. 체지방률은 출생 후 만 1세까지 늘어서 체중의 25%에 이르다가, 첫돌부터 만 5~6세까지는 체중에 비해 상대적으로 키가 빠르게 자라기 때문에 낮아지고, 약 5.5세부터 키에 비해 체중이 빠르게 늘면서 체지방률이 꾸준히 올라 사춘기에 가장 높아진다. 체지방 반등이 빨리 나타나는 아이는 살이 찔 가능성이 높다. 정상으로 체지방이 느는 영아기와 만 5~6세, 사춘기에 칼로리를 지나치게 섭취하거나 활동량이 부족하면 소아 비만이 될 위험성이 매우 높아진다.

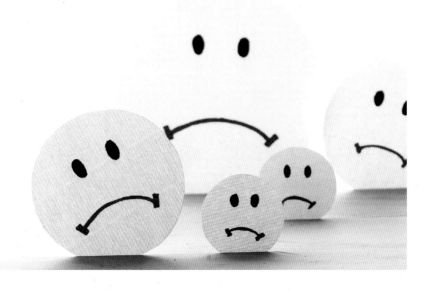

부모가 뚱뚱하면 아이도 뚱뚱하다

보고에 따르면 부모가 모두 비만이면 자녀가 비만일 가능성이 80%, 부모 중 한 명이 비만이면 자녀가 비만일 가능성이 40~50%이며, 부모가 모두 비만이 아니면 자녀의 7%에서만 비만이 나타난다고 한다. 일부 유전적인 요인도 있겠지만, 대부분의 경우 아이가 부모의 생활습관과 식습관을 그대로 따라 가기 때문에 부모의 비만이 자녀에게 대물림되는 것이다.

부모가 비만이더라도 출생 직후부터 모유 수유를 하고, 이유기부터 달거나 짜지 않게 먹는 건강한 식습관을 들이고, 건강한 생활습관을 유지하며 부모가 먼저 모범을 보이면 자녀의 비만을 충분히 예방할 수 있다.

살을 안 빼면 키가 안 큰다

단순 비만, 즉 질병과 관계없이 식습관이나 생활습관 문제로 살이 찐 아이는 또래 아이들에 비해 키가 크고 뼈 나이도 높다. 하지만 이런 아이가 체중조절을 하지 못해 중등도 이상의 비만 상태가 유지되면, 사춘기가 빨리 오고 성장판이 빨리 닫혀 어른이 되고 나서는 오히려 키가 작을 수 있다.

소아 비만이 병을 부른다

소아 비만도 온갖 질병의 원인이 된다. 인슐린 저항성, 당내성장애나 당뇨병, 고지혈증, 고혈압 등의 대사증후군과 비알코올성 지방간질환을 일으킨다. 다리가 휘거나 고관절 통증, 무릎관절 통증 등의 관절질환을 유발하고, 다낭성 난소증후군, 두통, 코골이나 수면무호흡의 원인이 되며, 천식과도 연관이 있다. 또한 뚱뚱한 외모 때문에 아이의 자존감이 낮아지고, 심리적으로 위축되거나 스트레스를 많이 받으며, 친구들에게 따돌림을 당해 학교생활에 잘 적응하지 못하는 경우도 있다.

　아이가 비만 판정을 받았다면 비만과 연관된 질병이나 비만 합병증이 있는지 아이의 온몸을 꼼꼼히 살펴보고, 필요하면 병원에서 검사를 받아보는 것이 좋다.

어려서 뚱뚱하면 커서도 뚱뚱하다

소아 비만이 잘 조절되지 않은 상태로 청소년기를 지나면 상당수가 성인 비만으로 이어진다. 소아 비만이 심할수록, 청소년기에 뚱뚱한 경우, 가족 중에 뚱뚱한 사람이 많은 경우 성인 비만으로 이어질 가능성이 높다.

　소아 비만의 합병증 역시 어른이 되어서까지 지속되는 것으로 알려져 있다. 심지어 소아 비만이었던 사람은 어른이 되어서 과체중 여부와 상관없이 질병 발생률과 사망률이 더 높다는 보고도 있다.

소아 비만은 어떻게 진단할까?

키와 체중으로 간단히 알아보는 방법

● 체질량지수

만 2세 이상의 어린이와 청소년의 비만을 진단하는 가장 기본 방법은 체질량지수를 계산하는 것이다. 체질량지수는 체중(kg)을 키(m)의 제곱으로 나눈 값(kg/㎡)인데, 아이의 나이와 성별에 따라 판정 기준이 다르다. 또래 아이들의 체질량지수와 비교하여 85백분위수 이상이면 과체중,

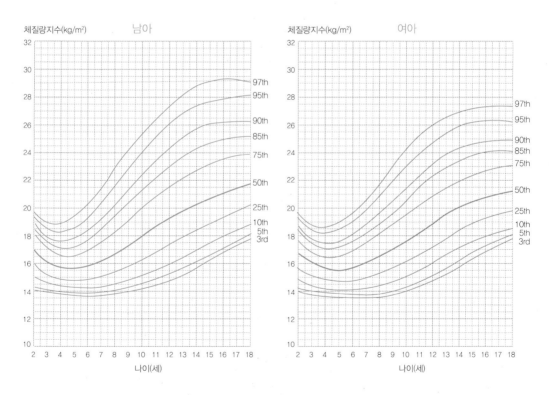

나이별 체질량지수의 변화

95백분위수 이상이면 비만, 99백분위수 이상이면 고도비만으로 진단한다.

체질량지수는 체지방량이나 비만 합병증의 위험성을 반영하는 지표이다. 비만으로 판정되면 체질량지수가 정상으로 돌아올 때까지 체중관리가 필요하다. 체질량지수를 적용하면 아이가 성장하면서 체중과 키가 변해도 비만의 정도를 알아내고 비교할 수 있어 관리하기가 쉽다.

성장기에 있는 어린이는 굳이 체중을 줄이지 않아도 키가 자라면서 체질량지수가 상대적으로 낮아진다. 체중조절 목표에 따라서는 체중을 줄이기보다 키가 크는 동안 체중이 유지되게 하여 체질량지수를 줄이는 쪽이 더 건강하게 관리하는 방법이다.

● 비만도

비만도는 아이의 실제 체중에서 키에 맞는 표준체중을 뺀 뒤 그 값을 다시 표준체중으로 나누어 100을 곱한 값(%)이다. 비만도가 120% 이상이면 비만으로 보는데, 120~130%를 경도 비만,

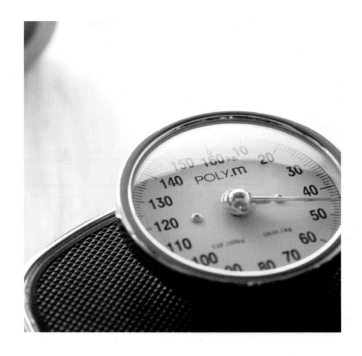

130~150%를 중등도 비만, 150% 이상을 고도비만으로 판정한다. 하지만 비만도는 아이의 체지방량이나 합병증의 위험성을 제대로 반영하지 못하기 때문에 임상 진료에서는 그다지 사용하지 않는다.

전문 장비로 알아보는 방법

어린이의 체지방량을 측정하기 위해 팔의 삼두박근에서 피부의 두께를 재기도 하지만, 측정하는 사람에 따라 차이가 나서 정확하지 않은 경우가 많다.

장비를 사용하는 생체전기저항 측정법은 체지방량을 직접 재는 방법이다. 같은 사람이라도 식사, 체온 등에 따라 차이를 보일 정도로 변동 폭이 커서 정확도가 높지 않지만, 측정 방법이 간단하고 비교적 손쉽게 적용할 수 있어 임상 진료에서 흔히 사용한다.

이럴 때 합병증이 의심스럽다

비만 정도와 가족력

체질량지수가 95백분위수 이상인 비만 어린이, 특히 고도비만인 경우에는 비만 합병증이 있는지 병원에서 세밀한 진찰과 검사를 받아볼 필요가 있다. 체질량지수가 85백분위수 이상 95백분위수 미만인 과체중 어린이도 가족 중에 비만, 고혈압, 고지혈증, 당뇨병, 심혈관질환 중 하나 이상 있거나 아이의 체질량지수가 지난 1년 동안 급격히 증가한 경우에는 비만 합병증에 대해 정밀한 검사를 받는 것이 좋다.

피부색이 변하는 흑색 가시세포증

아이의 목 뒤나 겨드랑이, 사타구니의 피부색이 검게 변했다면 인슐린 저항성이 생겼다고 의심해봐야 한다. 이러한 피부색조 변화를 흑색 가시세포증이라고 하는데, 아주 심하면 목 전체가 까맣게 변해서 정면에서 봐도 뚜렷하게 보인다. 흑색 가시세포증이 있는 비만 어린이는 제2형 당뇨병이나 비알코올성 지방간의 고위험군이므로 비만 합병증에 대한 검사를 받아야 한다.

질병에 의한 속발성 비만이란?

뼈 나이가 어리다

왼쪽 손목을 X선으로 촬영하여 뼈 나이를 가늠하는 성장판 검사는 비만 어린이 중 질병에 의한 속발성 비만을 찾아내는 데 도움이 된다. 뼈 나이가 많아지는 단순 비만과 달리, 속발성 비만인 경우에는 뼈 나이가 비정상적으로 어리기 때문이다. 비만인 어린이가 키에 대해 상담 받으려고

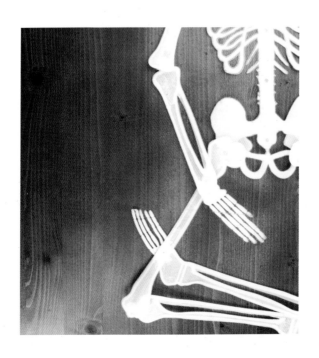

성장판 사진을 찍었는데 뼈 나이 지연이라는 결과가 나왔다면, 내분비질환, 유전질환 등 속발성 비만을 일으키는 기저질환을 찾기 위해 내분비과 진료를 받아야 한다.

키가 작다

아이가 질병과 무관한 단순 비만이라면 대부분 표준 키보다 크다. 만일 뚱뚱한 아이가 키가 작거나 더디 자라고 2차 성징도 늦게 나타난다면 질병에 의한 속발성 비만을 의심해봐야 한다. 또한 외모가 이상하거나 인지발달이 늦는 경우, 심한 비만이 너무 빠르게 온 경우에는 유전질환에 의한 병적 비만일 수 있으므로 전문가의 진료와 상담이 필요하다. 병적 비만은 전체 소아비만의 1% 미만에 불과하다. 하지만 놓쳤을 경우 문제가 되는 질환들, 예를 들어 갑상샘기능저하증, 성장호르몬 결핍증, 쿠싱증후군 등이 원인일 수 있으므로 반드시 기저질환 여부를 확인해야 한다.

문제는 근육량! 노인 비만

가정의학과 한종수

뚱뚱한 노인에게 잘 생기는 질병

노인 비만은 대사증후군의 원인이 된다. 대사증후군이란 신체 대사의 균형이 깨져 고혈압, 당뇨병, 고지혈증 등이 동시에 생기는 상태로, 대사증후군이 있는 성인은 협심증, 심근경색, 뇌졸중과 같은 심뇌혈관질환의 위험성이 높은 것으로 알려져 있다. 비만 노인의 경우 고혈압, 당뇨병, 고지혈증 같은 대사증후군을 잘 다스리려면 근본적으로 체중을 줄여야 한다.

퇴행성관절염은 일반적으로 노화로 오지만 살이 찌면 더 악화될 수 있다. 무릎뿐 아니라 허리나 발목처럼 몸의 무게를 받는 모든 관절의 퇴행성관절염이 비만의 영향을 받는다. 비만 노인이 퇴행성관절염이 있는 경우 체중을 줄이면 통증이 덜해 약물 투여 횟수를 줄이고 수술시기를 최대한 늦출 수 있다.

수면무호흡증후군도 노인 비만이 유발하는 대표적인 질환이다. 수면무호흡증후군은 고혈압과 당뇨병을 악화시키고 심혈관질환의 원인이 되며 심폐기능을 떨어뜨린다. 수면무호흡증후군의 중요한 원인 중 하나가 비만이기 때문에 수면무호흡증후군을 치료하고 재발을 막으려면 반드시 체중감량이 이루어져야 한다.

노인 비만은 어떻게 진단할까?

기본적인 방법은 청장년층과 마찬가지로 체질량지수와 허리둘레를 재는 것이다. 그러나 나이가 들수록 척추의 길이가 줄어들어 키가 작아지기 때문에 체질량지수로 정확하게 진단하기 어려운 경우가 많다. 체질량지수보다 허리둘레를 재는 것이 더 나을 수 있다.

　노인 비만은 근육량도 측정할 필요가 있다. 노인은 청장년층에 비해 근육량이 적고 체지방량이 많은데, 이 상태가 심해지면 '마른 비만'이라고 하는 근감소형 비만이 된다. 그다지 뚱뚱하지 않은 노인에게 당뇨병 등의 대사증후군이 나타난다면 근감소형 비만인 경우가 많다. 노인은 이런 근감소형 비만이 문제가 된다. 같은 체중이라도 체지방량과 근육량을 정확하게 측정해야 근감소형 비만의 위험이 어느 정도인지 알 수 있다.

　체지방량과 근육량을 측정하는 일반적인 방법으로 생체전기저항분석법이 있다. 체지방과 근육의 전기 저항에 차이가 있는 것을 이용해서 몸에 약한 전류를 흘려보내 각각의 양을 측정하는 방법이다.

무리한 체중감량은 위험하다

나이 들어 무리하게 살을 빼다가는 오히려 부작용을 겪기 쉬우므로 조심해야 한다. 식사량을 지나치게 줄인다든지 신체활동량을 너무 늘려서 급격하게 살을 빼면 근육량이 줄고 골밀도가 낮아져 얻는 것보다 잃는 것이 더 많을 수 있다.

　근육량이 줄면서 나타나는 대표적인 증상은 기력이 떨어져 오는 피로감이다. 특히 다리의 근력이 줄어들면 잘 넘어지는데, 이때 뼈가 부러지는 경우가 많아 매우 위험하다. 골밀도가 낮아지면 골감소증과 골다공증이 생겨 뼈가 쉽게 부러진다.

무리한 체중감량은 면역력 저하를 부르기도 한다. 면역력이 떨어지면 단순 감기에 걸렸다가 폐렴으로 악화될 수도 있다. 대상포진은 면역력이 떨어진 노인에게 흔히 발생하는데, 특히 무리한 다이어트 이후에 나타나는 경우가 많다.

살을 뺄 때 기억해야 할 것들

체중은 무리하지 않는 방법으로 서서히 줄여야 한다. 특히 굶거나 식사량을 극단적으로 줄이는 초저칼로리 식사요법은 절대 해서는 안 된다. 매 끼 규칙적으로 식사하고 운동량을 서서히 늘리는 방법이 바람직하다. 체중이 더 늘지 않게 하는 것을 1차 목표로 삼고, 감량은 가능한 만큼만

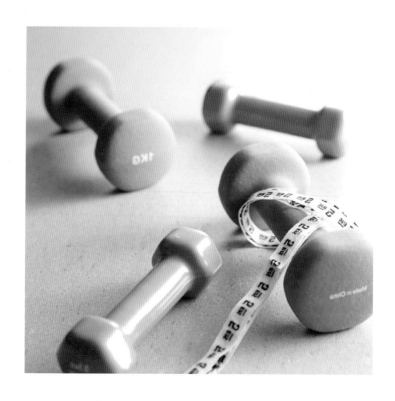

하는 것이 좋다.

노인은 근감소형 비만이 많기 때문에 근육량이 더 줄어들면 문제가 된다. 체중을 줄이면서 뼈가 약해질 수도 있다. 근육량이 줄지 않도록 단백질을 충분히 섭취하고, 뼈가 약해지지 않도록 칼슘과 비타민 D 보충에도 신경 쓴다. 걷기 같은 유산소운동만 하는 것보다 근력운동을 병행해야 근육량이 줄고 골밀도가 떨어지는 것을 막을 수 있다. 근력운동은 낮은 강도부터 시작한다.

체중감량은 비만 전문의의 진단을 받고 시도한다. 스스로 판단하고 무리하게 살을 빼다가는 건강을 해칠 수 있다. 비만뿐 아니라 동반되는 질환을 치료하는 등 종합적인 관리를 받는 것이 좋다. 식사 관리는 전문 지식이 있어야 하고 상황에 따라 방법을 바꿔야 하는 경우도 많기 때문에 임상영양사의 주기적인 상담이 필요하다.

2장

건강하게 살 빼는 방법

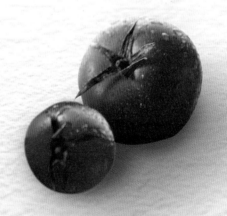

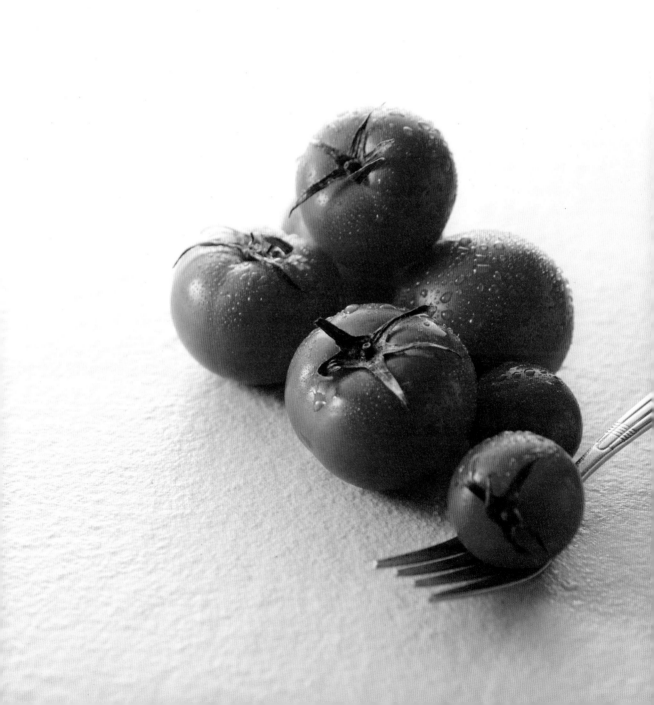

비만은 정신병이다?

정신건강의학과 박혜연

마약과 같은 음식중독

흔히 스트레스를 먹는 것으로 푼다는 말을 한다. 식욕은 감정이 많이 작용하며, 뇌에서 쾌락을 담당하는 보상중추와 관련이 있어서다. 마약 같은 약물에 중독되는 데는 도파민을 위시한 뇌 보상 체계가 관여하는데, 비만도 이와 비슷한 것으로 알려져 있다.

음식을 먹으면 영양을 섭취하는 것뿐 아니라 음식의 풍미와 씹는 맛, 포만감 같은 자극들에 의해 심리적인 안정감을 얻고, 뇌의 쾌락중추가 자극된다. 그 때문에 오랫동안 과식이나 폭식 또는 절식을 하면 점점 더 많이 먹어야만 만족감을 느끼거나 활동량이 같은데도 필요한 음식량이 적어진다. 결국 뇌의 식이조절 기능에 이상이 오고, 이후에 같은 만족감을 얻기 위해 음식에 대한 갈망이 점점 더 커지는 등 음식 자체나 먹는 행위에 중독 경향이 생길 수 있다.

음식에 중독되면 배가 불러도 계속 먹고, 생각한 것보다 훨씬 많은 양을 남김없이 먹는 일이 자주 생긴다. 스스로 먹는 양을 줄여야 하는 게 아닌가 하는 걱정이 들기도 하며, 하루 중 많은 시간을 과식 때문에 처져있거나 피로를 느끼면서 보내기도 한다. 음식을 지나치게 많이 또는 자주 먹느라 업무, 약속이나 여가 활동에 지장을 받는 일이 자주 생기고, 음식을 끊거나 줄이면 불

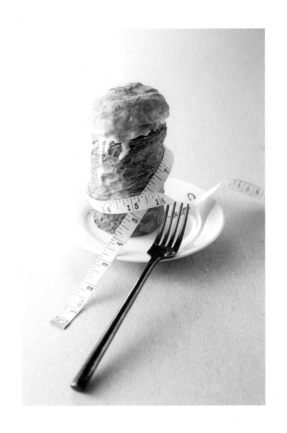

안, 짜증, 우울, 두통 같은 금단증상이 나타나기도 한다. 또 이런 증상에서 벗어나기 위해 음식을 찾아 먹기도 하며, 특정 음식을 일부러 끊거나 줄였을 때 그 음식을 먹고 싶은 강렬한 욕구를 느끼기도 한다.

이런 증상이 있으면 일단 수면장애, 우울증 등의 위험요소가 있는지 확인하고, 있다면 이에 대한 치료를 먼저 받아야 한다. 감정에 대한 조절력을 높이기 위해 스트레스 요인을 찾고 잘 대처할 수 있는 전략을 세우는 것이 좋다. 심리적 만족감을 음식에서 찾지 않도록 운동이나 명상 등으로 대체하는 것도 좋은 방법이다. 자극적인 식이나 굶는 다이어트는 음식중독을 악화시킬 수 있으므로 지양해야 한다. 정도에 따라 약물치료나 인지행동 치료 등 더 전문적인 치료가 필요한 경우도 있다.

식욕조절 불능, 섭식장애

미친 듯이 먹는 폭식장애

폭식장애는 가장 흔한 섭식장애 중 하나로 과체중, 비만과 관련이 있다. 일정 시간(예를 들어 2시간) 안에 대부분의 사람이 비슷한 상황에서 같은 시간 동안 먹는 것보다 분명하게 많은 음식을 먹는 폭식이 반복해서 나타나고, 먹는 것에 대한 조절능력이 떨어진 상태이다. 정신장애 진단 및 통계편람(DSM-5, 미국 정신의학회, 2013)에 따르면 폭식은 다음 중 세 가지 이상의 증상이 있을 경우 임상적인 의미가 있는 것으로 본다. 특히 폭식이 심각한 스트레스를 유발하면서 평균 주 1회 이상, 최소 3개월 이상 증상이 지속되면 폭식장애로 진단한다.

- 평소보다 많은 양을 급하게 먹는다.
- 불편할 정도로 배가 부를 때까지 먹는다.
- 신체적으로 배고픔을 느끼지 않는데도 많은 양의 음식을 먹는다.
- 많이 먹는 것이 부끄러워서 혼자 먹는다.
- 폭식 후 스스로에게 역겨운 느낌이 들거나 우울함 또는 죄책감을 느낀다.

먹고 토하는 신경성 폭식증

신경성 폭식증은 폭식이 반복되고 먹는 것에 대한 조절능력이 떨어진 상태라는 점에서 폭식장애와 비슷하다. 그러나 별다른 보상행동이 없는 폭식장애와 달리, 체중이 느는 것을 피하기 위해 구토를 일으키고 하제나 이뇨제를 남용하며 지나친 운동이나 금식을 하는 등 부적절한 보상행동이 함께 나타나는 것이 특징이다. 폭식과 보상행동이 둘 다 평균 주 1회 이상, 최소 3개월 이상 나타날 경우 신경성 폭식증으로 진단한다.

　이런 증상은 주로 젊은 여성에게서 나타나는데, 체형과 체중에 대해 지나치게 걱정하기 때문

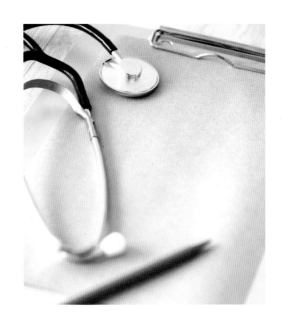

에 폭식을 반복해도 체중은 대개 정상이거나 과체중 범위 안에 있다. 보통 청소년기나 성인기 초기에 시작되며, 스트레스와도 관련 있는 것으로 알려져 있다.

포괄적으로 살펴보는 정신과적 진단

비만과 관련된 섭식장애 환자에 대한 정신과적 진단은 포괄적인 평가로 이루어진다. 정신과적 병력, 체중과 식이 관련 병력, 신체상과 자존감, 복용 약물 등 식이행동과 감정조절, 직업, 대인관계 등을 두루 평가해 진단한다. 치료에 도움을 줄 수 있는 가족이나 친척이 있는지, 경제적인 활동이나 직장생활에 문제는 없는지에 대한 평가도 중요하다.

생각과 행동을 바로잡는 약물치료

섭식장애 환자에게는 폭식이나 절식을 조절할 수 있게 하고 살을 빼기 위해 하는 잘못된 보상행동을 교정하는 등 식이행동을 정상화하는 치료가 이루어진다. 특히 자기 신체상이나 이상적인

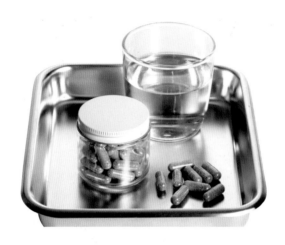

체형과 체중에 대해 왜곡된 생각을 가지고 있다면 이를 바로잡는 인지적 치료를 병행해야 한다. 우울증이 오고 약물이니 알코올에 의존하는 등 다른 정신과적 질환이 동반되는 경우가 흔해 이에 대한 치료도 필요하다.

폭식장애의 약물치료에는 각성제와 세토로닌 재흡수 억제제 등의 항우울제를 주로 사용하며, 단기간에 폭식행동을 줄이는 효과가 있다. 하지만 이들 약물을 장기적으로 사용했을 때 효과가 있는지는 아직 확실하지 않다. 경우에 따라 항경련제를 사용하기도 하는데, 항경련제는 인지기능 저하 등의 부작용이 생길 수 있어 주의해야 한다.

신경성 폭식증의 약물치료에는 세로토닌 재흡수 억제제, 삼환계 항우울제 등의 항우울제를 흔히 사용한다. 이는 폭식, 구토, 우울감 등의 증상을 줄인다. 항경련제인 토피라메이트 역시 식욕과 충동적인 행동을 조절하는 데 효과가 있다고 알려져 있다.

섭식장애 증상이 3개월 이상 지속된다면 적절한 진단과 치료가 필요한 경우가 많다. 폭식이 잦아지고 스스로 먹는 행동을 조절하기 어렵다면 전문가의 도움을 받는 것이 좋다.

밤마다 과식, 야식증후군

야식증후군은 감정적인 스트레스와 관련하여 저녁과 밤에 과식하는 것을 뜻한다. 자다가 깨서 음식을 먹거나 저녁식사 후에 또 음식을 먹는 행동으로 나타나며, 스스로 먹은 것에 대해 의식하고 기억한다. 야식을 먹는 행동이 스트레스를 유발하고 일상생활에 영향을 주는 수준일 경우에 야식증후군으로 진단한다. 낮밤이 바뀐 생활처럼 개인의 생활리듬이 바뀌거나 사회적 상황 등 다른 이유로 야식을 먹는 것은 해당되지 않는다.

야식증후군을 치료하려면 스트레스를 완화하는 것이 무엇보다 중요하다. 우울이나 스트레스, 불안을 완화하기 위해 세로토닌 재흡수 억제제를 쓰기도 하지만, 아직 약물치료의 효과가 확실하다고 증명되지는 않았다. 스트레스나 긴장을 풀어주는 복식호흡, 점진적인 근육이완 등의 완화요법이 도움 될 수 있다.

특히 야식증후군은 수면장애와 관련 있는 경우가 많아 불면증을 개선하면 야식 먹는 행동을 줄일 수 있다. 수면-각성의 주기와 기분을 조절하기 위한 광치료도 도움이 된다. 낮에 눈으로 흡수된 빛은 뇌를 자극하여 수면 호르몬인 멜라토닌과 기분, 식욕과 관련 있는 세로토닌을 조절하는 데 관여한다. 광치료는 인공적으로 빛을 내는 광장치를 가시거리에 두고 30분 이상 사용해 빛으로 뇌를 자극하는 치료 방법으로, 야식증후군 환자에게 효과가 있다는 연구보고가 있다. 낮에 야외에서 산책이나 가벼운 운동을 30분 이상 하는 것도 좋다.

운동은 어떻게 해야 할까?

재활의학과 양은주

무엇보다 중요한 건 생활습관이다

비만은 상기간 동안 섭취 칼로리가 소비 칼로리보다 많은 경우에 오는 현상으로 유전적 요인, 환경적 요인, 에너지대사 이상 등이 원인이다. 원인에 따라 단순 비만과 증후성 비만으로 나누며, 비만 정도에 따라 고도비만군을 따로 나누기도 한다.

고도비만이란 체지방이 몸에 지나치게 쌓인 상태를 말한다. 과체중에 체지방률이 높고 근육량이 많으며 평소 잘 움직이지 않아 에너지 소비량이 적은 것이 특징으로, 남는 에너지는 체내 지방으로 저장된다.

체지방이 쌓이는 것을 막으려면 정기적인 운동과 건강한 식생활이 중요하다. 식이요법, 운동, 행동수정요법 등 생활습관을 바꾸는 것만으로 체중을 줄이기 어려운 사람은 식욕억제제나 수술 치료가 필요할 수 있지만, 수술을 받더라도 그 후 관리에 소홀해서는 안 된다. 수술은 체중감량을 돕는 여러 방법 중 하나일 뿐, 더 중요한 것은 운동과 식이요법 등으로 철저히 관리해 생활습관을 개선하는 것이다.

특히 고도비만인 사람은 체력 향상에 신경 써야 한다. 체지방률이 높지만 그만큼 근육량도 많기 때문에 에너지 소비를 극대화할 수 있는 근력운동과 유산소운동을 병행하는 것이 좋다.

근력운동과 유산소운동을 병행해야 효과적이다

체중과 체지방을 줄이려면 섭취하는 에너지보다 소비하는 에너지가 더 많아야 하며, 에너지를 소비하는 최상의 방법은 바로 운동이다. 운동은 근육을 발달시켜 더 많은 지방을 더 효율적으로 태울 수 있는, 신진대사가 잘 되는 몸으로 바꿔준다.

유산소운동이 체중감량에 효과가 있다는 것은 여러 연구를 통해 밝혀졌지만, 근력운동의 체중감량 효과에 대한 연구결과는 적은 편이다. 근력운동은 체중감량에 미치는 영향은 적지만, 다이어트 중에 생기는 근육량 손실을 줄이는 효과가 있다고 알려졌다. 최근 연구에 의하면 근력운동은 유산소운동과 함께 체력을 강화하고 체성분에서 근육의 비율을 높이므로 기초대사량이 늘어나는 효과가 있다고 한다. 근육량이 늘어나면 아무것도 하지 않을 때에도 더 많은 에너지가 소비된다. 따라서 근육을 발달시키고 체지방을 줄이려면 유산소운동과 근력운동을 함께 하는 것이 효과적이다. 운동의 체중감량 효과는 남녀가 다른데 여자보다 남자에게 더 효과적인 것으로 알려져 있다.

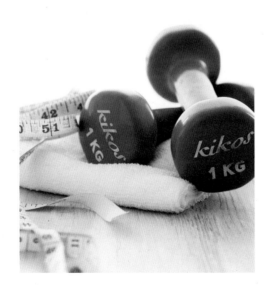

운동 초기에는 근육량이 늘어 체중이 느는 경향이 있다. 체중이 줄지 않아도 흔들리지 말고 운동의 질이나 양에 집중한다. 미국 스포츠의학회는 체중 증가를 막는 최소한의 운동량은 1주일에 150분 이상 걷기라고 말한다. 비만이거나 과체중인 사람이 체중을 줄이려면 1주일에 150~250분 정도를 걸어야 하고, 체중을 줄인 사람이 다시 늘지 않게 하려면 1주일에 250분 이상 걸어야 하므로, 목표 체중에 도달했다고 해서 운동을 중단하면 안 된다.

다음은 비만인 사람이 운동을 처음 시작하는 경우에 주의해야 할 점들이다.

- 낮은 강도의 유산소운동으로 시작해 점차 강도를 높이고 시간을 늘린다.
- 운동의 강도보다 빈도와 기간이 더 중요하다. 처음 시작할 때는 1주일에 4~5일, 하루에 30~60분 운동한다. 이전에 운동을 거의 하지 않았던 사람은 처음에 10분씩 3회 하고, 점차 시간을 늘린다.

고도비만인 사람이 운동을 처음 시작하는 경우에는 다음과 같은 점들을 기억하는 것이 좋다.

- 체중으로 인해 무릎과 발목에 무리가 가지 않도록 주의해야 한다. 걷기, 수영 또는 수중 운동, 자전거 타기와 같이 관절에 부담을 적게 주는 운동부터 시작한다.
- 조깅은 무릎과 관절에 스트레스를 줄 수 있고 부상의 위험이 있어 비만인 사람에게 권장하지 않는다. 낮은 강도의 유산소운동으로 시작한다.
- 운동을 편안하게 한다. 처음 5분 동안은 천천히 해 몸을 적응시킨다.
- 처음에는 어려움 없이 대화할 수 있는 정도의 편안한 강도로 시작한다. 점차 운동의 강도를 높이는 것이 중요하다.
- 처음에는 지속시간을 늘리고 그 후에 강도를 높인다.
- 마지막 5분은 천천히 스트레칭 해 마무리한다.
- 살이 찌면 온도 변화에 적응하기 어렵다. 체온조절에 주의하고, 가벼운 옷을 입어 운동하는 동안

적절한 체온이 유지되게 한다.

- 살이 찌면 탈수가 쉽게 되기 때문에 수분 공급이 중요하다. 운동 전, 운동 중, 운동 후에 자주 물을 마신다.
- 가슴 통증, 호흡곤란, 심계항진, 메스꺼움, 목 또는 턱 통증, 주요 근육 또는 관절 통증이 있으면 운동을 천천히 하거나 중단한다.

운동뿐 아니라 일상생활에서 신체활동을 늘리는 것도 체중감량에 도움이 된다. TV 시청이나 컴퓨터 사용 시간을 줄이고, 엘리베이터 대신 계단을 이용하며, 짧은 거리는 걷는 습관을 들인다. 대중교통을 이용하거나 차를 목적지에서 먼 곳에 주차해 걷는 거리를 늘리는 것도 좋다. 하루에 얼마나 걸었는지 알 수 있는 만보계로 자신의 평소 신체활동량을 측정해 관리하는 것도 좋은 방법이다.

- 계단을 이용한다.
- 문에서 멀리 떨어져 주차한다.
- 점심시간에 짧은 산책을 한다.
- TV를 끈다.
- 직장에서 휴식을 취한다.
- 활동량을 측정하는 도구를 활용한다.

무리한 운동은 오히려 건강을 해칠 수 있다. 체중감량을 위해 운동할 때는 목표를 단계적으로 정하고 몸 상태에 맞는 운동을 한다. 과체중이나 비만인 사람은 관절에 무리가 될 수 있는 격렬한 운동을 자제하고, 운동 강도와 시간을 점진적으로 늘려가는 것이 좋다. 무엇보다 꾸준히 하는 것이 중요하다. 운동할 시간을 따로 내기 힘들어도 만들어야 한다.

비만 탈출, 식이요법에 달려있다

영양실

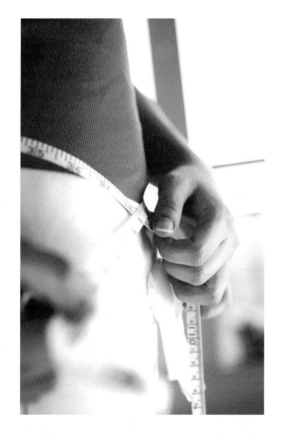

비만은 여러 가지 대사 장애, 만성 퇴행성 질환의 발병과 상관성이 높다. 비만 관련 질환의 위험을 줄이고 건강한 생활을 유지하려면 체중을 적정 수준으로 줄여야 하며, 그러기 위해서는 섭취 칼로리를 줄이는 식이요법이 필수다.

그러나 식이요법 대신 식사량을 지나치게 줄이거나 원 푸드 다이어트 같은 유행 다이어트를 하는 경우가 많다. 이런 부적절한 다이어트 방법들은 자칫 체중조절에 실패하고 요요현상을 겪으면서 의지가 약해지고, 심하면 건강을 해치는 부작용이 생길 수도 있다.

식이요법은 칼로리 섭취를 제한하되 필수 영양소들이 부족하지 않게 하는 식사법이다.

비만으로 인한 합병증을 예방하고, '마른' 체중이 아닌 '건강한' 체중을 유지해 건강한 삶을 살 수 있게 하는 것이 목표다. 체중감량에 성공하려면 영양을 충분히 고려하면서 개개인의 상태에 맞는 방법을 찾아야 한다. 특히 식이요법은 지속적으로 해야 하기 때문에 그 사람에게 효과적이고 꾸준히 할 수 있어야 한다.

나에게 맞는 칼로리 구하기

나의 비만 정도는?

● 체질량지수

비만 정도를 알아보는 데 가장 많이 쓰는 방법은 체질량지수를 측정하는 것이다. 자신의 체질량지수를 계산해 그에 따른 체중 상태로 비만 정도를 알 수 있다.

체질량지수 = 체중(kg) / 키×키(㎡)

체질량지수에 따른 체중 상태

체질량지수(kg/㎡)	체중 상태
18.5 미만	저체중
18.5~22.9	정상체중
23~24.9	위험 체중
25~29.9	1단계 비만
30 이상	2단계 비만

출처 : 비만치료지침. 대한비만학회. 2014

키와 체중에 따른 비만 정도

체질량지수(kg/m²)	정상체중		위험 체중		1단계 비만					2단계 비만		
	18.5	22	23	24	25	26	27	28	29	30	35	40
키(cm)						체중(kg)						
145	39	46	48	50	53	55	57	59	61	63	74	84
150	42	50	52	54	56	59	61	63	65	68	79	90
155	44	53	55	58	60	62	65	67	70	72	84	96
160	47	56	59	61	64	67	69	72	74	77	90	102
165	50	60	63	65	68	71	74	76	79	82	95	109
170	53	64	66	69	72	75	78	81	84	87	101	116
175	57	67	70	74	77	80	83	86	89	92	107	123
180	60	71	75	78	81	84	87	91	94	97	113	130
185	63	75	79	82	86	89	92	96	99	103	120	137
190	67	79	83	87	90	94	97	101	105	108	126	144

나에게 필요한 칼로리는?

식사량을 극단적으로 제한하거나 한 가지 식품 또는 단일 영양소에 치우친 식사를 하면, 처음에는 살이 빠질 수 있지만 장기적으로 몸에 문제가 생긴다. 건강하게 살을 빼려면 자신에게 맞는 칼로리를 찾고, 그 안에 탄수화물, 지방, 단백질, 미량 영양소가 모두 들어있는 균형 잡힌 식사를 해야 한다.

체중을 줄이려면 필요한 에너지보다 500kcal 정도 적게 섭취하는 것이 좋다. 섭취 칼로리를 500kcal 줄이면 체중이 1주일에 0.5~1kg 빠지는 효과가 있다. 여러 연구에 따르면 평소 섭취량보다 500~1000kcal를 줄이는 저칼로리식은 건강을 해치지 않고 실천하기에도 무리가 없다. 총 섭취량을 남자는 1500~1800kcal, 여자는 1200~1500kcal 정도로 유지할 경우 체중감량 효과를 볼 수 있다.

체중감량을 위한 1일 적정 칼로리는 체중, 비만도, 활동수준, 나이, 성별 등을 반영해 정한다. 자신의 표준체중을 알아보고 비만도와 활동 정도를 고려하여 1일 적정 칼로리를 계산한다.

표준체중

남자 : 키(m) × 키(m) × 22

여자 : 키(m) × 키(m) × 21

1일 적정 칼로리(kcal) = 표준체중(kg) × 비만도와 활동 정도에 따른 적정 칼로리(kcal)

정도별 활동의 예

활동 정도	활동
가벼운 활동	앉아서 생활하는 경우, 문서 작업, 사무직 등
보통 활동	보통 속도로 걷기, 가사노동, 자전거 타기, 요가, 골프 등
심한 활동	무거운 짐 나르기, 농업, 광업, 등산, 빠르게 달리기 등

비만도와 활동 정도에 따른 적정 칼로리

활동 정도	저체중	정상체중	위험 체중·비만
가벼운 활동	35kcal/kg	30kcal/kg	20~25kcal/kg
보통 활동	40kcal/kg	35kcal/kg	30kcal/kg
심한 활동	45kcal/kg	40kcal/kg	35kcal/kg

예〉

키 160cm, 체중 70kg(1단계 비만)이며 보통 활동을 하는 여자의 1일 적정 칼로리는?

① 표준체중 구하기

키(1.6m) × 키(1.6m) × 21 = 54kg

② 1일 적정 칼로리 구하기

표준체중(54kg) × 보통 활동(30kcal) = 1620kcal

나에게 맞는 식단 짜기

자유롭게 바꿔 먹는 6가지 식품군

6가지 식품군을 이용하면 균형 잡힌 식단을 짤 수 있다. 6가지 식품군은 영양소의 구성이 비슷한 식품끼리 묶어 6개의 군으로 나눈 것으로, 같은 군 안에서는 1회 분량(1단위)끼리 자유롭게 바꿔 먹을 수 있다. 예를 들어 곡류군의 밥 1공기는 식빵 3쪽, 인절미 9개와 영양소 함유량이 비슷해 바꿔 먹을 수 있다. 고기·생선·달걀·콩류군도 마찬가지다. 생선 60g과 고기 60g을 서로 바꿔 먹을 수 있다.

● 곡류

곡류군에 속하는 식품에는 탄수화물(당질)이 주로 들어있고, 평균 에너지 함유량은 300kcal이다. 밥, 빵, 떡, 옥수수, 고구마 등이 여기에 속한다. 평소에 간식으로 먹는 떡, 감자, 과자 등을 지나치게 먹지 않도록 주의하고, 쌀밥보다 섬유소가 많이 들어있는 잡곡밥을 먹는다.

● 고기·생선·달걀·콩류

고기, 생선, 달걀, 콩, 두부, 견과가 속하며, 주로 단백질이 많이 들어있다. 1인 1회 분량의 에너지 함유량은 100kcal, 단백질은 10g이다. 지방도 들어있는데 함유된 정도에 따라 칼로리 차이가 날 수 있다. 특히 고지방 식품인 삼겹살, 갈비, 가공육 등은 지방과 콜레스테롤의 함유량이 높으니 섭취를 피하고, 견과도 지방 함유량이 높으니 지나치게 먹지 않도록 주의한다. 고기는 기름을 떼고 살코기 위주로 먹고, 육가공품, 건어물, 젓갈 등은 염분이 많으니 피한다.

● 채소류

채소류에 속하는 식품에는 주로 비타민과 미네랄, 식이섬유가 많으며, 1인 1회 분량의 에너지 함유량은 평균 15kcal이다. 채소류, 해조류와 이들로 만든 식품들이 해당된다. 다른 식품군에 비해 칼로리가 적고 식이섬유가 많아 자유롭게 먹을 수 있다. 다만 조리할 때 넣는 양념 때문에 칼로리가 높아질 수 있으니 소스나 기름 사용량에 주의한다. 김치, 장아찌 등은 염분이 많으므로 먹는 양을 제한한다.

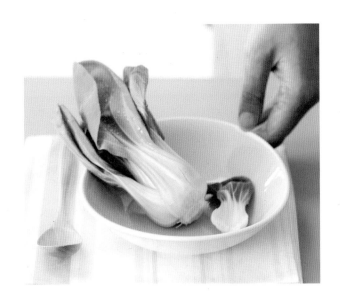

● 유지·당류

유지류에 속하는 식품은 참기름, 들기름, 올리브유, 버터, 드레싱 등이고, 당류에 속하는 식품은 설탕, 물엿, 꿀 등이다. 1인 1회 분량의 에너지 함유량은 45kcal이며, 지방군에 속한 모든 식품은 조금만 먹어도 높은 칼로리를 내므로 튀김이나 전보다 조림, 구이, 볶음, 찜 등 기름을 적게 쓰는 조리법을 선택한다. 조리할 때는 버터, 마가린 같은 고체 기름보다 참기름, 들기름, 식용유 등의 식물성 기름을 쓰는 것이 좋다. 당류는 지나치게 먹으면 체중이 늘 수 있으니 조리할 때만 넣는다.

식품군별 1회 섭취 칼로리와 식품의 예

	칼로리(kcal)	식품
곡류	300	밥 210g(1공기), 생면 210g, 건면 90g, 식빵 105g, 떡 150g, 고구마 210g, 옥수수 210g
고기·생선·달걀·콩류	100	살코기 60g, 고등어·명태·동태·조기 60g, 바지락 80g, 오징어 80g, 마른멸치 15g, 달걀 60g, 대두 20g, 두부 80g, 견과(아몬드·호두·잣·호박씨) 30g
채소류	15	파·양파·당근·고추·무·애호박·고사리 70g, 배추김치·깍두기 40g, 마늘·생강 10g, 김 2g, 버섯 30g
유지·당류	45	참기름·콩기름·들기름·들깨·포도씨유·버터·마요네즈·커피 크림 5g, 커피믹스 12g, 설탕·물엿·조청·꿀 10g
우유·유제품류	125	우유 200mL, 치즈 60g, 떠먹는 요구르트 100g, 액상 요구르트 150mL, 아이스크림 100g
과일류	50	수박·참외·딸기 150g, 사과·배·바나나·감·포도·복숭아·귤·오렌지·키위·파인애플 100g, 건포도·마른대추 15g, 과일 음료 100mL

출처 : 보건복지부, 한국영양학회, 2015년 한국인 영양소 섭취 기준

● 우유·유제품류

우유, 요구르트, 치즈 등이 속하며, 주로 단백질과 미네랄이 들어있다. 1인 1회 분량의 에너지 함유량은 125kcal로, 이는 우유 1잔(200mL)의 칼로리다. 가당 우유는 칼로리가 높으니 되도록 피하고, 칼로리가 낮고 포화지방산과 콜레스테롤이 적은 저지방 우유를 먹는 것이 좋다.

● 과일류

과일류는 비타민과 미네랄뿐 아니라 탄수화물의 함유량도 높은 편이어서 섭취량을 조절해야 한다. 1인 1회 분량의 평균 에너지는 50kcal 정도로 정해진 양만 먹는다. 주스나 통조림보다는 생과일로 먹는 것이 좋다.

식사계획 세우기

자신의 1일 적정 섭취 칼로리가 정해지면, 칼로리별 권장 식사 패턴의 예를 참고하여 6가지 식품군을 배분한다. 평소 식습관과 기호에 따라 조정할 수 있다.

　6가지 식품군의 1일 분량(횟수)이 정해지면 다시 끼니별로 나눈다. 식사는 하루 세끼와 간식 1~2회로 나눠 먹는 것이 좋지만, 식습관에 따라 하루 두 끼와 간식 1~2회로 구성할 수도 있다. 그러나 1일1식과 같은 불규칙한 식사는 공복시간이 길어져 그 다음 식사 때 과식할 위험이 있으며, 이로 인해 혈당 수치가 오르고 인슐린 분비가 늘면서 지방합성이 촉진되어 몸 안에 지방이 쌓일 수 있다. 되도록 하루에 3~4회로 나눠 먹고, 특히 아침식사를 하면 공복감이 줄어 낮에 에너지 밀도가 높은 간식을 덜 먹게 된다. 1200kcal와 1500kcal 식사 배분의 예를 참고하여 식사계획을 세운다.

　식사는 되도록 지방이 많거나 짠 음식을 줄이고, 싱겁고 담백한 음식을 먹는다. 비만은 심혈관계 질환의 독립 위험인자로, 나트륨을 지나치게 섭취하면 고혈압, 심뇌혈관계 질환이 생길 위험이 커진다. 설탕, 물엿 등도 적게 넣는다. 직장인은 외식과 회식 때문에 계획에 맞춰 먹기 어려운 경우가 있는데, 이때는 되도록 1회 섭취량을 줄여 과식하지 않는 것이 중요하다.

칼로리별 권장 식사 패턴(식품군별 1회 분량 기준)

칼로리 (kcal)	식품군					
	곡류	고기·생선· 달걀·콩류	채소류	과일류	우유· 유제품류	유지· 당류
1,200	2	2	5	1	1	3
1,300	2	2	6	1	1	4
1,400	2.5	2	6	1	1	4
1,500	2.5	2.5	6	1	1	4
1,600	3	2.5	6	1	1	4
1,700	3	3.5	6	1	1	4
1,800	3	3.5	7	2	1	4
1,900	3	4	8	2	1	4
2,000	3.5	4	8	2	1	4
2,100	3.5	4.5	8	2	1	5
2,200	3.5	5	8	2	1	6
2,300	4	5	8	2	1	6
2,400	4	5	8	3	1	6
2,500	4	5	8	4	1	7
2,600	4	6	9	4	1	7
2,700	4	6.5	9	4	1	8

출처 : 보건복지부, 한국영양학회, 2015년 한국인 영양소 섭취 기준

1200kcal 식사 배분의 예

식품군	총 횟수	아침	점심	저녁
곡류	2	0.7	0.7	0.7
		밥 140g	밥 140g	밥 140g
		식이섬유 섭취를 늘리기 위해 정제되지 않은 전곡이나 잡곡을 권장한다.		
고기·생선·달걀·콩류	2	0.7	0.7	0.7
		두부 60g	생선구이 40g	달걀찜 40g
		지방이 많은 부위는 떼어내고 살코기 위주로 먹는다.		
채소류	5	1.5	1.5	2
		매끼 1회 분량 이상 먹는다. 제철 채소를 권장한다.		
과일류	1	참외 150g 또는 사과 100g		
		주스보다 생과일을 권장한다.		
우유·유제품류	1	우유 200mL 또는 떠먹는 요구르트 100g		
		단순당과 지방이 적은 제품을 먹는다.		

1500kcal 식사 배분의 예

식품군	총 횟수	아침	점심	저녁
곡류	2.5	0.8	0.8	0.8
		밥 170g	밥 170g	밥 170g
		식이섬유 섭취를 늘리기 위해 정제되지 않은 전곡이나 잡곡을 권장한다.		
고기·생선·달걀·콩류	2.5	0.8	0.8	0.8
		달걀프라이 50g	닭살볶음 50g	두부구이 60g
		지방이 많은 부위는 떼어내고 살코기 위주로 먹는다.		
채소류	6	2	2	2
		매끼 2회 분량 이상 먹는다. 제철 채소를 권장한다.		
과일류	1	수박 150g 또는 포도 100g		
		주스보다 생과일을 권장한다.		
우유·유제품류	1	우유 200mL 또는 치즈 60g		
		단순당과 지방이 적은 제품을 먹는다.		

상황에 따른 식사 요령

사람마다 식습관, 식품에 대한 선호도, 생활 패턴 등이 다르기 때문에 이런 점들을 고려해 적절한 식이요법을 해야 한다. 식사량이 많은 경우, 외식이 잦은 경우, 술을 많이 마시는 경우 등 상황에 따라 식사계획을 조절하고 식습관을 개선한다.

식사와 간식의 양이 너무 많은 경우

하루 세끼 규칙적인 식사를 하고 간식의 양을 줄인다. 상을 차릴 때 저칼로리 음식 위주로 조금씩 담는다. 채소를 충분히 먹어 포만감을 높이고 패스트푸드, 즉석식품 등의 고칼로리, 고지방 식품은 피한다. 간식은 보이는 곳에 두지 않는다. 주변에 음식이 있으면 먹게 될 수 있다. 가장 좋은 것은 간식거리를 사지 않는 것이다.

간식은 많이 먹지 않으나 식사량이 많은 경우

주식으로 먹는 밥, 빵, 국수는 탄수화물의 비율이 높다. 섭취량을 조절하고 저칼로리 식품으로 상을 차린다. 식사는 일정한 간격으로 정해진 시간에 한다. 밥을 먹기 전에 채소와 국물을 먼저 먹고, 익힌 채소로 포만감을 높인다. 식이섬유를 충분히 섭취하기 위해 흰밥 대신 잡곡밥을 먹고, 매끼 나물, 쌈 등 다양한 채소 반찬을 두 가지 이상 먹는다. 짠 음식을 먹으면 밥을 많이 먹게 되므로 반찬은 싱겁게 만든다. 작은 그릇이나 식판을 이용하면 식사량을 줄이는 데 도움이 된다.

식사량은 많지 않으나 간식을 많이 먹는 경우

간식으로 먹는 식품은 대부분 고탄수화물, 고칼로리여서 살이 찌기 쉽다. 하루 세끼 규칙적으로 식사하여 간식의 양을 줄인다. 식사량을 너무 제한하면 간식을 많이 먹게 되므로 자신에게 맞는 칼로리로 식단을 짠다.

간식은 가까운 곳에 두지 말고, 주변에서 권해도 거절하는 습관을 들인다. 부득이한 경우 저칼로리 식품으로 조금만 먹고, 식사일기에 먹은 양을 기록한다. 과즙음료, 탄산음료, 스포츠 음료 등 당질 위주로 구성된 음료는 피하고 물, 녹차, 블랙커피 등을 마시며, 탄산수는 과당이 들어간 경우가 있으므로 성분을 확인한다. 평소 좋아하는 간식의 칼로리와 영양 조성을 알아두고, 식품성분표도 확인하는 것이 좋다.

과일도 많이 먹으면 살이 찔 수 있다. 하루에 1~2회로 제한하고, 저녁식사 후에는 먹지 않는다.

외식이 잦고 외식 때 과식하는 경우

외식은 과식하기 쉽고 영양균형이 맞지 않는 고칼로리 메뉴가 많으므로 횟수를 줄이는 것이 가장 좋다. 하지만 어쩔 수 없다면 다양한 식품군이 들어있는 메뉴를 고르고 식사량을 제한한다. 공복상태에서 외식을 하면 과식할 가능성이 높기 때문에 그 전에 식사를 거르지 말고, 양이 많으면 미리 덜어내고 먹는다. 외식 장소를 고를 때 음식의 양이 많은 곳을 피하고, 칼로리가 높은 세트 메뉴보다 필요한 음식만 단품으로 주문한다. 먹을 때는 채소 위주로 20분 이상 천천히 먹는다.

● 한식

밥은 칼로리가 높으니 양을 덜어 먹고 젓갈, 장아찌 등 밥을 부르는 염장 음식은 조금만 먹는다. 국이나 찌개는 국물보다 건더기 위주로 먹고 볶음밥이나 탕보다 백반, 비빔밥, 쌈밥 같은 균형 잡힌 음식을 고른다. 국수나 부침개 등을 많이 먹지 않도록 주의한다.

● 양식

대부분 기름으로 조리한 고칼로리, 고지방 음식이다. 튀김보다 그릴이나 오븐에 구운 스테이크, 바비큐를 고르고, 수프는 채소수프를 골라 전체 칼로리를 낮춘다. 빵이나 파스타를 먹을 경우에

는 곡류군 1회 분량에 맞춰 먹고, 샐러드는 드레싱을 뿌리지 말고 찍어 먹는다. 음료는 탄산음료
나 과즙음료 대신 물을 마신다.

● 일식

소스가 들어간 덮밥은 칼로리가 높을 수 있으니 초밥이나 생선회를 고른다. 단, 초밥은 밥을 꼭
꼭 뭉쳐 만들기 때문에 1인분의 밥 양에 주의한다. 튀김은 제한하고 국수나 볶은 음식은 피한다.

● 중식

염분과 지방이 많이 들어있으므로 먹는 횟수를 줄이고, 꼭 먹어야 한다면 1인분보다 적게 먹는
다. 짜장면보다 채소가 많이 들어있고 단백질 함유량이 높은 짬뽕이 나으며, 짬뽕을 먹을 때 채
소를 먼저 먹고 국물과 국수는 남긴다. 탕수육은 소스를 살짝 찍어 먹고, 탕수육이나 군만두 대
신 냉채를 시킨다.

● 분식

대체로 탄수화물 위주의 음식이 많기 때문에 식사의 영양균형이 맞지 않는다. 되도록 곡류, 채
소류, 어육류가 균형 있게 들어간 음식, 소스와 기름이 적게 들어간 음식을 고른다.

● 뷔페

음식을 담기 전에 먼저 먹을 음식의 종류와 양을 정하고 과식하지 않도록 주의한다. 당분이 적
은 음식을 담고 육류는 튀김보다 구이나 찜을 고른다. 식사는 천천히 하고, 중간에 당분이 적은
차나 물 등을 마셔 과식을 막는다. 케이크, 초콜릿, 떡과 같은 후식은 제한하고 과일은 1회 분량
만 먹는다.

● 패스트푸드

염분, 지방, 당질 위주로 구성된 음식이므로 되도록 피하고, 먹을 때는 세트 메뉴보다 낱개로 산다. 작은 크기, 두께가 얇은 것을 고르고 탄산음료나 주스 대신 물이나 우유를 마신다.

지방이나 당질을 지나치게 섭취하는 경우

지방은 에너지를 가장 많이 내는 주요 에너지원으로, 많이 먹으면 칼로리 섭취량도 많아져 살이 찌기 쉽고 심혈관계 질환의 위험이 높아진다. 평소 지방 섭취가 많으면 되도록 튀김, 전 등을 피하고 굽거나 쪄서 먹는다. 당질은 에너지원인 탄수화물의 한 종류로, 지나치게 섭취하면 살이 찔 수 있고 혈청 중성지방 수치도 높아질 수 있다. 조리할 때 당류를 조금만 넣는다. 탄산음료, 주스, 설탕 등의 고당질 식품은 피하고 단백질 식품을 많이 먹는다.

음주가 잦은 경우

알코올은 1g당 7kcal의 에너지를 내는 고칼로리 음료일 뿐 아니라, 지방의 산화를 방해해 체중조절에 부정적인 영향을 미친다. 안주도 고칼로리, 고지방 음식이 많아 총 섭취 칼로리가 높아진다. 알코올은 복부비만의 위험인자로 알려져 있으며, 대사증후군의 발생 위험을 높인다. 음주 횟수를 줄이고, 마실 경우 고칼로리 안주를 피한다.

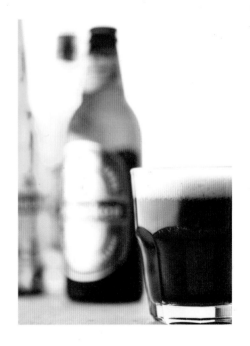

아침을 굶는 경우

아침식사는 혈당을 일정하게 유지하여 두뇌와 신체 조직에 에너지를 공급하고, 하루에 필요한 영양소들을 균형 있게 배분한다. 아침을 적게 먹거나 굶으면 다음 끼니에 폭식을 하게 될 수도 있어, 아침식사를 적당히 하는 것이 체중조절에 도움이 된다. 시간이 부족하면 간단하게 먹고 도시락을 싼다.

● 한식

잡곡밥과 고기, 두부, 생선, 달걀 등의 단백질 식품이 들어간 반찬을 먹는다. 죽을 먹을 경우에는 흰죽보다 다양한 영양소가 들어있는 닭죽, 달걀죽, 콩죽, 쇠고기죽 등이 좋다.

● 양식

흰 빵보다 호밀빵, 곡물빵 같은 잡곡빵에 달걀, 닭가슴살, 훈제연어 등을 곁들여 먹는다. 양상주, 양배주 등의 채소도 먹고, 음료는 저지방 우유를 마신다. 지방이나 당질의 섭취를 줄이기 위해 버터, 잼, 마가린 등은 제한한다.

● 시리얼

통곡물 시리얼과 저지방 우유를 먹는다. 삶은 달걀, 닭가슴살 등의 단백질 식품과 샐러드, 과일주스나 채소주스를 함께 먹는다.

식사일기 쓰기

식사일기를 쓰면 다이어트에 도움이 된다. 좋아하는 음식, 자주 먹는 장소와 시간대 등의 식사 패턴을 알고 문제점을 파악할 수 있기 때문이다. 매일 빠짐없이, 음식을 먹고 나서 바로 기록하는 것이 좋다.

체중을 줄이려면 소비 칼로리도 알아야 한다. 하루 활동량을 알 수 있도록 그날의 활동과 운동량도 모두 적는다. 일기를 쓰기 어려울 경우에는 모바일 앱을 활용하거나 먹은 음식을 사진으로 찍어두는 것도 방법이다.

식사일기의 예

	식사 시각	장소	음식명	음식의 양	활동·운동
아침	7:00	집	토스트 버터 / 잼 치즈 달걀프라이 우유	식빵 2쪽 1작은술 / 2작은술 1장 달걀 1개 1컵	지하철 타고 출근 버스 2정거장 걷기
간식		사무실	믹스 커피	1잔	
점심	12:30	식당	칼국수 배추겉절이	국수 1그릇 모두 조갯살 1/3컵 호박 4~5조각 양파 4~5조각 5쪽	걷기 30분
간식	4:30	사무실	요플레	1개	
저녁	6:30	집	콩밥 시금치된장국 제육볶음 오이무침 깍두기	1공기 1그릇 1/3접시 5젓가락 4개	수영 1시간
간식	9:00	집	딸기	10개	
물	☑ ☑ ☑ ☑ ☑ ☑ ☑ ☑ ☐ ☐				

음식 종류별 칼로리와 영양 조성

한식

음식명	1인분 양 (g)	칼로리 (kcal)	탄수화물 (g)	단백질 (g)	지방 (g)	나트륨 (mg)	콜레스테롤 (mg)
갈비탕	1인분 (600)	237	7.6	27.4	10.8	1718	112
감자탕	1인분 (900)	960	27	96	52	2631	454
삼계탕	1인분 (1000)	918	40.9	115.3	32.5	1311	472
설렁탕	1인분 (600)	420	12.6	59.6	14.6	686	145
추어탕	1인분 (700)	341	20.3	24.6	18	2046	106
육개장	1인분 (700)	340	20.8	21.9	18.8	2853	143
소머리국밥	1인분 (800)	632	17.5	76	28.7	823	242
순댓국	1인분 (800)	540	17.3	43.5	33	1504	246
콩나물해장국	1인분 (700)	223	12.1	24	8.8	1951	125
김치찌개	1인분 (400)	243	11.9	15.1	15	1962	25
된장찌개	1인분 (400)	145	13.5	11.5	5	2021	12
부대찌개	1인분 (600)	520	47.3	26	25	2664	83
순두부찌개	1인분 (400)	200	7.6	14.4	12.4	1351	81
청국장찌개	1인분 (400)	272	10.4	22.4	15.6	1795	4
콩비지찌개	1인분 (400)	248	17.9	19.4	11	1287	24
간장게장	1중간 접시 (200)	302	6	38	11	3221	379
양념게장	1중간 접시 (200)	280	42	24	1.7	1775	135
돼지고기수육	1중간 접시 (300)	1206	10.3	67.1	99.6	417	134
아귀찜	1큰 접시 (400)	311	17.5	48.3	5.3	1406	389
비빔밥	1인분 (500)	707	115	20	19	1337	111
육회비빔밥	1큰 그릇 (450)	680	96	29	20	936	116
떡국	1인분 (800)	711	147	20.6	4.5	1928	136

음식명	1인분 양 (g)	칼로리 (kcal)	탄수화물 (g)	단백질 (g)	지방 (g)	나트륨 (mg)	콜레스테롤 (mg)
수제비	1인분 (800)	647	128	21	6	2030	83
콩국수	1인분 (800)	667	112	31	11	945	31
해물칼국수	1인분 (900)	628	124	23	4.6	2355	27
해물파전	약 1/2장 (150)	276	30	11	12	367	106

출처 : 식품의약품안전처, 2012년 외식영양성분 자료집, 식품의약품안전처, 2013년 외식영양성분 자료집 제2권

양식

음식명	1인분 양 (g)	칼로리 (kcal)	탄수화물 (g)	단백질 (g)	지방 (g)	나트륨 (mg)	콜레스테롤 (mg)
햄버그스테이크	1인분 (200)	458	21	27	30	950	70
등심스테이크	1인분 (220)	493	0.4	39	35	97	132
안심스테이크	1인분 (220)	587	0	58	38	119	189
오일스파게티	1큰 접시 (400)	647	89	20	23	1124	32
크림소스스파게티	1큰 접시 (400)	838	74	22	51	1030	127
해물크림소스스파게티	1큰 접시 (500)	918	87	30	50	1324	211
토마토소스스파게티	1큰 접시 (500)	643	93	24	19	1509	49
해물토마토소스스파게티	1큰 접시 (500)	584	87	28	14	1533	160
햄치즈샌드위치	1개 (200)	437	50	15	20	901	53
피자	1조각 (120)	280	32	20	8	581	31.2
쇠고기피자	1조각 (110)	289	18	16	9	220	15
콤피네이션피자	1조각 (185)	488	43	20	26	1125	39
페퍼로니피자	1조각 (130)	332	36	19	13	489	26
햄버거	1개 (150)	344	38	17	15	747	41
치즈버거	1개 (150)	458	45	23	21	884	50
치킨버거	1개 (160)	458	39	20	25	944	50

출처 : 식품의약품안전처, 2012년 외식영양성분 자료집, 식품의약품안전처, 2013년 외식영양성분 자료집 제2권

중식

음식명	1인분 양 (g)	칼로리 (kcal)	탄수화물 (g)	단백질 (g)	지방 (g)	나트륨 (mg)	콜레스테롤 (mg)
짬뽕	1인분 (1000)	688	101	28	19	4000	109
삼선짬뽕	1인분 (900)	662	102	40	11	2689	312
짬뽕밥	1큰 그릇 (900)	662	111	29	11	2813	251
짜장면	1인분 (650)	797	134	20	20	2392	11
간짜장면	1인분 (650)	825	134	22	22	2716	29
삼선짜장면	1인분 (700)	804	127	34	18	2628	167
짜장밥	1인분 (500)	742	120	15	22	1560	26
우동	1인분 (1000)	648	85	30	21	3396	208
류산슬덮밥	1큰 접시 (550)	575	74	27	19	1579	121
삼선볶음밥	1큰 접시 (400)	686	86	26	26	1214	327
새우볶음밥	1인분 (400)	700	113	18	20	1395	149
잡채밥	1인분 (650)	885	160	20	19	1908	22
잡탕밥	1인분 (750)	777	105	44	20	2110	330
고추잡채	1중간 접시 (200)	257	26	11	12	829	39
깐풍기	1중간 접시 (200)	589	38	26	37	657	139
난자완스	1중간 접시 (200)	346	19	22	20	703	77
라조기	1중간 접시 (200)	399	26	21	24	649	91
마파두부	1중간 접시 (200)	228	11	15	14	691	25
탕수육	1중간 접시 (200)	457	52	18	20	443	44
양장피	1중간 접시 (250)	230	19	16	10	853	146
팔보채	1중간 접시 (300)	241	11	25	10	1129	225
군만두	약 8개 (250)	685	88	18	29	952	17

출처 : 식품의약품안전처, 2012년 외식영양성분 자료집, 식품의약품안전처, 2013년 외식영양성분 자료집 제2권

일식

음식명	1인분 양 (g)	칼로리 (kcal)	탄수화물 (g)	단백질 (g)	지방 (g)	나트륨 (mg)	콜레스테롤 (mg)
문어초밥	약 10개 (250)	392	82	15	0.7	1201	70
새우초밥	약 9개 (250)	388	78	17	0.8	1110	73
연어초밥	약 8개 (250)	447	71	19	10	1064	32
장어초밥	약 10개 (250)	486	81	17	11	1271	103
모둠생선초밥	약 10개 (300)	462	76	25	6	969	71
연어롤	약 9개 (300)	510	74	19	15	1212	62
새우튀김롤	약 9개 (300)	607	96	14	18	1391	56
캘리포니아롤	약 13개 (300)	488	89	12	9	1296	66
알밥	1인분 (400)	619	117	15	10	1339	84
유부초밥	약 6개 (250)	446	82	13	8	1046	2
장어덮밥	1큰 그릇 (400)	717	97	30	23	921	235
우동	1인분 (700)	422	74	13	8	2390	26
등심 돈가스	1인분 (200)	624	38	33	38	574	98
안심 돈가스	1인분 (200)	652	34	33	42	552	105
치즈돈가스	1인분 (250)	755	42	42	47	871	99
생선가스	1인분 (200)	653	47	24	41	789	73
치킨가스	1인분 (200)	593	44	28	34	779	73

출처 : 식품의약품안전처, 2012년 외식영양성분 자료집, 식품의약품안전처, 2013년 외식영양성분 자료집 제2권

분식

음식명	1인분 양 (g)	칼로리 (kcal)	탄수화물 (g)	단백질 (g)	지방 (g)	나트륨 (mg)	콜레스테롤 (mg)
김밥	1인분 (200)	318	57.6	7.3	6.5	833	40
김치김밥	1인분 (250)	345	60.7	10.9	6.5	1146	74
참치김밥	1인분 (250)	418	61.2	14.5	12.8	865	47
샐러드김밥	1인분 (250)	406	61.5	9.6	13.5	911	85
쇠고기김밥	1인분 (250)	401	62.5	16	9.6	1061	93
떡볶이	1인분 (200)	304	60.5	7.6	3.5	853	7
라볶이	1중간 접시 (200)	269	49.4	6.9	4.8	87	26
쫄면	1인분 (450)	602	109.6	18.4	10	1346	55
순대	1중간 접시 (300)	542	94.9	8	9.9	1019	19
오징어튀김	약 3개 (100)	308	24.3	11.9	18.1	360	102
새우튀김	약 3개 (100)	301	26.3	9	17.8	556	60
채소튀김	약 1개 (100)	321	37.6	3.6	17.3	279	2
김말이튀김	약 2개 (100)	251	32	2.4	12.5	393	1
군만두	약 8개 (250)	685	88.1	17.5	29.2	952	17
닭강정	1중간 접시 (100)	310	28.4	15.9	14.8	426	51
닭꼬치	약 1개 (70)	177	13.3	11.6	8.6	287	31

출처 : 식품의약품안전처, 2012년 외식영양성분 자료집, 식품의약품안전처, 2013년 외식영양성분 자료집 제2권

간식

음식명	1인분 양 (g)	칼로리 (kcal)	탄수화물 (g)	단백질 (g)	지방 (g)	나트륨 (mg)	콜레스테롤 (mg)
곰보빵	약 1개 (70)	277	42	6	9	202	24
카스텔라	약 1개 (70)	235	36	5	8	73	138
베이글	약 1개 (120)	335	69	13	1.2	556	2
생크림케이크	약 1/4조각 (100)	278	28	4	17	97	67
초콜릿케이크	약 1/4조각 (100)	420	44	5	25	170	51
치즈케이크	약 1/4조각 (100)	329	29	7	21	201	127

음식명	1인분 양 (g)	칼로리 (kcal)	탄수화물 (g)	단백질 (g)	지방 (g)	나트륨 (mg)	콜레스테롤 (mg)
인절미	1인분 (100)	221	45.4	5.7	1.9	341	0
절편	1인분 (100)	193	43.9	3.6	0.3	265	0.03
시루떡	1/2중간 접시 (100)	217	48	6	0.6	278	0

출처 : 식품의약품안전처, 2012년 외식영양성분 자료집, 식품의약품안전처, 2013년 외식영양성분 자료집 제2권

술

음식명	단위당 영양소				포장 단위당 영양소			
	1단위 양 (mL)	칼로리 (kcal)	알코올 (g)	당질 (g)	1포장 단위 양(mL)	칼로리 (kcal)	당질 (g)	알코올 농도(%)
막걸리	1컵 (200)	92	9.4	3.6	1병 (750)	345	13.5	6
라이트 맥주	1컵 (200)	58	7.1	3.3	1병 (500)	145	8.3	4.5
생맥주	1/2잔 (250)	93	8.2	7.8	1병 (500)	185	15.5	4.2
일반 맥주	1컵 (200)	74	7.1	5.6	1병 (500)	185	14	4.5
흑맥주(스타우트)	1컵 (200)	92	6.6	7.2	1병 (330)	152	11.9	4.2
안동소주	2/3잔 (30)	74	10.6		1병 (400)	1000		45
샴페인	1잔 (100)	44	4.7	0.5	1병 (640)	280	3.2	6
소주	1잔 (50)	71	9.8	0	1병 (360)	510	0	25
순한 소주	1잔 (50)	55	7.9	0	1병 (360)	400	0	20
오가피주	1잔 (50)	8	8.1	1.0	1병 (300)	50	6	13
레드 와인	1잔 (100)	85	10.2	2.6	1병 (750)	638	19.5	13
화이트 와인	1잔 (100)	83	10.2	2.6	1병 (750)	623	19.5	13
위스키(패스포트)	1잔 (30)	95	12.3	0	1병 (360)	1140	0	40
이강주	1잔 (50)	69	9.8		1병 (750)	1035		25
청주	1잔 (50)	76	9.0	3	1병 (300)	390	12.6	16
단포도주	1잔 (100)	123	11.0	12.2	1병 (750)	925	91.5	14
백포도주	1잔 (100)	74	9.4	2.4	1병 (750)	555	18	12
적포도주	1잔 (100)	70	9.4	4.8	1병 (750)	525	36	12
매실주	1잔 (50)	78	5.6	10.4				13
피나콜라다(칵테일)	1잔 (100)	174	7.8	22.7				9.9

출처 : 대한당뇨병학회, 당뇨병 식품교환표 활용지침 제3판, 2010

영양성분 표시 바로 알기

과자, 빵, 음료수, 가공식품 등의 포장지에 있는 영양성분표는 제품에 들어있는 영양소와 함유량을 표시한 것이다. 식품을 고를 때 참고하면 좋다. 특히 영양성분 기준치에 대한 비율은 제품의 각 영양성분이 하루 필요량의 몇 %나 차지하는지를 나타낸 것으로 영양소 섭취량을 조절하는 데 도움이 된다. 당류, 지방, 나트륨 등 과잉되었을 때 문제가 될 수 있는 영양소는 특히 영양성

영양성분표 체크 포인트

영양성분 표시 기준 ●
1회 제공량(200g)을 기준으로 영양성분의 함유량을 표시했다. 영양성분 함유량이 1회 제공량 당인지, 100g 또는 100mL당인 지에 따라 전체 영양성분 함유 량이 크게 달라진다. 영양성분 표시 기준을 꼭 확인한다.

영양성분과 함유량 ●
영양성분표에는 칼로리, 나트륨, 탄수화물, 당류, 지방, 포화 지방, 트랜스지방, 콜레스테롤, 단백질의 함유량을 의무적으로 표시한다.

영양정보

총 내용량 600g(200g×3회)		
1회 제공량(200g)당 **497kcal** ④		

1회 제공량당		1일 영양성분 기준치에 대한 비율
① 나트륨 860mg		43%
탄수화물 70g		22%
② 당류 12g		12%
지방 13g		24%
트랜스지방 0g		
포화지방 7g		47%
③ 콜레스테롤 55mg		18%
단백질 25g		45%

1일 영양성분 기준치에 대한 비율(%)은 2,000kcal 기준이므로 개인의 필요 열량에 따라 다를 수 있습니다.

● **총 내용량과 1회 제공량**
제품의 총 내용량은 600g이고, 1회에 200g씩 3회분이다. 1회 제공량의 칼로리는 497kcal이다.

● **1일 영양성분 기준치에 대한 비율**
하루에 섭취해야 할 영양성분의 양을 100%라고 할 때 그 식품을 먹고 얻는 영양성분 양의 비율이다. 제품에 영양성분이 많은지 적은지, 하루 필요량의 몇 %를 섭취하게 되는지 알 수 있다.

① 나트륨
1회 제공량을 먹으면 나트륨 860mg을 섭취하게 된다. 이는 1일 나트륨 기준치(2000mg)의 43%를 섭취하는 것이다.

② 당류
과다섭취하면 주의력 결핍, 과 잉행동장애, 충치, 비만 등의 위 험이 높아지므로 당 함유량이 적은 식품을 먹는다.

③ 콜레스테롤
콜레스테롤을 많이 섭취하면 혈중 콜레스테롤 수치가 올라가 심혈관계 질환의 위험이 높아진다. 콜레스테롤 섭취 목표량은 성인 기준 1일 300mg 미만이다. 함유량이 적은 식품을 먹는다.

④ 칼로리
체중이 신경 쓰인다면 칼로리를 확인한다. 일반적으로 칼로리는 탄수화물, 단백질, 지방에서 얻으며, 각각 1g당 4kcal, 4kcal, 9kcal의 칼로리를 낸다.

분 기준치에 대한 비율을 확인할 필요가 있다.

영양성분표는 대부분 1회 제공량을 기준으로 한다. 1회 제공량이란 4세 이상의 일반인이 한 번 먹기에 적당한 양을 말하며, 제품마다 1회 제공량이 다르다. 만약 제품 한 개를 다 먹었다면 그 제품이 몇 회 분량인지 확인해야 자신이 섭취한 칼로리와 영양소 함유량을 계산할 수 있다.

일반 우유와 저지방 우유의
영양성분표 비교

일반 우유

영양정보	총 내용량 200ml 135kcal
총 내용량당	1일 영양성분 기준치에 대한 비율
나트륨 100mg	5%
탄수화물 10g	3%
당류 10g	10%
지방 8g	16%
트랜스지방 0g	
포화지방 5g	33%
콜레스테롤 20mg	7%
단백질 6g	11%
1일 영양성분 기준치에 대한 비율(%)은 2,000kcal 기준이므로 개인의 필요 열량에 따라 다를 수 있습니다.	

저지방 우유

영양정보	총 내용량 200ml 80kcal
총 내용량당	1일 영양성분 기준치에 대한 비율
나트륨 100mg	5%
탄수화물 10g	3%
당류 10g	10%
지방 2g	4%
트랜스지방 0g	
포화지방 1g	7%
콜레스테롤 5mg	2%
단백질 6g	11%
1일 영양성분 기준치에 대한 비율(%)은 2,000kcal 기준이므로 개인의 필요 열량에 따라 다를 수 있습니다.	

일반 우유와 저지방 우유의 영양성분표를 비교해보면, 저지방 우유가 일반 우유에 비해 칼로리, 지방, 포화지방, 콜레스테롤의 함유량이 낮지만 단백질의 양은 같다는 것을 알 수 있다.

유행 다이어트, 해도 좋을까?

영양실

한 가지 식품만, 원 푸드 다이어트

일정 기간(2~3일 또는 1~2주) 동안 특정 식품만 집중적으로 먹는 다이어트 방법으로 과일(사과, 포도, 자몽, 토마토 등), 채소(양배추, 오이 등), 곡물(선식, 강냉이, 벌꿀, 감자 등), 단백질 식품(우유, 요구르트, 두부, 치즈, 콩 등) 등 다양한 식품을 이용한다. 쉽게 할 수 있고 매우 단순하며 비용과 시간이 적게 들어 널리 유행되고 있다. 특히 과일이나 채소 등으로 하면 칼로리는

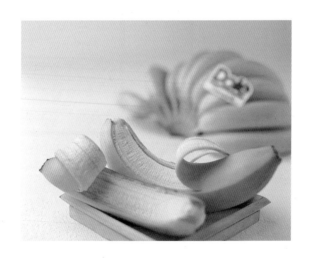

적게 섭취하면서 포만감이 있고 변비가 생기지 않는다는 것이 장점이다.

그러나 원 푸드 다이어트는 그 식품으로 인해서라기보다 총 섭취량이 줄어 단시일 안에 살이 빠지는 것이어서 효과가 일시적이고, 지속적으로 칼로리 섭취를 제한할 경우 칼로리를 주로 소모하는 근육이 줄어든다. 결과적으로 기초대사량이 줄면서 살이 쉽게 찌는 체질로 변해 빠진 체중을 유지하기 어렵게 된다. 그뿐 아니라 여러 영양소가 부족해지면서 영양실조와 전해질 불균형 등의 건강문제도 생길 수 있다.

하루 800kcal, 초저칼로리 다이어트

섭취 칼로리를 1일 800kcal 이하로 제한하는 방법이다. 1일 섭취 칼로리 중 단백질은 체중 1kg당 1g 정도만 섭취하고, 지방은 제한하며, 탄수화물은 섭취량을 최소화한다. 식사는 살코기, 생선, 달걀 등 단백질 식품 위주로 먹고, 하루에 한두 끼는 식사 대신 식사대용품(단백질이 포함된 영양보충 식품)을 먹는 것이 섭취 칼로리를 줄이는 데 도움 될 수 있다.

단, 칼로리를 지나치게 제한하기 때문에 처음에는 체중감량 효과가 크지만, 중단하고 나서 지속적으로 관리하지 않으면 체중이 다시 늘기 쉽다. 또한 여러 가지 의학적인 문제가 생길 수 있으며, 장시간 추적한 결과 저칼로리식보다 더 효과적이지 않다는 보고도 있다. 의학적인 문제와 효과 면을 고려해 일반적으로는 권하지 않는 방법이다.

탄수화물은 No, 저탄수화물 다이어트

탄수화물 섭취량을 총 칼로리의 40% 미만으로 줄이고, 단백질과 지방의 섭취량을 늘리는 방법이다. 탄수화물을 지나치게 줄이면 몸에 케톤체가 쌓이는 케톤증이 올 수 있으므로 주의해야 한다. 채소와 콩을 통해 섭취하는 것이 좋으며, 곡물과 과일은 제한한다. 탄수화물 : 단백질 : 지방의 칼로리를 40 : 30 : 30으로 섭취하는 존 다이어트가 대표적이며, 데이 미라클 다이어트나 슈거 버스터즈 다이어트는 탄수화물을 총 칼로리의 40% 미만으로 섭취하고 혈당지수가 높은 식품도 제한한다.

저탄수화물 다이어트를 지속하면 단백질 섭취량이 상대적으로 늘기 때문에 단백질 섭취를 제한해야 하는 신장질환이나 간질환 환자들은 주의해야 한다. 또한 장기간 유지하면 비타민 A, 비타민 B_6, 비타민 E, 엽산, 칼슘, 마그네슘, 철, 인, 식이섬유가 부족해져 영양불균형이 올 수 있다.

극과 극, 저지방 다이어트 vs 고지방 다이어트

지방은 1g당 9kcal, 탄수화물과 단백질은 1g당 4kcal의 칼로리를 낸다. 지방이 탄수화물과 단백질의 두 배가 넘는 칼로리를 내기 때문에 섭취 칼로리를 줄이는 방법의 주요 요소로 지방을 꼽는다. 이런 지방을 총 칼로리의 30% 미만으로 줄이고, 포화지방은 10% 미만, 총 콜레스테롤은 300mg 미만으로 섭취하는 다이어트가 저지방 다이어트이다. 지방 함유량이 적은 곡물, 채소, 과일과 불포화지방산이 풍부한 견과는 먹을 수 있지만 그 외의 지방 섭취는 제한한다.

저지방 다이어트는 심혈관계 질환을 예방하는 효과가 있지만, 섭취 칼로리가 같을 경우 다른 다이어트보다 더 효과적이라는 증거는 없다. 식사가 고당질, 고섬유로 구성되어있어 혈중 중성지방 수치가 높아질 수 있고, 지방 섭취 제한으로 지용성 비타민이 부족해져 영양결핍이 올 수 있다.

고지방 다이어트는 지방 섭취량이 총 칼로리의 70% 이상으로 매우 많고, 탄수화물을 5~10%만 섭취하는 방법이다. 비만의 원인을 정제된 탄수화물의 섭취로 간주하여 탄수화물은 적게, 지방은 자유롭게 먹는다.

그러나 고지방 다이어트를 오래 하면 하루 총 칼로리가 늘고 포화지방산도 많이 섭취하게 되어 혈중 LDL-콜레스테롤 수치가 올라가면서 심혈관계 질환의 발생 위험도가 높아진다. 또한 동물성 지방을 지나치게 섭취하면 대장암과 유방암이 생길 위험도 커진다. 그 때문에 대한비만협회와 여러 관련 기관에서는 고지방 저탄수화물 식이요법이 건강과 영양 문제를 일으킬 수 있다는 성명서를 발표하기도 했다.

여러 연구들을 종합한 결과, 저지방 다이어트와 고지방 다이어트는 효과 면에서 차이가 없다. 체중감량 효과는 두 방법 모두 칼로리를 제한한 식사에 의한 것이며, 지방 구성 비율에 임상적인 의미가 있다고 보기는 어렵다.

고기를 마음대로, 황제 다이어트

일정 기간 동안 탄수화물(곡물, 채소, 과일 등) 섭취량을 1일 20g 정도로 제한하고 단백질과 지방(육류, 가금류, 기름, 버터 등)은 마음껏 먹는 방법이다. 처음 2주간은 허용된 식품 외에는 먹지 않기 때문에 채소와 과일을 잘 먹지 못해 자연에서 얻을 수 있는 비타민, 미네랄 등의 영양소가 부족할 수 있다. 종합영양제를 먹는 것이 좋다.

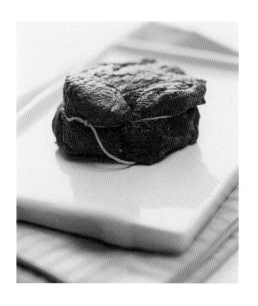

황제 다이어트의 이론적 근거는 다음과 같다. 탄수화물 섭취를 제한하면 탄수화물 대신 지방을 에너지로 쓰게 되는데, 지방이 에너지로 전환되면서 케톤이라는 물질들이 다량 생성된다. 이 과정에서 식욕이 억제되고 소변으로 여분의 지방 칼로리가 빠져 나가 체중이 줄어든다는 것이다.

그러나 실질적으로 이 과정에서는 지방보다 근육이 먼저 소비되고 이로 인해 수분과 전해질이 손실된다. 초기 3~4일간 탈수로 체중이 줄어드는 것이지 체지방이 분해되는 것이 아니라는 연구결과가 많이 보고되고 있다.

또한 동물성 단백질을 지나치게 섭취할 경우 그 식품에 들어있는 지방도 많이 섭취하게 된다. 고혈압 환자, 콜레스테롤 수치가 높은 사람들은 건강을 크게 악화시킬 수 있고 관상동맥질환, 고지혈증, 심장질환을 일으킬 가능성도 높아진다.

체중감량 도우미, 약물치료

내분비내과 임수

식이요법과 운동이 체중감량의 핵심임은 두말할 나위 없다. 하지만 경우에 따라 지속적인 체중 관리를 위해 약물치료가 필요할 수 있다. 약물치료를 병행하면 식사조절만 할 때보다 체중이 더 많이 빠져, 혈압이 내려가고, 인슐린 저항성이 개선되며, 이상지혈증(고지혈증)이 호전된다. 그 때문에 많은 나라가 비만을 심각한 보건 문제를 유발하는 만성질환으로 규정하고, 비만 관련 질병에 대한 부담을 줄이기 위해 약물치료에 동의하고 있다. 수많은 새로운 치료제들도 임상시험 중이다.

　미국 국립보건원전문가위원회는 비만 치료 지침에서 적절한 에너지 섭취 제한, 신체활동량 증가, 행동 교정 이 3 요소를 효과적으로 이용해 개인에 맞는 현실적이고 실천 가능한 프로그램을 시행하고, 이런 비약물 요법을 6개월 정도 지속해도 뚜렷한 효과가 없는 경우 약물치료를 시작하도록 권고하고 있다. 감

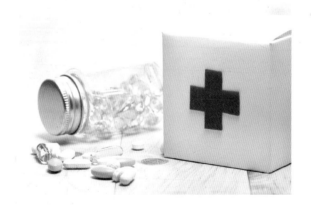

량 목표는 6개월까지 1주일에 0.5~1kg을 줄이는 속도로 초기 체중의 약 10% 정도 줄이는 것으로 하고, 목표에 도달하면 추가 감량 여부를 정한다.

비만 약은 크게 에너지 섭취를 줄이는 약제와 에너지 소비를 늘리는 약제로 나뉜다. 미국 식품의약품안전청(FDA)의 승인을 받은 약물들은 대부분 12주 이내로 단기간 사용하도록 권장하고 있고, 장기적으로 쓸 수 있는 약물은 5가지다. 약제마다 작용이 달라 개인마다 약효가 차이 나고 부작용이 다를 수 있기 때문에 이에 대한 면밀한 관찰이 필요하다.

비만 치료는 완치한다기보다 줄인 체중을 지속적으로 유지해, 만성질환을 유발하는 등 비교적 늦게 나타나는 위험요인을 줄이는 것이다. 특히 약물치료가 장기간 이어질 때 안전성을 가장 우선으로 고려해야 한다. 국내에서는 체질량지수 30kg/㎡ 이상 또는 체질량지수 27kg/㎡ 이상이면서 고혈압, 제2형 당뇨병, 고지혈증 중 하나 이상 가지고 있는 경우, 지속적인 체중조절을 위해 이러한 약제들을 처방할 수 있다.

제니칼(Xenical)

제니칼은 위장관계에서 다른 효소에는 작용하지 않고 리파아제에만 작용해, 지방의 약 30% 정도를 흡수시키지 않고 배설시켜 체중을 줄인다. 제니칼을 투여한 뒤 적어도 1년 이상 추적 조사한 6천21명의 환자를 포함하는 11개의 임상시험 결과, 모든 시험에서 제니칼 투여군이 효능이 없는 가짜 약 투여군보다 훨씬 큰 체중감량을 보였다. 빠진 체중은 가짜 약 투여군보다 2.7kg 또는 2.9% 이상 많았고, 5% 이상 빠진 환자는 21% 이상, 10% 이상 빠진 환자는 12% 이상이었다. 2차 변수로 콜레스테롤, 혈압, 혈당 수치가 낮아졌으나, 좋은 콜레스테롤인 HDL-콜레스테롤 수치도 약간 낮아졌다.

제니칼의 부작용은 보통 위장관계에서 나타난다. 지방변, 변실금 등이 15~30%로 가장 많고, 배변 불편감이 7% 정도이다. 비타민 A·D·E 등 지용성 비타민과 베타카로틴이 줄어드는 경향도 있기 때문에 장기간 사용할 경우에는 이 영양소들의 보충이 필요할 수 있다.

벨빅(Belviq)

벨빅은 2012년에 비만 치료제로서 미국 식품의약품안전청(FDA)의 승인을 받았고, 2014년에 한국 식품의약품안전처에서도 신약 승인을 받았다. 시상하부의 세로토닌 수용체 중 식욕과 관련된 부분에 선택적으로 작용해 식욕을 억제하고 조기 포만감을 높인다. 벨빅을 가지고 장기간 연구를 진행한 결과, 벨빅을 처방받은 환자군은 2년간 체중이 평균 8.1% 줄고 안전성도 보여주었다. 부작용은 두통, 어지럼증, 입마름, 변비 등이고 심각한 부작용은 거의 관찰되지 않았다.

현재 벨빅은 당뇨병이 있는 비만 환자, 고혈압이 있는 비만 환자, 코골이가 심한 환자, 역류성 식도염과 비알코올성 지방간 환자, 비만인 우울증 환자, 골관절염이 있는 환자에게 처방할 수 있다.

큐시미아(Qsymia)

큐시미아는 2012년에 미국 식품의약품안전청(FDA)이 승인한 비만 치료제로, 식욕억제제인 펜터민과 뇌전증 치료제인 토피라메이트를 혼합한 약이다. 펜터민은 국내에서 단기간 사용할 수 있는 식욕억제제인데, 큐시미아는 기존에 처방하던 펜터민의 용량을 절반으로 줄이면서 체중감량 효과는 높였다. 토피라메이트는 간질 치료제와 편두통 예방약으로 처방한다. 큐시미아에 포함된 토피라메이트는 환자들이 식사 후 만족감을 느끼게 하는 작용을 한다.

큐시미아는 제2형 당뇨병, 고혈압, 고콜레스테롤혈증과 같은 대사질환이 있는 환자에게 체중감량을 목적으로 처방할 수 있다. 최근 연구에 따르면 큐시미아를 복용한 환자가 가짜 약을 복용한 환자에 비해 제2형 당뇨병의 발생이 70% 줄었다. 또한 대규모 임상에 참여한 당뇨병 발생 고위험군은 큐시미아를 복용한 경우 연간 당뇨병 발생이 70.5~78.7% 줄어드는 것으로 나타났다.

다만 큐시미아는 태아 기형 발생 위험성이 커질 수 있다는 보고가 있다. 복용 전에 임신 여부를 확인하고, 복용기간에는 피임을 하면서 임신 여부를 꼭 확인해야 한다.

콘트라브(Contrave)

2014년 9월, 새로운 비만 약인 콘트라브가 미국 식품의약품안전청(FDA)의 승인을 받았다. 콘트라브는 날트렉손과 부프로피온이 합쳐진 약이다. 원래 날트렉손은 알코올중독증 환자한테 처방하던 약이고, 부프로피온은 금연보조제로 사용되었다. 다시 말해 식욕을 떨어뜨리고, 담배 맛을 없애는 효과도 있다.

콘트라브의 승인은 과체중이거나 비만인 성인 4천500여 명을 대상으로 한 여러 임상시험 결과를 토대로 이뤄졌다. 콘트라브를 복용한 환자의 36%가 체중을 5% 이상 줄이는 데 성공한 반면, 가짜 약을 복용한 환자는 18%만 체중이 5% 이상 줄었다. 특히 폭식이 심한 사람에게 효과가 있었고, 당뇨병이 있는 환자는 가짜 약을 복용한 환자보다 두 배 이상 높은 효과를 보였다. 콘트라브의 부작용으로는 메스꺼움, 변비, 두통, 구토, 현기증, 불면증, 설사가 있다.

삭센다(Saxenda)

2014년 12월, 미국 식품의약품안전청(FDA)은 삭센다를 비만 치료제로 발매할 수 있도록 승인했다. 삭센다는 당뇨병 치료제로 사용되는 빅토자와 이름과 용량만 다를 뿐 같은 약물이다. 식욕을 떨어뜨려 체중을 줄인다.

삭센다는 체질량지수 $30kg/m^2$ 이상의 성인 비만 환자 또는 제2형 당뇨병, 심혈관계 질환 등 체중 증가와 관련된 질환이 있는 체질량지수 $27kg/m^2$ 이상의 과체중이나 비만 환자들에게 식이요법과 운동요법에 병행하여 처방할 수 있다. 복용 초기 1~2주 사이에 오심, 구토, 설사 등이 있을 수 있으나, 지속적으로 복용하면 점점 줄어드는 것으로 알려져 있다.

확실한 효과, 비만수술

외과 박도중·박영석

나 정도면 비만수술을 받아야 할까?

뚱뚱한 사람에게 흔히 비만이라고 말하지만 비만을 정의하기란 쉽지 않다. 뚱뚱함의 기준은 사람마다 다르고 주관적이기 때문이다. 비만을 질병으로 보는 기준은 고혈압, 제2형 당뇨병, 고지혈증 등 비만으로 인한 합병증이 늘고 이로 인해 평균수명이 단축되는 지점이다. 세계보건기구에서는 체질량지수 30kg/㎡ 이상을 비만으로 정의한다. 하지만 동양인은 서양인에 비해 근육량이 적고 복부비만이 상대적으로 심하기 때문에 우리나라에서는 체질량지수 25kg/㎡ 이상을 비만으로 본다.

그렇다면 고도비만 또는 병적 비만이란 무엇일까? 세계보건기구에서는 고도비만을 따로 정의하기보다 비만을 1단계 비만(체질량지수 30~35kg/㎡), 2단계 비만(체질량지수 35~40kg/㎡), 3단계 비만(체질량지수 40kg/㎡ 이상)으로 나눈다. 단, 동양인은 체질량지수 기준을 2.5kg/㎡씩 낮춰 적용한다.

비만수술은 체질량지수 35kg/㎡ 이상인 비만 환자의 체중을 줄이고 이를 장기적으로 유지시키는 유일한 치료법이다. 체중감량뿐 아니라 고혈압, 제2형 당뇨병 등의 동반질환을 호전시켜 건

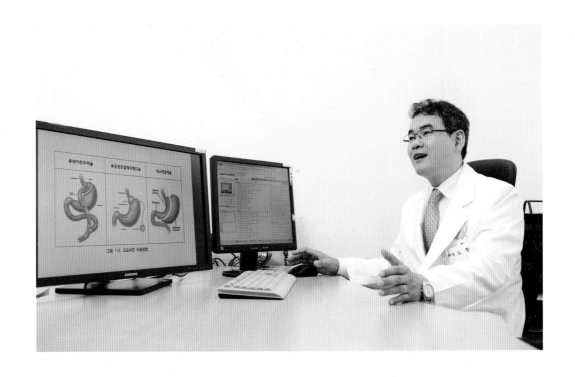

강을 되찾아주며 생존율을 높인다.

안전성도 높다. 수술 후 합병증 발생률이나 사망률이 높으면 아무리 효과적으로 살을 뺐다 할지라도 좋은 치료가 될 수 없다. 비만수술의 합병증 발생률은 5~10%로 충수절제술(맹장수술), 담낭절제술 등 간단한 수술과 비교해도 높지 않으며, 수술 후 사망률도 1% 미만으로 낮다.

현재 비만수술은 체질량지수 40kg/㎡ 이상 또는 35kg/㎡ 이상이면서 고혈압, 제2형 당뇨병, 고지혈증 등의 동반질환이 있는 경우에 시행한다. 하지만 최근에는 체질량지수 30~35kg/㎡인 환자도 비만 관련 동반질환이 잘 조절되지 않을 경우 수술치료를 할 수 있다는 의견이 힘을 얻고 있다. 또한 세계비만수술연맹 아시아태평양 지구는 동양인의 경우 체질량지수 27.5kg/㎡ 이상이면서 동반질환이 조절되지 않으면 수술을 고려할 수 있다고 밝혔다. 안전성이 확립되고 효과에 대한 근거가 계속 쌓이면서 비만수술을 받을 수 있는 체질량지수 기준이 낮아지고 있다.

비만수술, 어떻게 하는 걸까?

최근 비만수술은 거의 모두 복강경으로 한다. 배를 여는 대신 배에 1cm 정도의 작은 구멍을 네개 정도 뚫어 카메라를 넣고 긴 수술기구로 수술하는 방법이다. 복강경 수술은 통증이 덜하기때문에 수술 후 회복이 빠르고, 창상 감염, 복벽 탈장, 장 유착 등의 합병증이 생길 위험도 적다. 상처가 작아 미용 면에서도 이점이 있다.

단일절개 복강경 수술도 시행하고 있다. 배꼽 부분에 3cm 정도의 구멍을 하나만 뚫고 카메라와 수술기구를 동시에 집어넣어 수술하는 고난이도의 방식이다. 하지만 통증이 적고 상처가 거의 남지 않아 여성이나 청소년 환자에게 특히 유리하다.

비만수술은 크게 섭취제한형, 흡수억제형, 섭취와 흡수를 모두 제한하는 혼합형 세 가지로 구분된다. 대표적인 방법은 조절형 위밴드 삽입술, 위소매 절제술, 루와이 위 우회술이며, 조절형 위밴드 삽입술과 위소매 절제술은 섭취제한형, 루와이 위 우회술은 혼합형 수술 방법이다. 흡수억제형으로는 담췌 우회술이 있는데, 단백질 결핍, 빈번한 설사 등의 영양학적 불균형이 올 수 있어서 시행 빈도가 매우 낮다. 체질량지수 50kg/㎡ 이상의 비만 환자에게 필요한 경우 시행한다.

조절형 위밴드 삽입술

실리콘으로 만든 팔찌 모양의 밴드로 위의 윗부분을 감아 입구를 좁힘으로써 식사량을 제한하는 수술 방법이다. 위 밴드와 연결된 포트를 복벽에 삽입하고 수술 후 이 포트에 생리식염수를 주입하면, 위 밴드 안에 있는 풍선이 부풀어 올라 위 입구가 좁아진다. 음식이 넘어가는 구멍이 작아져 적게 먹어도 쉽게

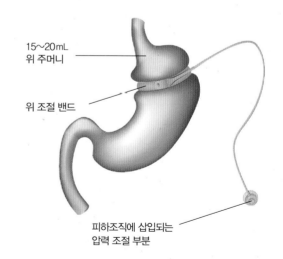

15~20mL
위 주머니

위 조절 밴드

피하조직에 삽입되는
압력 조절 부분

포만감을 느끼고 식욕이 억제되는 것이다.

이 수술은 수술시간이 짧고 수술 직후 나타나는 단기 합병증의 발생 빈도가 매우 낮다. 밴드를 제거하면 수술 전과 똑같이 되돌아갈 수 있다는 것도 장점이다.

하지만 위 밴드라는 이물질이 몸 안에 있어 수술 후 시간이 한참 흐르면 위 점막이 손상되는 위미란, 위 탈출, 포트 감염 등의 장기 합병증이 올 수 있다. 문헌마다 차이는 있지만 20% 이상의 환자가 결국 밴드를 제거하며, 가장 흔한 이유는 바로 밴드로 인한 합병증 발생이다. 이 때문에 조절형 위밴드 삽입술은 세계적으로 급격한 감소 추세를 보이고 있다. 2008년에 전체 비만대사수술 중 42%를 차지했으나 2013년에는 10%까지 줄었다.

수술 후에는 밴드로 인한 합병증을 예방하고 조기 진단과 치료를 받을 수 있도록 비만수술 전문 외과의에게 정기적인 진료를 받아야 하며, 수술 전부터 이 점을 염두에 두어 꾸준한 관리가 가능할 경우에 시행해야 한다.

위소매 절제술

위의 불룩한 부분을 잘라내 식사량을 줄이는 수술이다. 이 부분은 잘 늘어나는 부분으로 음식을 많이 먹어도 위가 터지거나 찢어지지 않는 것은 바로 이 부분이 늘어나기 때문이다. 이 부분을 잘라내면 음식을 정해진 양보다 많이 먹을 수 없고, 적게 먹어도 쉽게 포만감을 느낄 수 있다. 위소매 절제술은 처음에 체질량지수 $50{\sim}60kg/m^2$ 이상의 굉장히 뚱뚱한 환자에게 담췌 우회술을 하려는데 너무 뚱뚱하고 위험해서 시행할 수 없는 경우, 체중을 어느 정도 줄이기 위한 중간 단계의 수술이었다. 그러나 위소매

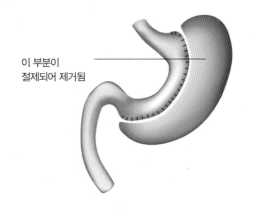

이 부분이
절제되어 제거됨

절제술 후에 담췌 우회술을 하지 않아도 체중이 충분히 빠져 만족스러운 결과를 보이는 경우가 많아 단독 수술로 시행하게 되었다.

수술이 간단하고 안전해서 세계적으로 수술 사례가 느는 추세이며, 아시아에서는 가장 많이 시행된다. 흡수를 억제하진 않아 수술 후 영양결핍 등의 문제가 잘 생기지 않고, 위의 일부만 절제하기 때문에 수술 후에도 남은 위를 내시경으로 관찰할 수 있다. 우리나라는 위암의 발생률이 높아서 위내시경 검사를 지속적으로 할 필요가 있다. 수술 후 위내시경 검사를 할 수 있다는 것은 큰 장점 중 하나이다.

하지만 수술 후에 위식도 역류증이 생기거나 수술 전에 있었던 증상이 악화될 수 있다. 위식도 역류증이 심한 환자는 위소매 절제술을 하기 전에 전문가와 상담해 역류증의 상태를 정확히 파악하고 수술 여부를 결정하는 것이 좋다.

루와이 위 우회술

위의 윗부분을 15~30mL 용량 정도만 남기고 자른 뒤 소장을 끌어올려 연결하는 수술이다. 원래 음식을 먹으면 식도, 위, 십이지장, 소장을 거쳐 대장으로 내려가지만, 이 수술을 하면 식도, 남은 위에서 바로 소장 뒷부분, 대장으로 내려가게 된다. 남은 위가 작아 식사량이 줄고, 음식물이 위의 대부분과 십이지장, 소장의 앞부분을 건너뛰기 때문에 흡수가 덜 되는 효과도 있다.

루와이 위 우회술은 이처럼 음식 섭취 제한과 흡수 억제 두 가지 효과를 모두 기대할 수 있어 체중감량에도 좋고 제2형 당뇨병의 호전에도 유리하

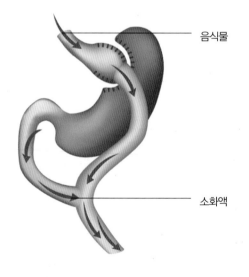

음식물

소화액

다. 미국에서 표준 비만수술로 받아들여지고 있으며, 전 세계적으로 위소매 절제술과 함께 가장 많이 시행되는 비만수술 중 하나이다.

단점은 경계성 궤양이 생길 수 있다. 위의 윗부분과 소장을 이은 경계 부분에 궤양이 생기는 것이다. 흡연이나 비스테로이드성 진통제가 이와 관련 있는 것으로 알려져 있으므로, 수술 후에는 반드시 금연하고 비스테로이드성 진통제를 중단해야 한다.

또한 잘려나간 위에 위암이 생길 경우 조기에 발견하기 힘들다. 내시경이 도달하지 않아 일반적인 위내시경으로는 검진이 어렵기 때문이다. 특수 내시경으로 관찰할 수는 있으나 비용이 비싸고 검사시간이 오래 걸린다는 단점이 있어 잘 시행되지 않는다.

루와이 위 우회술 후에는 위암이 잘 생기지 않는다는 이론도 있으나 증명되지 않은 가설일 뿐이고, 우리나라는 비만수술의 역사가 길지 않기 때문에 실제로 루와이 위 우회술 후 위암이 어느 정도 발생하는지 아직까지 알려진 바가 없다. 우리나라에서 특히 젊은 비만 환자들이 루와이 위 우회술을 받으려면 반드시 전문가와 상담을 해야 한다.

장기적으로는 철, 비타민 B_{12}, 엽산, 칼슘 등의 미량 원소가 결핍될 수 있다. 보충제를 적절히 복용하고, 정기적으로 검사를 받는 것이 좋다.

당뇨병 치료에 비만수술이 도움 될까?

비만수술은 말 그대로 비만 환자의 체중을 줄이기 위한 수술이다. 그런데 비만수술을 시행하면서 수술 후 고혈압, 제2형 당뇨병, 고지혈증 등의 대사질환이 함께 호전되는 것을 발견했다. 뚱뚱한 사람이 살이 빠지면 고혈압이나 당뇨병이 좋아지는 게 당연하다. 놀라운 것은 뚱뚱한 당뇨병 환자가 비만수술을 하면 살이 빠지기 전부터 혈당이 잘 조절된다는 점이다.

어떤 작용으로 이런 효과가 나타나는지는 아직 완전히 밝혀지지 않았다. 중요한 사실은 제2형 당뇨병이 호전되거나 완치될 수 있다는 것이다. 이는 약이나 인슐린 등으로 혈당을 조절하던 때에는 기대할 수 없었던 일이다.

물론 모든 당뇨병 환자가 수술만 하면 완치되는 것은 아니다. 문헌에 따라 차이는 있지만 제2형 당뇨병이 있는 비만 환자가 비만수술을 할 경우, 거의 모든 환자가 호전되고, 40% 정도가 완치된다. 약 40%는 약이나 인슐린을 끊고도 혈당이 잘 조절되는 완치가 이루어지고, 나머지는 약이나 인슐린을 끊지는 못해도 인슐린을 맞던 사람이 당뇨병 약으로, 여러 개의 약을 먹던 사람이 한 개의 약만으로 혈당조절이 잘 된다는 것이다. 수술 효과는 일반적으로 환자가 젊을수록, 뚱뚱할수록, 췌장기능이 좋을수록, 당뇨병을 앓은 기간이 짧을수록 크다고 알려져 있다.

당뇨병 치료를 첫 번째 목적으로 비만수술을 시행할 경우 이를 대사수술이라고 한다. 체질량지수 $30kg/m^2$ 이상이면서 혈당이 잘 조절되지 않으면 대사수술을 해볼 수 있다. 동양인은 $27.5kg/m^2$ 이상이면 가능하다. 하지만 제1형 당뇨병에는 효과가 없고, 정상체중인 당뇨병 환자의 경우는 아직 근거가 부족하다. 체중이 정상이거나 마른 당뇨병 환자도 대사수술을 하면 혈당조절이 개선되는 건 분명하지만, 효과가 장기적으로 유지되는지는 확실하지 않기 때문에 이런 경우에는 수술치료를 적극 권장하지 않는다.

아기를 가져야 하는데 비만수술 해도 될까?

비만 정도가 $35kg/m^2$ 이상인 가임기 여성의 약 80%는 불임이고, 45%는 다낭성 난소증후군이다. 하지만 비만수술을 하고 나면 대부분 가임능력이 회복되고, 다낭성 난소증후군도 호전된다. 비만수술을 받은 여성이 수술을 받지 않은 비슷한 정도의 비만 여성보다 임신성 당뇨병, 고혈압, 심부정맥, 전자간증, 아두골반불균형, 제왕절개 출산 등의 비율도 낮다. 다만 불임인 가임기 여성에게 어떤 종류의 비만수술이 더 효과적인지는 아직 불분명하다.

임신은 비만수술 후 1년 정도 지나서 하는 것이 좋다. 수술 후 1년까지는 체중이 급속하게 빠지는 시기이기 때문이다. 특히 이 시기에는 영양소 결핍과 전해질 불균형이 함께 올 수 있어 주의해야 한다. 수술 후 임신할 계획이 있다면 비만수술을 받은 일반 환자들보다 철, 칼슘, 엽산, 비타민 B_{12}, 단백질, 지용성 비타민을 더 많이 보충해야 한다. 임신 초기에 구역, 구토 증상이 나타나면서 산모의 미세 영양소 결핍이 더 악화될 수 있다. 비만수술 후 임신을 계획하고 있는 여성에게 어떤 수술이 더 안전한지에 대한 연구는 아직 부족하다.

아이가 비만인데 수술시켜도 될까?

청소년기의 비만은 대부분 성인 비만으로 이어지기 때문에 소아청소년의 비만수술에 대한 관심도 높아지고 있다. 비만수술은 성장이 완전히 끝났거나 거의 끝난 청소년에 한하여 시행해야 한다. 비만수술로 체중이 줄거나 영양소가 결핍되어 성장을 방해할 수 있기 때문이다.

미국 비만대사수술외과학회에서는 소아청소년 비만수술에 성인과 비슷하나 조금 더 엄격한 기준을 적용한다. 체질량지수 35kg/㎡ 이상이면서 제2형 당뇨병, 중등도 이상의 수면무호흡증, 중증 비알코올성 지방성 간질환 등이 있는 경우 또는 체질량지수 40kg/㎡ 이상이면서 고혈압, 고지혈증 등의 질환이 있는 경우로 정하고 있다. 우리나라 기준도 이와 같으며, 성장 가능성이나 성성숙도 등에 대한 검사도 반드시 받아야 한다.

다이어트의 완성, 체중 유지하기

가정의학과 한종수

체중유지는 평생 과제

뚱뚱한 사람이 살을 빼는 데는 크게 세 단계가 있다. 체중이 더 늘지 않게 하고, 지속적인 노력으로 살을 빼고, 그 체중을 최대한 오랫동안 유지하는 것이다. 살을 빼본 경험이 있는 사람은 체중을 줄이는 것보다 그 상태를 유지하는 것이 더 어렵고 평생 매달려야 하는 과제라고 말한다. 성공적으로 살을 빼고 나서 다시 찌는 요요현상이 매우 흔하게 일어나기 때문이다.

요요현상의 가장 큰 원인은 다이어트 방법에 있다. 칼로리만 극도로 줄이는 걸 그룹 다이어트나 한 가지 음식만 먹는 원 푸드 다이어트 같은 방법으로 살을 빼면 요요현상이 쉽게 나타난다. 근육량이 줄기 때문이다.

근육량이 줄어들면 기초대사량도 같이 줄어든다. 기초대사량은 활동을 전혀 하지 않는 상태에서 소비되는 에너지를 말하는데, 이것이 줄어들면 체지방이 몸에 더 잘 쌓인다. 그 때문에 살이 빠져도 기초대사량이 줄면 얼마 지나지 않아 요요현상이 오게 된다. 이 과정을 반복할수록 근육량은 점점 줄고 체지방은 점점 쌓이면서 살을 빼기 어려운 몸으로 바뀐다. 물만 먹어도 살찌는 체질이라고 한다면, 예전에 의식적이든 무의식적이든 이런 잘못된 과정을 여러 번 거쳤을 가능성이 높다.

살을 빼기 위한 전략과 유지하기 위한 전략은 다르다. 살을 빼려면 마치 고3 수험생처럼 단기간 집중적으로 노력해야 한다. 빼고 나서 유지하는 데는 뺄 때만큼 강도 높은 노력이 필요하지는 않지만, 평생 공부처럼 의식적이고 꾸준한 노력이 필요하다. 살을 뺀 후에는 먹는 것과 활동하는 것에 특별히 의식하며 지내야 한다. 그렇지 않으면 결국 서서히 살이 붙는다. 살을 빼면서 얻은 영양과 운동 지식들을 최대한 활용해서 항상 체중을 의식하고 노력해야 유지할 수 있다.

체중감량 후 오래 유지하는 비결

실현 가능한 감량 목표를 세운다

체중감량 목표를 너무 높게 잡으면 성공하기 어렵다. 단기간에 많이 빼려다가 초기에 빼지 못하고 지지부진하면 자포자기가 되기 쉽다. 실현 가능한 목표를 세워서 짧으면 3개월, 길면 6개월 안에 달성하고 체중유지기로 접어들어야 요요현상이 올 가능성이 낮다. 설사 체중이 다시 늘어난다 해도 성공한 경험이 있는 사람은 지식과 자신감이 생겨 그렇지 않은 사람보다 재도전에 성공할 확률이 높다.

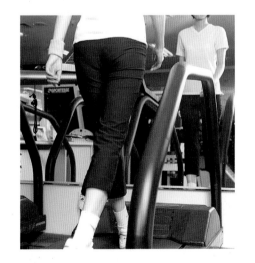

꾸준한 운동과 올바른 식습관을 유지한다

체중유지의 중요한 덕목은 꾸준함이다. 운동을 꾸준히 한다. 처음 하는 운동이나 지루한 운동보다는 예전에 흥미를 갖고 해본 운동을 하는 것이 좋다. 꾸준히 할 수만 있다면 혼자 운동해도 되지만, 여

럿이 함께 하는 것이 재미도 있고 다른 사람들의 지지도 받을 수 있어 지속적으로 하는 데 도움이 된다.

너무 바빠서 운동할 시간이 없다면 평소 활동량을 늘리는 것도 좋다. 예를 들어 만보계로 하루의 걷기 목표를 정해서 목표량을 채워야 귀가한다든지, 차를 일부러 먼 곳에 주차한다든지, 출퇴근 시 대중교통을 이용하는 등 일상의 습관들을 바꿔 활동량을 늘린다.

식사는 하루 세끼를 규칙적으로 먹는다. 특히 아침식사를 거르지 말고, 세끼의 양을 고르게 배분해 먹는 것이 좋다.

오래 버틸수록 쉬워진다

뺀 체중을 유지하는 것이 처음부터 끝까지 어렵기만 한 것은 아니다. 유지하면서 필요한 지식과 노하우가 쌓이기 때문에 오래 버틸수록 쉬워진다. 살을 뺀 후에 다시 늘지 않고 오랫동안 유지하는 사람들은 나름대로 위기에 대처할 수 있는 개인 맞춤형 노하우들을 갖고 있기 마련이다.

주체할 수 없는 식욕이 살을 뺀 후에도 계속될까봐 걱정할 필요도 없다. 음식에 대한 갈망은 뺀 체중을 오래 유지할수록 점점 줄어든다.

융통성을 발휘한다

살을 뺄 때는 자제력을 발휘하는 것이 좋을 수 있지만, 유지하는 데는 융통성과 유연한 사고가 필요하다. 예를 들어 1주일에 한 번 정도 폭식이나 폭음을 했다고 체중조절에 완전히 실패하진 않는다. 음식 절제로 인한 스트레스가 극에 달하면 의지가 무너질 수 있다. 오히려 가끔씩 마음껏 먹어 스스로에게 해방감과 자유를 주는 것이 어려운 상황을 버티는 힘이 된다.

운동할 시간이 없다고 해서 체중조절을 못하는 것도 아니다. 바빠서 운동하기 어려우면 식사 조절에 좀 더 신경 쓰면서 여유가 생길 때까지 버텨보고, 나중에 운동을 시작하게 되면 식사 제한을 완화하면 된다. 이쪽에서 빚을 졌으면 다른 쪽에서 더 번다는 원칙을 기억한다.

주변의 도움을 받는다

뚱뚱한 사람은 가족도 뚱뚱한 경우가 많다. 비만 유전자를 공유하기도 하지만, 주된 원인은 식사습관이 같기 때문이다. 그렇기 때문에 식사습관을 바꾸고 유지하려면 가족의 도움이 필요하다. 가족이 적극적으로 도와줄수록 더 쉽게 살을 빼고 유지할 수 있다.

주변에도 식사조절을 하고 있다는 사실을 적극적으로 알린다. 주변인들의 지지를 얻을 수 있어 심리적으로 도움이 될 뿐 아니라 주변상황에 맞추느라 과식하는 일도 줄일 수 있다.

온라인 커뮤니티나 SNS 활동을 통해 비슷한 상황의 사람들과 연대관계를 맺는 것도 좋다. 다만, 온라인으로 잘못된 정보가 돌아다니는 경우가 많으므로 이런 활동에 전적으로 의존하는 것은 피해야 한다.

전문가의 도움을 받는다

검증되지 않은 다이어트 방법들이 난무하고 있어 건강하게 살을 빼고 유지하는 방법을 찾기가 쉽지 않다. 살을 뺄 때부터 유지하기까지 임상영양사와 운동처방사 같은 비만 전문가에게 지속적으로 도움을 받는 것이 좋다. 또한 사람마다 사는 환경이 달라서 각자의 상황에 따라 좀 더 쉽게 할 수 있는 방법이 있기 마련이다. 전문가의 도움을 받으면 자신에게 딱 맞는 방법을 찾아내고, 살을 뺀 후 유지하는 데도 계속 활용할 수 있다.

체중을 잘 조절하려면 심리적인 문제도 해결해야 한다. 스트레스, 우울증, 불안증 등은 다이어트의 가장 큰 장애물들이다. 자신이 갖고 있는 신체적, 정신적, 사회적 문제를 모두 파악하고 있는 의사로부터 지속적인 조언과 지지를 받는 것이 좋으며, 전문적인 치료가 필요할 경우에는 정신건강의학과 진료를 받아야 한다. 심리적인 문제를 해결하지 않으면 살을 빼기도 유지하기도 매우 어렵다.

3장

다이어트 2주 레시피

다이어트를 위해 섭취 칼로리를 줄이다 보면
영양 부족이나 불균형이 오기 쉽다.
칼로리만큼 중요한 것이
영양 균형을 맞추고 염분을 줄이는 것이다.
전문 영양사가 최고의 식단을 제안한다.

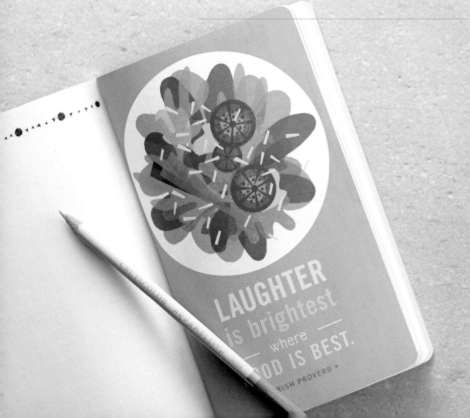

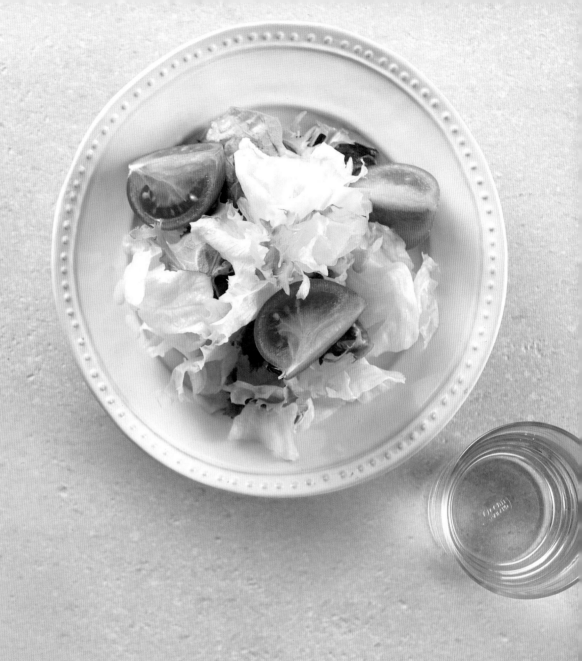

다이어트 2주 레시피는 필요한 칼로리와 영양을 최대한 정확히 섭취할 수 있도록
1인분으로 제안합니다. 여러 회분을 한꺼번에 만들어두고 나눠 먹어도 좋습니다.

양념의 양 눈에 익히기

레시피 속 양념의 양을 **1작은술(5mL)**짜리 계량스푼에 담았다. 눈에 익혀두면 저울 없이도 쉽게 요리할 수 있다.

다진 대파

  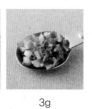

| 1g | 2g | 3g |

다진 마늘

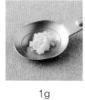 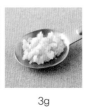

| 1g | 2g | 3g |

다진 양파

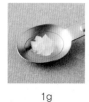 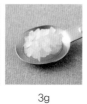

| 1g | 2g | 3g |

다진 청양고추

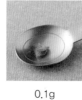 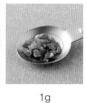

| 0.1g | 0.5g | 1g |

다진 파슬리

  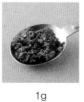

| 0.1g | 0.5g | 1g |

파슬리가루

  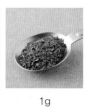

| 0.1g | 0.5g | 1g |

바질가루

| 0.1g | 0.5g | 1g |

스파이스 믹스

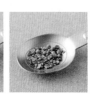

| 0.1g | 0.5g | 1g |

고춧가루

 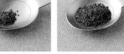

0.1g 0.5g 1g

녹말가루

0.1g 0.5g 1g

소금

0.1g 0.5g 1g

설탕

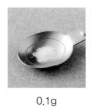

0.1g 0.5g 1g

통깨

0.1g 0.5g 1g

통후추

0.1g 0.5g 1g

후춧가루

0.01g 0.05g 0.1g

액체 양념

1mL 3mL 5mL

민트

0.1g 1g

로즈메리

0.1g 1g

월계수 잎

0.1g 1g

Day 1

1일째

칼로리
1,363
kcal

나트륨
1,576
mg

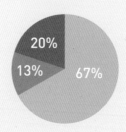

■ **탄수화물 208g** = 아침 66g + 점심 44g + 저녁 98g

■ **지방 41g** = 아침 12g + 점심 20g + 저녁 9g

■ **단백질 63g** = 아침 21g + 점심 20g + 저녁 22g

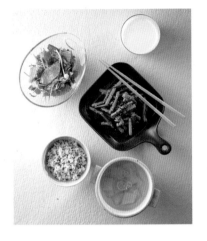

아침 436kcal

사천식 돼지고기마늘종볶음 +
퀴노아밥 + 뭇국 + 자몽봄나물샐러드 + 저지방 우유

탄수화물 66g (67%)	**나트륨** 543mg
지방 12g (12%)	
단백질 21g (21%)	

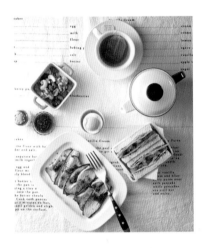

점심 431kcal

토마토샌드위치 +
가지버섯구이 + 삶은 달걀 + 모둠견과 + 우엉차

탄수화물 44g (52%)	**나트륨** 507mg
지방 20g (24%)	
단백질 20g (24%)	

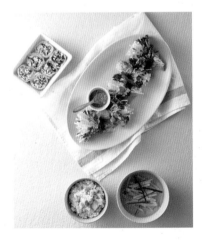

저녁 496kcal

양배추두부롤 +
고구마보리밥 + 무다시마냉국 + 꽃상추채소말이

탄수화물 98g (76%)	**나트륨** 526mg
지방 9g (7%)	
단백질 22g (17%)	

사천식 돼지고기마늘종볶음 +
퀴노아밥 + 뭇국 + 자몽봄나물샐러드 + 저지방 우유

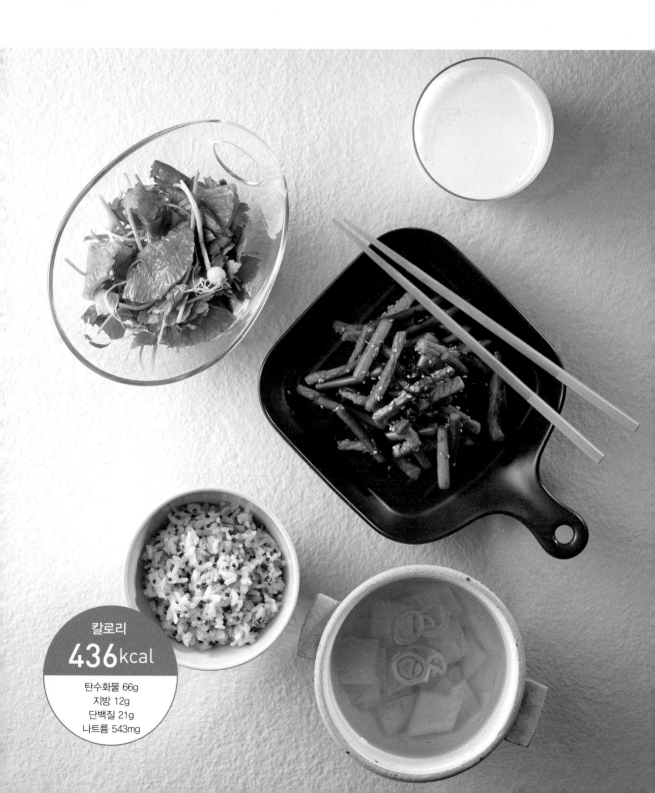

칼로리
436kcal

탄수화물 66g
지방 12g
단백질 21g
나트륨 543mg

••• 퀴노아는 단백질이 쌀의 2배여서 쌀과 섞어 밥을 지으면 쌀에 부족한 단백질을 보완할 수 있다. 식이섬유도 풍부해 다이어트에 도움이 된다. 수분이 많아 포만감을 주는 무로 달큰한 국을 끓이고, 돼지고기는 마늘종과 함께 매콤하게 볶았다. 봄나물과 자몽으로 만든 샐러드는 과육이 풍부해 드레싱 없이도 새콤하게 먹을 수 있다.

사천식 돼지고기 마늘종볶음

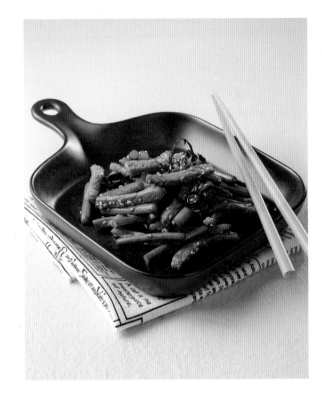

칼로리
127
kcal

나트륨
167
mg

재료　채 썬 돼지고기 40g, 마늘종 30g, 마른고추 1g, 다진 마늘 3g, 간장 2mL, 올리고당 3mL, 참기름 1mL, 통깨 0.5g, 고추기름 3mL

이렇게 만들어요

1　마늘종은 4~5cm 길이로 썰고, 마른고추는 송송 썬다.

2　끓는 물에 마늘종을 살짝 데쳐 매운맛을 뺀다.

3　팬에 고추기름을 두르고 마른고추를 볶다가, 돼지고기를 넣고 간장, 올리고당, 다진 마늘로 양념해 볶는다.

4　고기가 반쯤 익으면 데친 마늘종을 넣어 볶는다. 마지막에 참기름과 통깨를 넣는다.

퀴노아밥

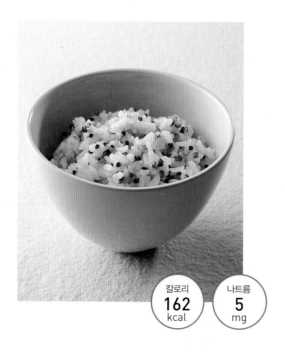

칼로리	나트륨
162 kcal	**5** mg

재료 쌀 30g, 퀴노아 15g, 물 적당량

이렇게 만들어요

1   쌀은 서너 번 씻어 물에 담가 30분간 불린다.

2   퀴노아는 씻어 불린 쌀과 섞는다.

3   밥솥에 불린 쌀과 퀴노아를 안쳐 밥을 짓는다.

4   밥이 다 되면 위아래로 섞는다.

뭇국

칼로리	나트륨
31 kcal	**264** mg

재료 무 70g, 대파 5g
국물 | 굵은 멸치 1g, 다시마 1g, 양파 20g, 대파 5g, 표고버섯 10g, 국간장 3mL, 물 300mL

이렇게 만들어요

1   무는 2×2cm 크기로 납작하게 썰고, 대파는 송송 썬다.

2   냄비에 국간장 외의 국물 재료를 넣고 끓여 면포에 거른다. 국간장으로 간을 한다.

3   ②의 국물에 무를 넣고 20분간 끓인 뒤 송송 썬 대파를 넣는다.

자몽봄나물샐러드

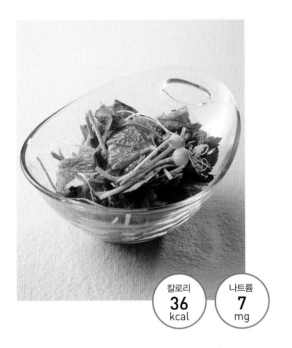

칼로리
36
kcal

나트륨
7
mg

재료   자몽 과육 100g, 달래 5g, 참나물 10g

이렇게 만들어요

1   자몽은 껍질을 벗기고 과육만 발라 한입
    크기로 썬다.

2   달래와 참나물은 깨끗이 다듬어 씻어
    4cm 길이로 썬다.

3   자몽과 채소를 섞는다.

저지방 우유

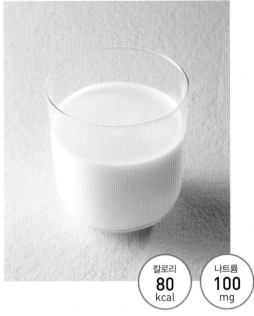

칼로리
80
kcal

나트륨
100
mg

재료   저지방 우유 200mL

저지방 우유는 일반 우유보다 칼로리가 40kcal 정도
낮습니다. 다이어트 중 밤에 허기가 진다면 저지방
우유 1컵을 따뜻하게 데워 드세요.

토마토샌드위치 +

가지버섯구이 + 삶은 달걀 + 모둠견과 + 우엉차

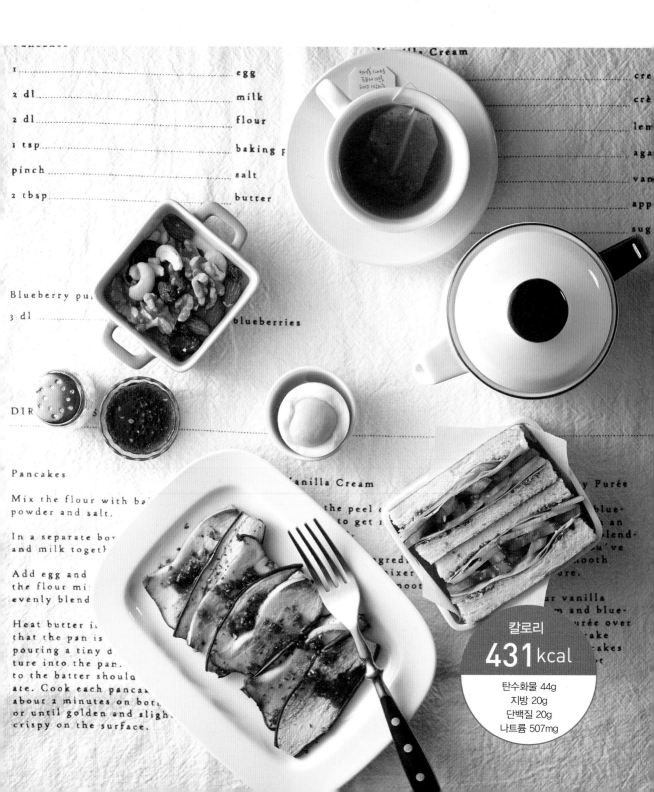

칼로리

431kcal

탄수화물 44g
지방 20g
단백질 20g
나트륨 507mg

••• 토마토는 리코펜, 베타카로틴과 같은 항산화물질이 많고 칼로리가 낮으면서 포만감이 있다. 토마토와 채소를 듬뿍 넣어 샌드위치를 만들고, 삶은 달걀로 부족한 단백질을 보충했다. 견과류에는 불포화지방산이 많아 다이어트 중 지방 섭취에 좋고, 우엉에 들어있는 이눌린은 체내 콜레스테롤의 배출을 돕는다.

토마토
샌드위치

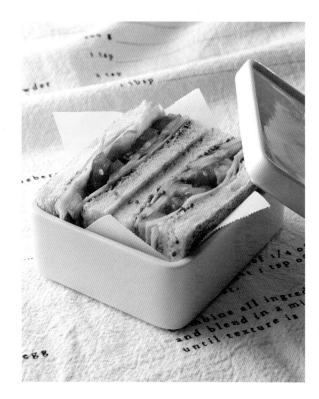

칼로리	나트륨
141 kcal	**262** mg

재료 식빵 35g(2장), 양상추 60g, 토마토 60g, 오이 20g, 홀그레인 머스터드 8g

이렇게 만들어요

1 양상추는 한 잎씩 씻어 물기를 뺀 뒤 식빵 크기로 썬다.

2 오이는 0.5cm 두께로 어슷하게 썰고, 토마토는 1cm 두께로 동그랗게 썬다.

3 마른 팬에 식빵을 앞뒤로 굽는다.

4 구운 식빵에 홀그레인 머스터드를 바르고 양상추, 토마토, 오이를 올린다. 다른 식빵에 홀그레인 머스터드를 발라 덮는다.

5 샌드위치의 가장자리를 잘라내고 반 자른다.

가지버섯구이

칼로리 **73** kcal　나트륨 **160** mg

재료　가지 70g, 새송이버섯 70g, 파슬리가루 2g
　　　드레싱 | 다진 양파 2g, 다진 마늘 1g,
　　　간장 2mL, 올리브유 2mL, 식초 3mL,
　　　레몬즙 1mL, 설탕 2g, 후춧가루 0.05g

이렇게 만들어요

1　가지를 반 잘라 세로로 도톰하게 썰고,
　새송이버섯도 세로로 도톰하게 썬다.

2　달군 팬에 가지와 새송이버섯을 굽는다.

3　드레싱 재료를 섞는다.

4　접시에 가지와 버섯을 담고 드레싱과 파
　슬리가루를 뿌린다.

삶은 달걀

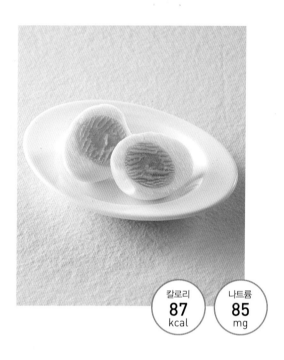

칼로리 **87** kcal　나트륨 **85** mg

재료　달걀 60g(1개)

이렇게 만들어요

1　냄비에 달걀을 넣고 물을 달걀이 잠기게
　부어 12분 정도 삶는다.

2　삶은 달걀을 찬물에 담가 식힌 뒤 껍질을
　벗긴다.

달걀을 삶아서 바로 찬물에 식히면 껍질이 잘 벗겨져
요. 소금과 식초를 조금 넣고 삶으면 껍질이 깨지는
것을 막을 수 있습니다.

모둠견과

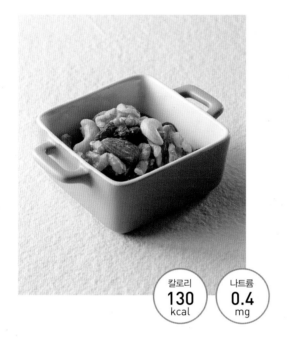

칼로리 **130** kcal 나트륨 **0.4** mg

재료 혼합 견과 20g

혼합 견과는 소금, 설탕 등이 들어가지 않은 것을 고르세요. 특히 아몬드는 가미되어 있는 것이 많습니다. 식품성분 표시를 꼭 확인하세요.

우엉차

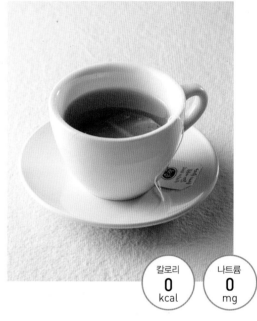

칼로리 **0** kcal 나트륨 **0** mg

재료 우엉차 티백 1개, 물 200mL

이렇게 만들어요

1 주전자에 물을 담아 끓인다.

2 찻잔에 우엉차 티백을 넣고 끓인 물을 부어 우린다.

1일째
저녁

양배추두부롤 +
고구마보리밥 + 무다시마냉국 + 꽃상추채소말이

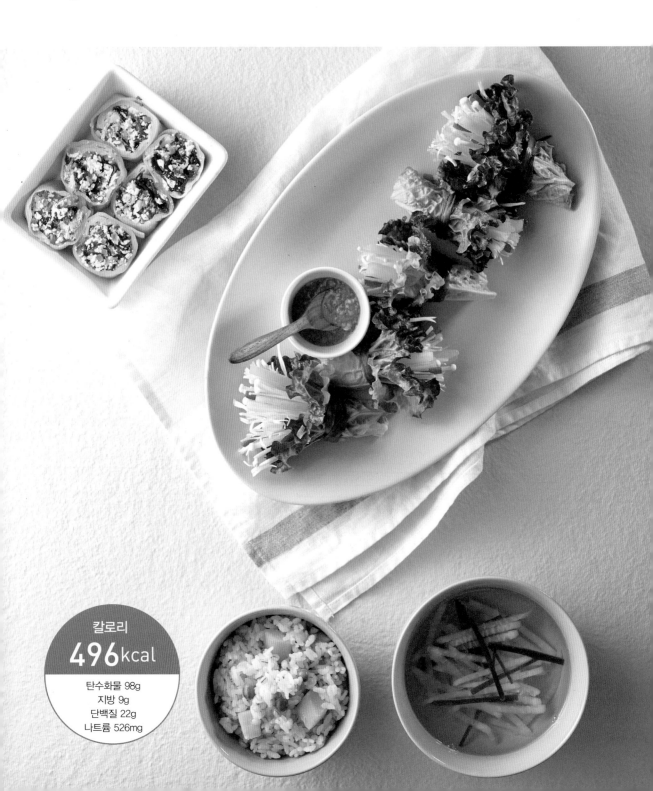

칼로리
496kcal

탄수화물 98g
지방 9g
단백질 22g
나트륨 526mg

••• 식이섬유가 풍부한 한 끼다. 비타민과 식이섬유가 듬뿍 들어있는 꽃상추채소말이와 고구마보리밥에 무다시마냉국을 곁들였다. 무의 비타민 C와 다시마의 칼륨이 혈관을 튼튼하게 해 고혈압을 예방한다. 식이섬유가 많은 양배추와 양질의 고단백 식품인 두부로 롤을 만들어 포만감을 더했다.

양배추
두부롤

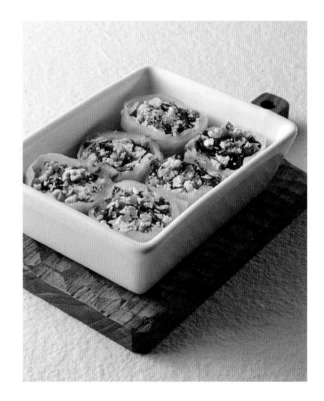

칼로리
133
kcal

나트륨
58
mg

재료   양배추 150g, 두부 80g, 당근 10g, 표고버섯 10g, 목이버섯 10g, 다진 대파 1g, 다진 마늘1g, 참기름 0.5mL, 소금 0.1g

이렇게 만들어요

1   양배추는 10분간 쪄서 찬물에 담갔다 건져 물기를 뺀다.

2   두부는 면포로 싸서 물기를 꼭 짠다.

3   당근과 표고버섯은 다지고, 목이버섯은 흐르는 물에 씻어 4등분한다.

4   달군 팬에 두부, 당근, 표고버섯, 목이버섯을 넣고 센 불에서 1분간 볶은 뒤, 다진 대파, 다진 마늘, 소금, 참기름을 넣는다.

5   데친 양배추에 ④를 올리고 돌돌 말아 2cm 폭으로 썬다.

꽃상추
채소말이

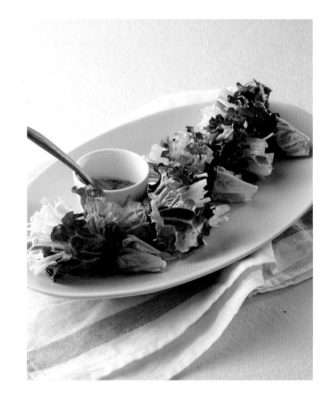

칼로리	나트륨
94 kcal	**222** mg

재료　꽃상추 50g, 노랑 · 빨강 · 초록 파프리카 50g, 팽이버섯 100g, 부추 10g
저염 쌈장 | 된장 5g, 물 5mL, 다진 대파 1g, 다진 마늘 1g, 참기름 1mL, 통깨 1g

이렇게 만들어요

1　꽃상추는 한 잎씩 떼어 흐르는 물에 깨끗이 씻는다.

2　파프리카는 채 썰고, 팽이버섯은 밑동을 잘라낸다.

3　부추는 끓는 물에 살짝 데친다.

4　저염 쌈장 재료를 섞는다.

5　꽃상추에 파프리카와 팽이버섯을 넣고 돌돌 말아 데친 부추로 묶는다. 저염 쌈장을 곁들인다.

고구마보리밥

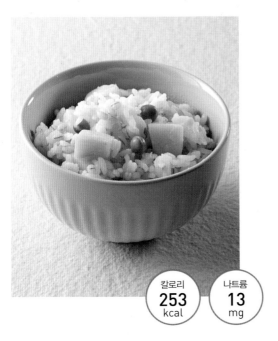

칼로리	나트륨
253 kcal	**13** mg

재료   고구마 70g, 보리쌀 25g, 쌀 20g,
       완두콩 5g, 물 적당량

이렇게 만들어요

1   쌀과 보리쌀은 씻어 물에 담가 30분간 불린다.

2   완두콩은 30분 정도 물에 불려 끓는 물에 살짝 데친다.

3   고구마는 껍질을 벗겨 사방 1.5cm 크기의 주사위 모양으로 썬다.

4   밥솥에 쌀과 콩, 고구마를 안쳐 밥을 짓는다. 밥이 다 되면 위아래로 섞는다.

무다시마냉국

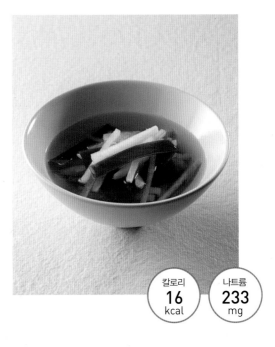

칼로리	나트륨
16 kcal	**233** mg

재료   무 50g, 다시마 5g, 다진 대파 1g,
       다진 마늘 1g, 국간장 1mL, 물 300mL

이렇게 만들어요

1   무를 5cm 길이로 채 썬다.

2   냄비에 물을 붓고 채 썬 무와 다시마를 넣어 약한 불에서 15분간 끓인다.

3   다시마를 건져서 5cm 길이로 채 썬다.

4   국이 끓으면 다진 대파, 다진 마늘, 채 썬 다시마를 넣고 국간장으로 간해 차게 식힌다.

Day2

2일째

칼로리
1,257
kcal

나트륨
1,591
mg

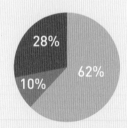

28%

62%

10%

- 🟩 **탄수화물 180g** = 아침 54g + 점심 56g + 저녁 70g

- 🟩 **지방 27g** = 아침 8g + 점심 12g + 저녁 7g

- 🟩 **단백질 82g** = 아침 29g + 점심 28g + 저녁 25g

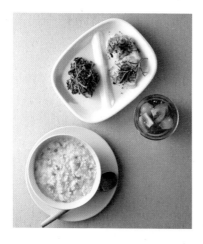

아침 392kcal

달걀채소죽 +
대구살통후추허브구이 + 비름나물 + 토마토청포도피클

탄수화물 54g (59%)   **나트륨** 536mg
지방 8g (9%)
단백질 29g (32%)

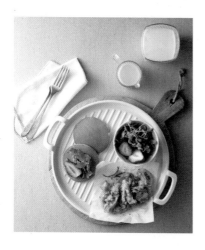

점심 442kcal

딸기팬케이크 +
닭다리살마늘오븐구이 + 어린잎채소와 파인애플드레싱 +
저지방 우유

탄수화물 56g (58%)   **나트륨** 504mg
지방 12g (13%)
단백질 28g (29%)

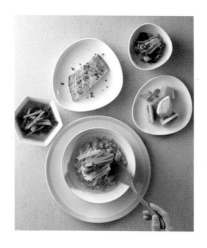

저녁 423kcal

매콤한 현미냉묵밥 +
반건가자미살구이 + 버섯오이굴소스볶음 + 저염 열무물김치 +
키위와 오렌지

탄수화물 70g (69%)   **나트륨** 551mg
지방 7g (7%)
단백질 25g (24%)

달걀채소죽 +

대구살통후추허브구이 + 비름나물 + 토마토청포도피클

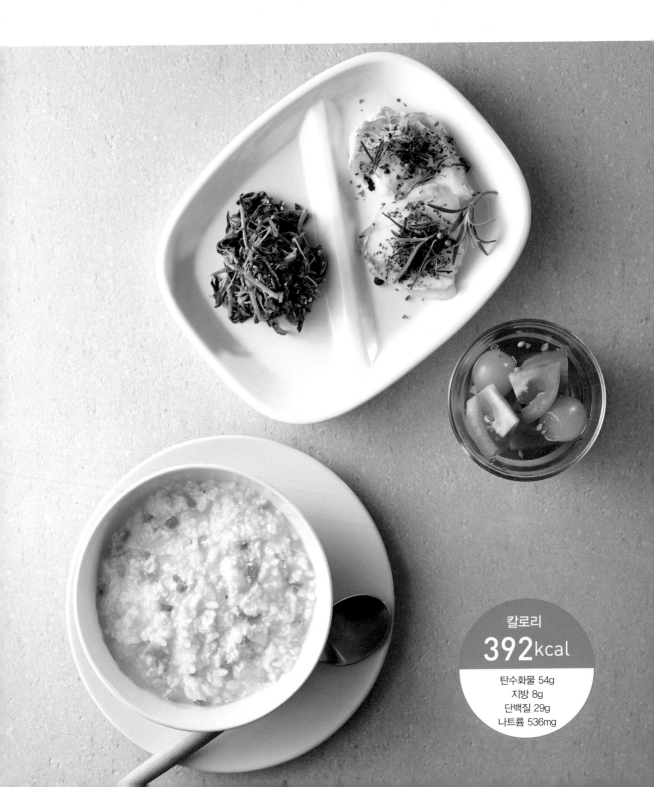

칼로리
392kcal

탄수화물 54g
지방 8g
단백질 29g
나트륨 536mg

단백질이 풍부한 달걀을 넣어 부드러운 죽을 만들었다. 대구살은 지방이 적고 칼로리가 낮아 다이어트에 도움이 된다. 허브를 뿌려 오븐에 구워 담백하면서 맛과 향이 풍성하다. 비름나물은 참기름에 무쳐 비름에 부족한 지방을 보충하고 지용성 비타민의 흡수율을 높였다.

달걀채소죽

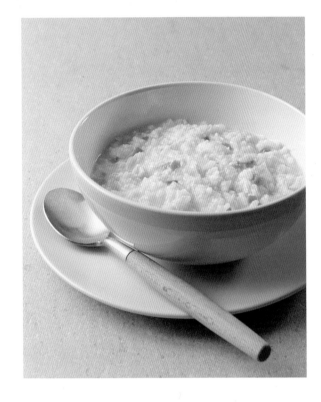

칼로리	나트륨
244 kcal	**188** mg

재료 쌀 45g, 달걀 45g, 애호박 20g, 양파 20g, 당근 10g, 참기름 1mL, 소금 0.3g, 물 600mL

이렇게 만들어요

1 쌀은 서너 번 씻어 물에 담가 30분간 불린다.

2 애호박, 양파, 당근은 다지고, 달걀은 알끈이 풀어지게 잘 푼다.

3 냄비에 참기름을 두르고 쌀을 볶다가 물 1컵을 넣고 더 볶는다.

4 물이 잦아들면 애호박, 양파, 당근, 소금을 넣어 볶다가 물 1컵을 넣는다.

5 쌀이 어느 정도 퍼지면 물 1컵을 더 넣어 끓인다.

6 풀어놓은 달걀을 넣고 잘 저어 달걀이 익을 때까지 끓인다.

대구살통후추 허브구이

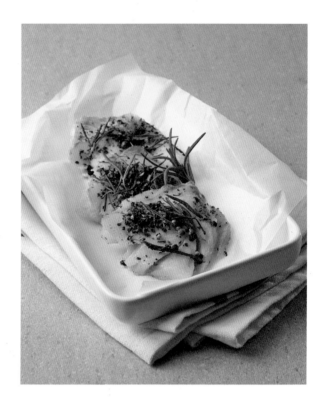

칼로리
74
kcal

나트륨
222
mg

재료   냉동 대구살 90g, 소금 0.3g, 통후추 0.5g, 바질가루 0.1g, 로즈메리 0.1g, 피클링 스파이스 0.5g

이렇게 만들어요

1   냉동 대구살을 냉장실에서 10시간 정도 해동한다.

2   오븐을 175℃로 예열한다.

3   해동한 대구살에 소금, 통후추, 바질가루, 로즈메리, 피클링 스파이스를 뿌린다.

4   대구살을 예열한 오븐에 15분간 굽는다.

비름나물

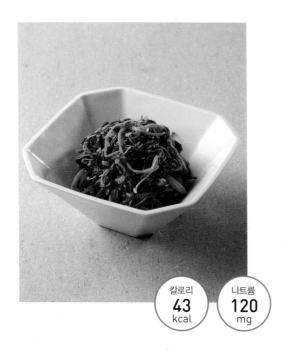

칼로리 **43** kcal 나트륨 **120** mg

재료 비름 100g, 다진 마늘 1g, 참기름 1mL,
통깨 0.5g, 소금 0.3g

이렇게 만들어요

1 비름을 흐르는 물에 깨끗이 씻는다.

2 끓는 물에 비름을 데쳐서 찬물에 헹궈 물
기를 짠다.

3 데친 비름에 다진 마늘, 소금, 참기름, 통
깨를 넣어 무친다.

토마토청포도피클

칼로리 **31** kcal 나트륨 **6** mg

재료 토마토 100g, 청포도 25g, 파슬리 0.2g
절임물 | 설탕 1g, 식초 5mL,
피클링 스파이스 1g, 물 200mL

이렇게 만들어요

1 냄비에 절임물 재료를 넣고 끓여 식힌다.

2 토마토는 꼭지를 뗀 뒤 한입 크기로 썰
고, 청포도는 알을 떼어 깨끗이 씻는다.
파슬리는 곱게 다진다.

3 토마토, 청포도, 파슬리를 통에 담고 절임
물을 부어 냉장고에 하루 정도 둔다.

딸기팬케이크 +

닭다리살마늘오븐구이 + 어린잎채소와 파인애플드레싱 +
저지방 우유

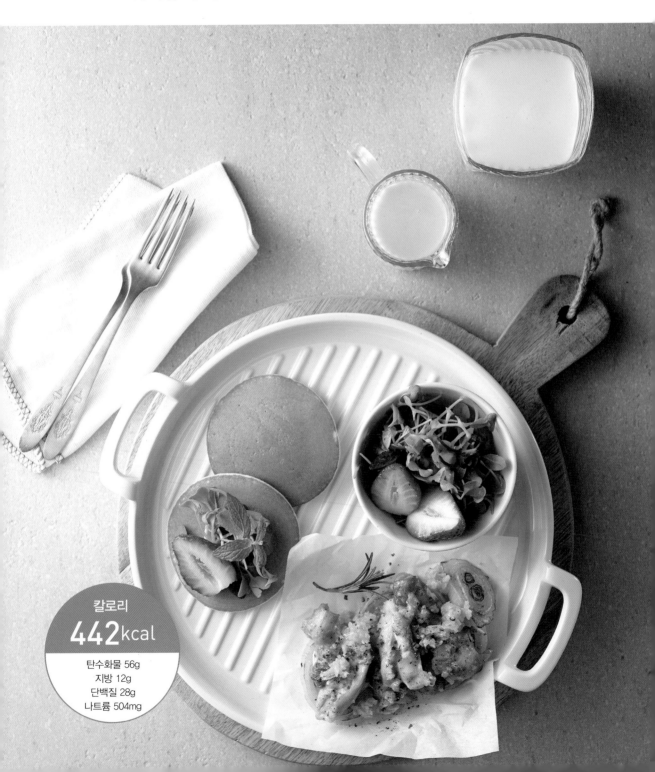

칼로리

442kcal

탄수화물 56g
지방 12g
단백질 28g
나트륨 504mg

••• 딸기는 비타민 C가 풍부해 항산화작용이 뛰어나고 칼로리가 낮다. 우유 등 유제품과 함께 먹으면 칼슘이 보충된다. 닭고기는 쇠고기나 돼지고기보다 칼로리가 낮아 다이어트 할 때 이용하기 좋다. 쫄깃한 닭다리살에 마늘을 듬뿍 넣어 잡냄새를 없애고 단맛과 고소한 맛을 살렸다.

딸기
팬케이크

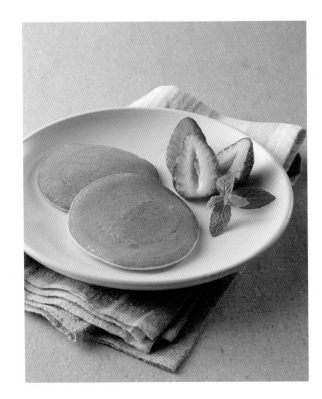

칼로리	나트륨
132 kcal	**177** mg

재료 팬케이크 가루 30g, 우유 20mL, 딸기 30g

이렇게 만들어요

1 팬케이크 가루에 우유를 넣어 잘 푼다.

2 딸기는 꼭지를 떼고 반 가른다.

3 코팅이 잘 된 팬에 팬케이크 반죽을 한 국자 떠 넣어 지름 5~6cm로 동그랗게 편다.

4 한 면이 익으면 뒤집어서 다른 면도 익힌다.

5 접시에 팬케이크를 담고 딸기를 올린다.

닭다리살
마늘오븐구이

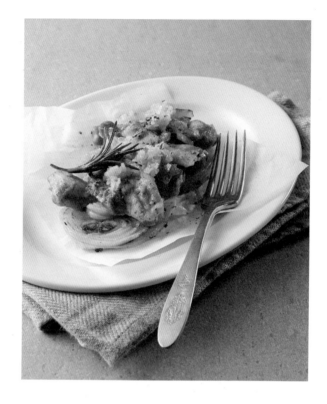

칼로리 **181** kcal

나트륨 **207** mg

재료 닭다리살 90g, 양파 70g, 다진 마늘 20g, 파슬리가루 0.2g, 소금 0.3g, 후춧가루 0.05g,
식용유 2mL

이렇게 만들어요

1   오븐을 175℃로 예열한다.

2   닭다리살은 포를 한 번 떠서 소금, 후춧가루를 뿌린다.

3   양파는 0.7cm 두께로 동그랗게 썬다.

4   오븐 팬에 식용유를 바른 뒤 양파와 닭다리살을 놓고 다진 마늘을 올린다.

5   닭다리살을 예열한 오븐에 13~15분간 구운 뒤 파슬리가루를 뿌린다.

어린잎채소와 파인애플드레싱

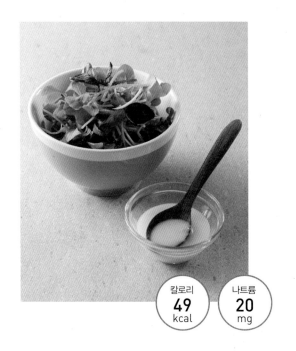

칼로리	나트륨
49	**20**
kcal	mg

재료　어린잎채소 30g
　　　파인애플 드레싱 | 파인애플 20g,
　　　사과주스 20mL, 올리브유 3mL

이렇게 만들어요

1　어린잎채소를 깨끗이 씻어 물기를 뺀다.

2　믹서에 파인애플, 사과주스, 올리브유를
　　넣어 간다.

3　접시에 어린잎채소를 담고 파인애플 드레
　　싱을 뿌린다.

저지방 우유

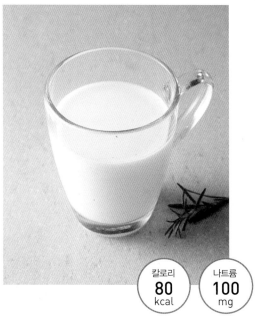

칼로리	나트륨
80	**100**
kcal	mg

재료　저지방 우유 200mL

우유는 냄새를 흡수하는 성질이 있어 냉장고에 두면
음식 냄새가 밸 수 있어요. 냄새가 심한 음식들과 함
께 두지 않는 것이 좋습니다.

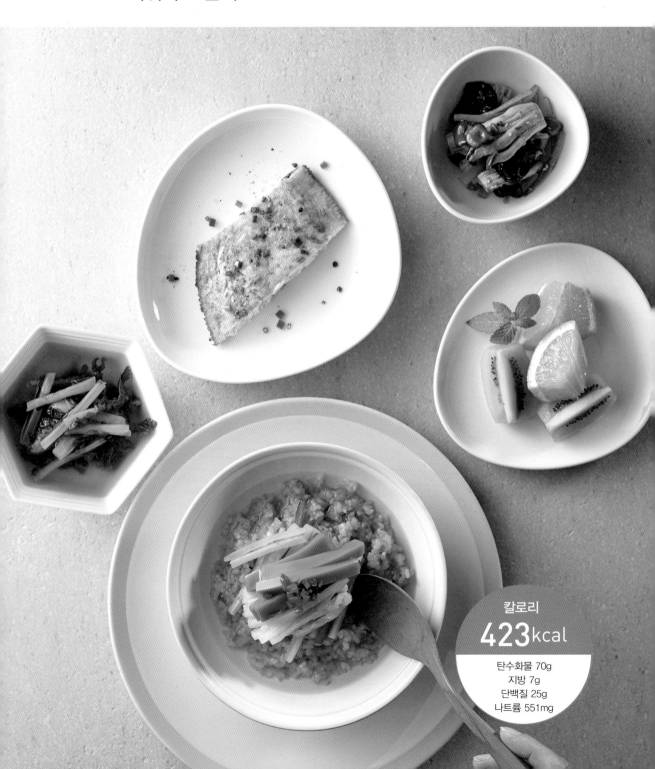

매콤한 현미냉묵밥 +

반건가자미살구이 + 버섯오이굴소스볶음 + 저염 열무물김치 +
키위와 오렌지

칼로리
423kcal

탄수화물 70g
지방 7g
단백질 25g
나트륨 551mg

••• 칼로리가 낮으면서 포만감이 큰 도토리묵에 신선한 채소를 넣어 시원한 냉묵밥을 만들었다. 도토리묵에 들어있는 타닌은 지방 흡수를 억제하고 부기를 빼는 효과도 있다. 단백질이 풍부한 가자미를 곁들여 부족한 단백질을 보충하고, 김치는 염분을 줄였다.

매콤한
현미냉묵밥

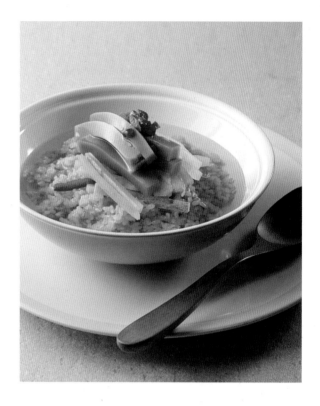

칼로리
222
kcal

나트륨
227
mg

재료 도토리묵 60g, 백김치 20g, 오이 20g, 빨강 · 주황 · 노랑 파프리카 10g, 청양고추 0.2g
　　　현미밥 | 현미 45g, 물 적당량
　　　국물 | 굵은 멸치 2g, 다시마 3g, 표고버섯 10g, 양파 20g, 대파 5g, 국간장 1mL, 물 600mL

이렇게 만들어요

1　현미는 씻어 물에 1시간 정도 불린 뒤 밥을 지어 식힌다.

2　도토리묵은 1×1×5cm 크기로 썰고, 백김치는 0.5×4cm 크기로 썬다.

3　오이와 파프리카는 4cm 길이로 채 썰고, 청양고추는 다진다.

4　냄비에 국물 재료를 넣고 중불에서 30분간 끓인 뒤, 면포에 걸러 차게 식힌다.

5　그릇에 현미밥, 도토리묵, 백김치, 오이, 파프리카, 청양고추를 담고 국물을 붓는다.

반건가자미살구이

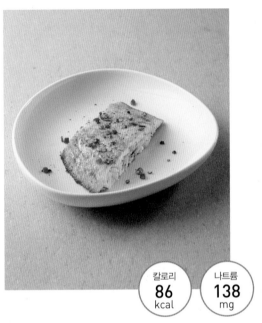

칼로리 **86** kcal 나트륨 **138** mg

재료 반건 가자미살 60g, 실파 1g, 식용유 1mL

이렇게 만들어요

1 실파를 송송 썬다.

2 달군 팬에 식용유를 두르고 가자미살을 올려 약한 불에서 10분간 뒤집어가며 굽는다.

3 접시에 구운 가자미살을 담고 송송 썬 실파를 뿌린다.

버섯오이굴소스볶음

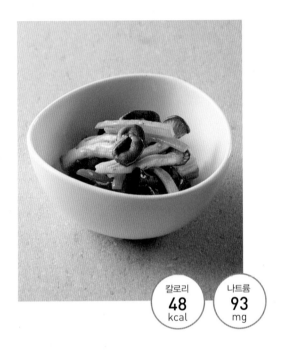

칼로리 **48** kcal 나트륨 **93** mg

재료 느타리버섯 70g, 마른 목이버섯 1g, 오이 20g, 다진 마늘 1g, 굴소스 2g, 참기름 1mL, 통깨 1g, 식용유 1mL

이렇게 만들어요

1 느타리버섯은 밑동을 자르고 가닥을 뗀다. 오이는 4cm 길이로 채 썬다.

2 마른 목이버섯은 미지근한 물에 10분간 불려 2~4등분한다.

3 달군 팬에 식용유를 두르고 버섯과 양념을 넣어 중불에서 볶는다.

4 ③에 오이를 넣어 좀 더 볶는다.

저염 열무물김치

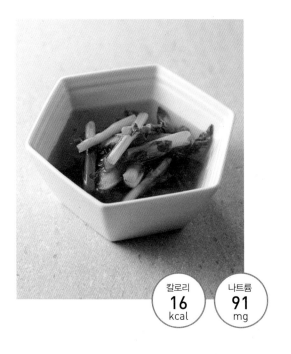

칼로리	나트륨
16 kcal	**91** mg

재료 열무 40g, 홍고추 2g
국물 | 다진 대파 1g, 다진 마늘 1g,
설탕 0.3g, 소금 0.2g, 밀가루 2g, 물 200mL

이렇게 만들어요

1 열무는 다듬어 씻어 4cm 길이로 썰고,
홍고추는 어슷하게 썬다.

2 냄비에 물과 밀가루를 넣고 눋지 않게 저
어가며 끓여 식힌다.

3 열무와 홍고추를 통에 담고 다진 대파,
다진 마늘, 설탕, 소금, 밀가루 물을 섞어
붓는다. 냉장고에 넣어 2일간 익힌다.

키위와 오렌지

칼로리	나트륨
51 kcal	**2** mg

재료 키위 50g, 오렌지 50g

이렇게 만들어요

1 키위는 껍질을 벗기고 세로로 4등분한다.

2 오렌지는 껍질을 벗기고 먹기 좋은 크기
로 썬다.

Day3

3일째

킬로리
1,283
kcal

나트륨
1,625
mg

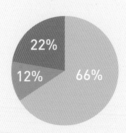

■ **탄수화물 194g** = 아침 58g + 점심 55g + 저녁 81g

■ **지방 36g** = 아침 14g + 점심 13g + 저녁 9g

■ **단백질 65g** = 아침 18g + 점심 27g + 저녁 20g

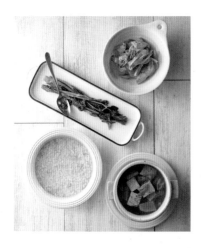

아침 406kcal

애호박고추장찌개 +
현미누룽지 + 파불고기 + 두릅과 오리엔탈드레싱

탄수화물 58g (64%) 나트륨 547mg
지방 14g (16%)
단백질 18g (20%)

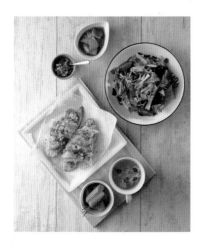

점심 423kcal

연어오픈 +
영콘당근구이 + 라디치오샐러드 + 양파홍초절임 + 국화차

탄수화물 55g (58%) 나트륨 572mg
지방 13g (14%)
단백질 27g (28%)

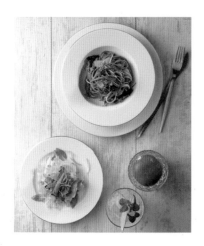

저녁 454kcal

세발나물불고기파스타 +
파프리카샐러드 + 아이스홍시 + 무알코올 모히토

탄수화물 81g (74%) 나트륨 506mg
지방 9g (8%)
단백질 20g (18%)

애호박고추장찌개 +

현미누룽지 + 파불고기 + 두릅과 오리엔탈드레싱

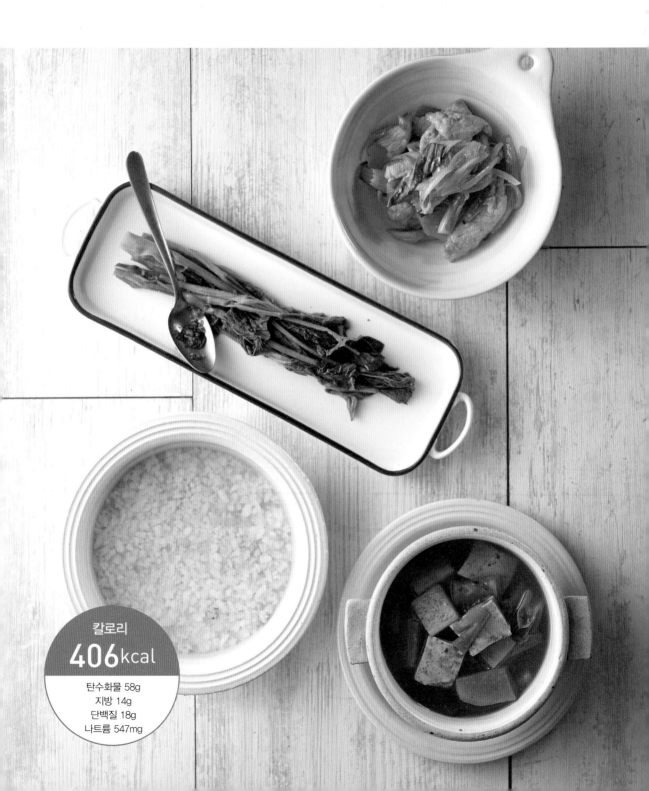

칼로리
406kcal

탄수화물 58g
지방 14g
단백질 18g
나트륨 547mg

• • • 현미에 들어있는 식이섬유는 당분을 서서히 흡수시키고 변비를 예방한다. 소화가 잘 되지 않을 수 있어 누룽지로 만들어 부드럽게 푹 끓였다. 찬 성질의 돼지고기는 몸을 따뜻하게 하는 파와 같이 조리해 먹으면 좋다. 다른 채소에 비해 단백질이 많고 식이섬유가 풍부한 두릅은 오리엔탈드레싱을 곁들여 향긋한 향을 살렸다.

애호박 고추장찌개

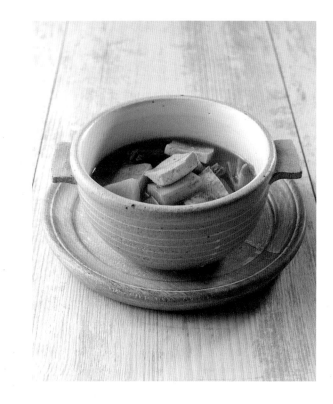

칼로리	나트륨
73 kcal	**131** mg

재료 애호박 30g, 감자 30g, 무 20g, 양파 20g, 대파 3g, 두부 20g, 고추장 5g, 고춧가루 2g,
다진 마늘 2g, 물500mL

이렇게 만들어요

1 애호박과 감자, 무는 2×2cm 크기로 납작납작 썰고, 양파도 같은 크기로 썬다. 대파는 2~3cm
길이로 썬다.

2 두부는 간수를 뺀 뒤 채소와 같은 크기로 썬다.

3 냄비에 물을 붓고 고추장을 푼 뒤 다진 마늘을 넣어 끓인다.

4 ③에 애호박, 감자, 무, 양파, 두부를 넣고 끓이다가 고춧가루를 넣어 5분 정도 더 끓인다. 마지막
에 대파를 넣는다.

파불고기

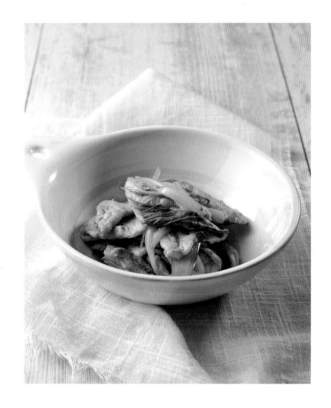

칼로리
132
kcal

나트륨
202
mg

재료 돼지고기(불고기용) 40g, 청경채 10g, 양파 20g, 대파 25g, 다진 마늘 2g, 굴소스 4g, 참기름 2mL,
통깨 0.5g, 식용유 2mL

이렇게 만들어요

1 돼지고기는 종이타월로 가볍게 눌러 핏물을 뺀다.

2 양파는 채 썰고, 대파는 어슷하게 썬다.

3 청경채는 밑동을 자르고 한 잎씩 씻는다.

4 팬에 식용유를 두르고 다진 마늘을 볶다가 양파, 대파, 돼지고기를 넣어 볶는다.

5 돼지고기가 어느 정도 익으면 청경채를 넣고 굴소스로 간해 볶는다. 마지막에 참기름과 통깨를
넣는다.

현미누룽지

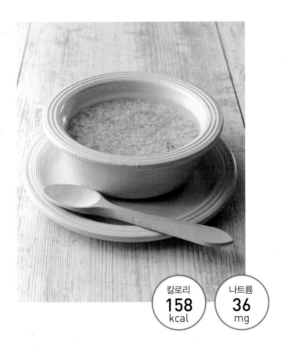

칼로리	나트륨
158 kcal	**36** mg

재료   현미누룽지 30g, 물 400mL

이렇게 만들어요

1   냄비에 물과 누룽지를 넣어 누룽지가 퍼
    질 때까지 끓인다.

현미에는 식이섬유가 풍부합니다. 다이어트를 하면 평
소보다 먹는 양이 줄고 영양을 충분히 섭취하지 못하
는 경우가 많아 변비가 생길 수 있는데, 현미를 먹으면
이를 예방할 수 있죠. 소화흡수율도 백미보다 낮아 포
만감이 큽니다.

두릅과 오리엔탈드레싱

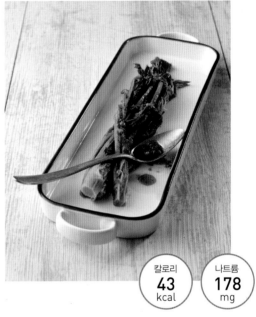

칼로리	나트륨
43 kcal	**178** mg

재료   두릅 50g
       오리엔탈 드레싱 | 다진 양파 2g,
       다진 마늘 2g, 간장 3mL, 올리브유 2mL,
       식초 3mL, 레몬즙 3mL, 설탕 2g,
       후춧가루 0.05g

이렇게 만들어요

1   두릅은 단단한 부분을 잘라내고 까글까
    끌한 부분을 벗겨 깨끗이 씻는다.

2   끓는 물에 두릅을 3분 정도 데쳐서 찬물
    에 담가 식힌다.

3   오리엔탈 드레싱 재료를 섞는다.

4   접시에 데친 두릅을 담고 오리엔탈 드레
    싱을 곁들인다.

연어오픈샌드위치 +

영콘당근구이 + 라디치오샐러드 + 양파홍초절임 + 국화차

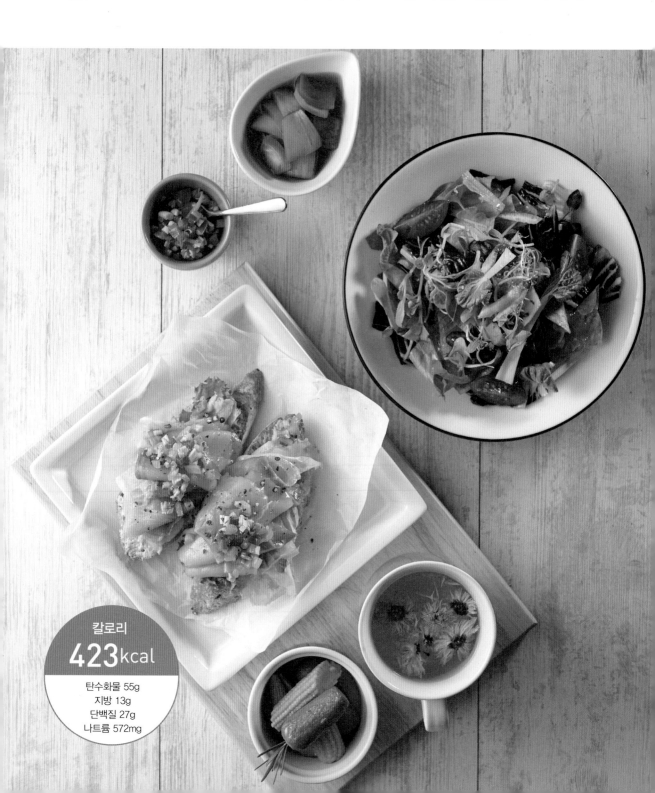

칼로리
423kcal

탄수화물 55g
지방 13g
단백질 27g
나트륨 572mg

•••　EPA, DHA의 등 오메가3 지방산이 풍부한 연어로 오픈샌드위치를 만들었다. 오메가3는 중성지방을 줄이고 뇌세포
　　　발달을 돕는다. 훈제연어는 염장되어있기 때문에 생 연어를 썼다. 홀스래디시는 서양 고추냉이로 알싸한 맛이 연어
　　　와 잘 어울린다. 당근의 비타민은 지용성이어서 버터나 기름에 볶으면 흡수가 더 잘 된다.

연어
오픈샌드위치

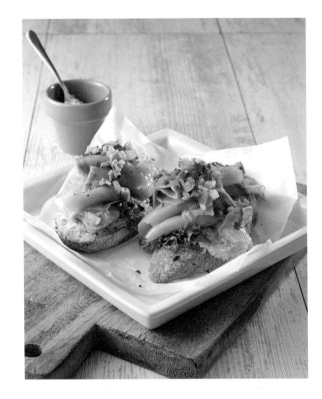

칼로리	나트륨
240 kcal	**384** mg

재료　바게트 25g, 연어살 90g, 느타리버섯 30g, 양파 20g, 피망 10g, 빨강 · 노랑 파프리카 10g,
　　　양상추 60g, 치커리 5g, 홀스래디시 소스 10g, 굴소스 1g, 후춧가루 0.01g

이렇게 만들어요

1　연어살은 0.5cm 두께로 포를 뜬다.

2　느타리버섯은 밑동을 자르고 다진다. 양파, 피망, 파프리카도 다진다.

3　양상추는 3×7cm 크기로 썰고, 치커리는 3cm 길이로 썬다.

4　마른 팬에 바게트를 노릇하게 굽는다.

5　달군 팬에 느타리버섯, 양파, 피망, 파프리카를 넣고 굴소스, 후춧가루로 양념해 볶는다.

6　구운 바게트에 홀스래디시 소스를 바르고 양상추, 치커리, 연어, 볶은 채소를 올린다.

영콘당근구이

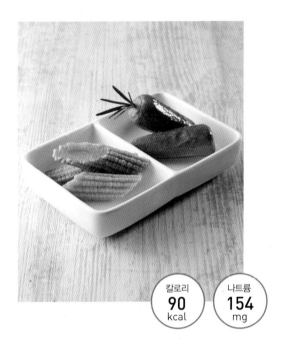

칼로리 **90** kcal   나트륨 **154** mg

재료   영 콘 50g, 베이비당근 35g, 버터 5g

이렇게 만들어요

1   영 콘은 5cm 길이로 어슷하게 썬다.

2   베이비당근은 씻어서 껍질을 벗긴다.

3   달군 팬에 버터를 두르고 영 콘과 베이비 당근을 넣어 센 불에서 2분간 볶는다.

베이비당근 대신 일반 당근을 써도 됩니다.

라디치오샐러드

칼로리 **42** kcal   나트륨 **32** mg

재료   라디치오 30g, 로메인 레터스 10g, 비타민 5g, 어린잎채소 5g, 새싹채소 2g, 방울토마토 15g, 유자 드레싱 10g

이렇게 만들어요

1   라디치오와 로메인 레터스는 4×4cm 크 기로 썰고, 비타민, 어린잎채소, 새싹채소 는 씻어 물기를 뺀다. 방울토마토는 4등 분한다.

2   접시에 채소를 담고 유자 드레싱을 뿌린다.

라디치오는 쌉쌀한 맛이 좋습니다. 쓴맛을 내는 인티 빈 성분은 소화를 돕고 심혈관계 기능을 좋게 하지 요. 비타민 A · C · E와 엽산, 칼륨도 풍부합니다.

양파홍초절임

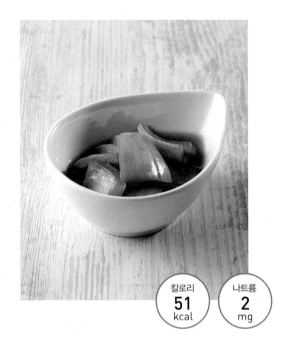

칼로리	나트륨
51 kcal	**2** mg

재료 양파 50g

절임물 | 홍초 20mL,
생수 100mL

이렇게 만들어요

1 양파를 3×3cm 크기로 썬다.

2 양파를 통에 담고 홍초와 생수를 섞어
붓는다. 하루 동안 실온에 두었다가 냉장
고에 넣는다.

국화차

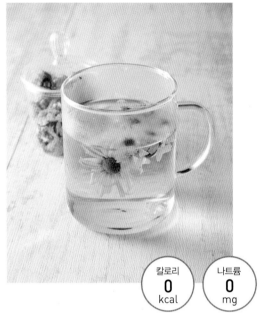

칼로리	나트륨
0 kcal	**0** mg

재료 국화차 3송이 , 물 200mL

이렇게 만들어요

1 주전자에 물을 담아 끓인다.

2 찻잔에 국화차를 넣고 끓인 물을 부어 우
린다.

세발나물불고기파스타 +

파프리카샐러드 + 아이스홍시 + 무알코올 모히토

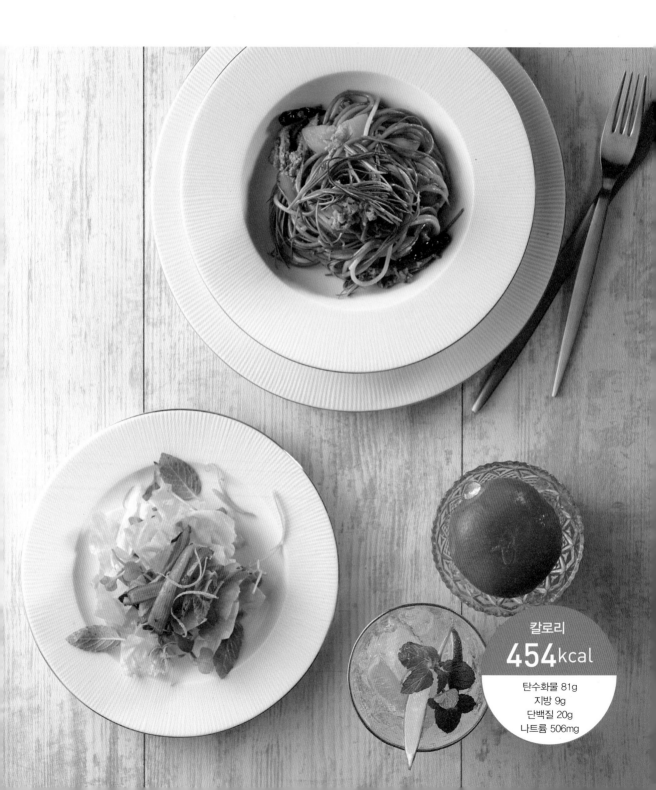

칼로리
454kcal

탄수화물 81g
지방 9g
단백질 20g
나트륨 506mg

••• 갯나물이라고도 하는 세발나물은 갯벌에서 자라 짠맛이 있다. 불고기파스타에 세발나물을 넣어 양념을 줄였다. 스파게티는 다른 국수에 비해 단백질이 많아 고기와 함께 조리하면 식물성 단백질과 동물성 단백질을 고루 섭취할 수 있다. 파프리카는 생으로 먹어도 맛있지만, 불에 직접 구우면 단맛이 더 좋아져 드레싱이 필요 없다.

세발나물
불고기파스타

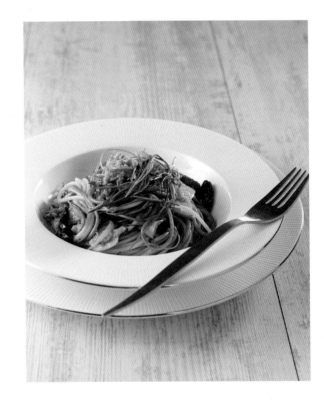

칼로리
359
kcal

나트륨
494
mg

재료   스파게티 60g, 쇠고기(불고기용) 40g, 세발나물 30g, 애호박 50g, 양파 35g, 마늘 5g,
       페페론치노(이탈리아 고추) 2g, 소금 0.3g, 후춧가루 0.1g, 올리브유 3mL
       쇠고기 양념 | 다진 마늘 3g, 간장 5mL, 식초 3mL, 설탕 1g, 매실청 2mL, 통깨 1g

이렇게 만들어요

1   끓는 물에 스파게티를 9~10분 정도 삶는다. 스파게티 삶은 물은 따로 둔다.

2   쇠고기는 종이타월로 가볍게 눌러 핏물을 뺀 뒤, 끓는 물에 데친다. 식으면 양념에 무친다.

3   애호박은 얇게 반달썰기 하고, 양파는 채 썰고, 마늘은 저민다. 세발나물은 씻어 물기를 뺀다.

4   팬에 올리브유를 두르고 마늘과 페페론치노를 볶다가 애호박, 양파를 넣어 볶는다.

5   ④에 삶은 스파게티와 면수를 한 국자 넣고 소금, 후춧가루로 간해 볶는다.

6   ⑤에 양념한 쇠고기와 세발나물을 넣어 버무린다.

파프리카샐러드

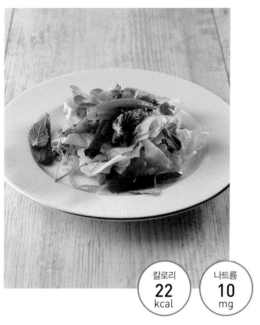

칼로리 **22** kcal 나트륨 **10** mg

재료　미니파프리카 50g, 양상추 30g,
　　　어린잎채소 5g

이렇게 만들어요

1　미니파프리카는 불에 태우듯이 구워 종
　이타월로 탄 부분을 벗긴 뒤 채 썬다.

2　양상추는 4×4cm 크기로 썰고, 어린잎채
　소는 씻어 물기를 뺀다.

3　준비한 채소를 섞는다.

아이스홍시를 드레싱처럼 함께 먹으면 맛있어요. 레
몬 껍질을 넣어 향긋함을 더해도 좋아요.

아이스홍시

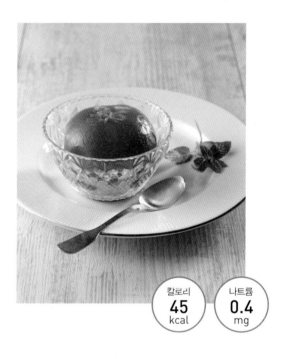

칼로리 **45** kcal 나트륨 **0.4** mg

재료　얼린 홍시 60g

이렇게 만들어요

1　얼린 홍시의 껍질을 벗긴다.

홍시를 얼릴 때는 깨끗이 씻어 물기를 닦은 뒤 밀폐
용기나 비닐봉지에 담아 얼려야 냉장고 냄새가 배지
않아요. 얼린 홍시를 따뜻한 물로 씻듯이 살살 문지
르면 껍질이 깔끔하게 벗겨집니다.

무알코올 모히토

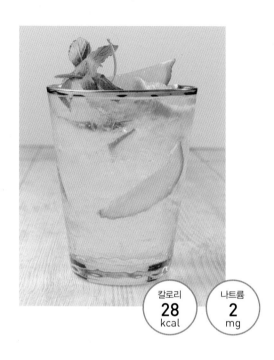

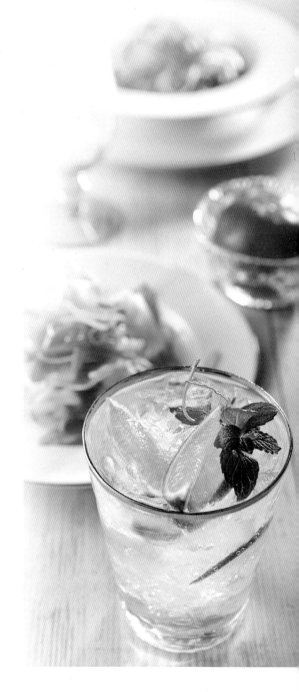

칼로리
28
kcal

나트륨
2
mg

재료　라임 5g, 스위트 애플민트 1g,
　　　라임주스 40mL, 탄산수(라임) 200mL,
　　　꿀 5mL, 얼음 적당량

이렇게 만들어요

1　라임은 반달 모양으로 썰고, 스위트 애플
　민트는 씻어 물기를 뺀다.

2　컵에 스위트 애플민트, 라임주스, 탄산수,
　꿀, 얼음을 넣어 섞은 뒤 라임을 띄운다.

Day 4

4일째

칼로리
1,284
kcal

나트륨
1,563
mg

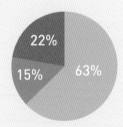

22%

15%

63%

■ **탄수화물 177g** = 아침 47g + 점심 57g + 저녁 73g

■ **지방 42g** = 아침 19g + 점심 15g + 저녁 8g

■ **단백질 61g** = 아침 20g + 점심 20g + 저녁 21g

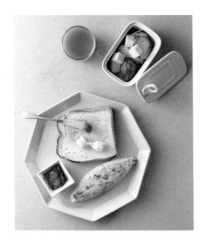

아침 408kcal

파프리카양파오믈렛 +
토스트와 양파잼 + 미니양배추와 치즈 + 케일오이주스

탄수화물 47g (55%)	나트륨 485mg
지방 19g (22%)	
단백질 20g (23%)	

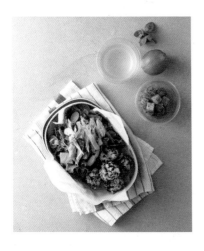

점심 448kcal

멸치김자반주먹밥 +
구운닭살머스터드샐러드 + 저염 배깍두기 + 칼라만시 차

탄수화물 57g (62%)	나트륨 538mg
지방 15g (16%)	
단백질 20g (22%)	

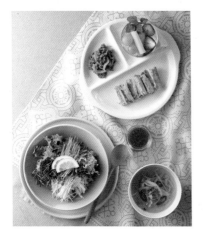

저녁 428kcal

현미비빔밥 +
홍고추콩나물국 + 불고기 + 채소산적 + 과일과 셀러리

탄수화물 73g (72%)	나트륨 540mg
지방 8g (8%)	
단백질 21g (20%)	

파프리카양파오믈렛 +

토스트와 양파잼 + 미니양배추와 치즈 + 케일오이주스

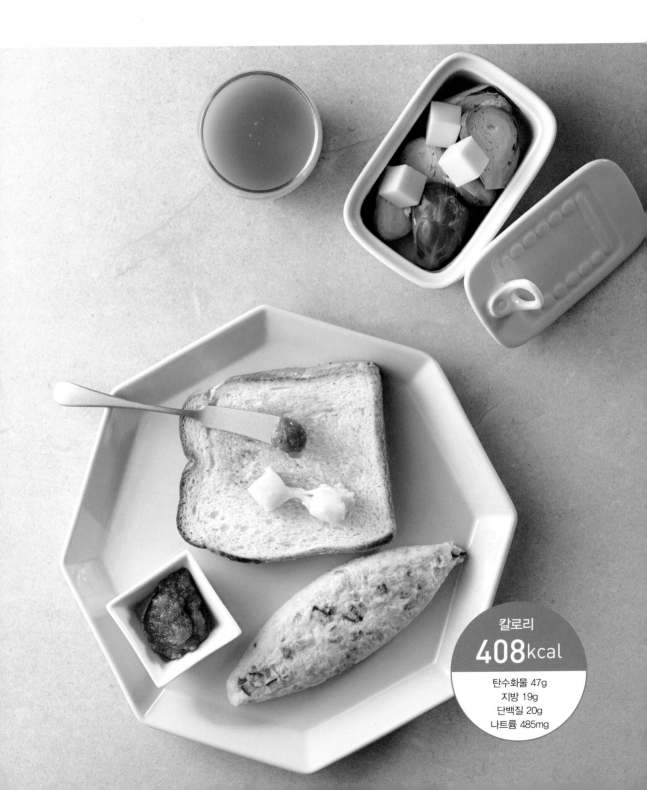

칼로리
408kcal

탄수화물 47g
지방 19g
단백질 20g
나트륨 485mg

••• 양파는 칼로리가 낮고 콜레스테롤을 줄이며, 매운맛 성분인 유화알릴이 소화액의 분비를 돕고 신진대사를 원활하게 한다. 잼을 만들어 빵에 발라 먹으면 빵의 지방이 몸속에 쌓이는 것을 막는다. 케일에는 빈혈에 좋은 비타민 K와 베타카로틴, 다이어트 시 부족해지기 쉬운 칼슘이 풍부하게 들어있다.

파프리카양파 오믈렛

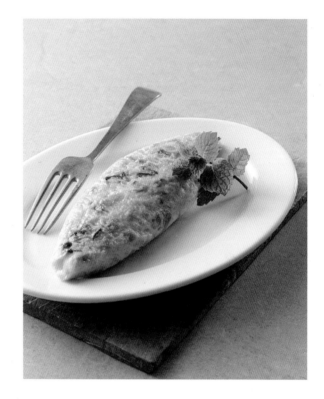

칼로리
114
kcal

나트륨
161
mg

재료 달걀 60g(1개), 빨강 · 주황 · 초록 파프리카 30g, 적양파 20g, 소금 0.2g, 식용유 2mL

이렇게 만들어요

1 파프리카와 적양파는 다진다.

2 달걀은 잘 풀어 체에 거른 뒤 소금으로 간한다.

3 달군 팬에 식용유를 두르고 파프리카와 적양파를 넣어 중불에서 볶는다.

4 팬에 푼 달걀과 볶은 채소를 넣고 모양을 만들면서 2~3분간 익힌다.

토스트와 양파잼

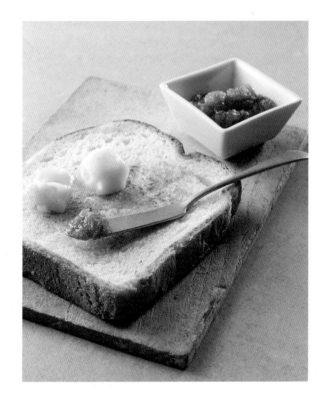

칼로리 **173** kcal   나트륨 **241** mg

재료   식빵 35g(1장), 양파 150g, 올리고당 3mL, 올리브유 3mL, 물 200mL

이렇게 만들어요

1 양파를 아주 잘게 다진다.

2 달군 팬에 올리브유를 두르고 양파를 넣어 센 불에서 1분간 볶는다.

3 ②에 물을 넣고 약한 불에서 30분 정도 졸인다.

4 식빵을 토스터에 구워 접시에 담고 양파잼을 곁들인다.

기름진 음식을 양파와 함께 먹으면 비만을 예방할 수 있어요. 오래 볶으면 매운맛이 없어지고 단맛이 강해져 잼을 만들면 좋습니다.

미니양배추와 치즈

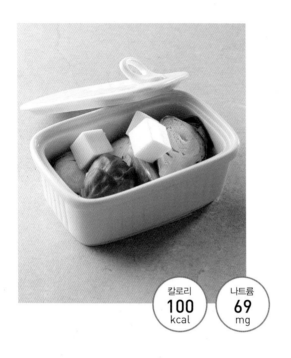

칼로리	나트륨
100 kcal	**69** mg

재료   미니양배추 70g, 큐브 치즈 15g

이렇게 만들어요

1   끓는 물에 미니양배추를 3분간 삶아 건
    져 식힌다.

2   그릇에 미니양배추를 담고 큐브 치즈를
    올린다.

케일오이주스

칼로리	나트륨
21 kcal	**14** mg

재료   케일 30g, 오이 30g, 레몬즙 5mL,
         설탕 1g, 물 150mL

이렇게 만들어요

1   케일은 다듬어 씻어 3cm 길이로 썬다.

2   오이는 굵은소금으로 문질러 씻어 듬성
    듬성 썬다.

3   믹서에 케일과 오이, 레몬즙, 설탕, 물을
    넣어 간다.

얼음을 넣어 차게 마셔도 좋습니다.

멸치김자반주먹밥 +

구운닭살머스터드샐러드 + 저염 배깍두기 + 칼라만시 차

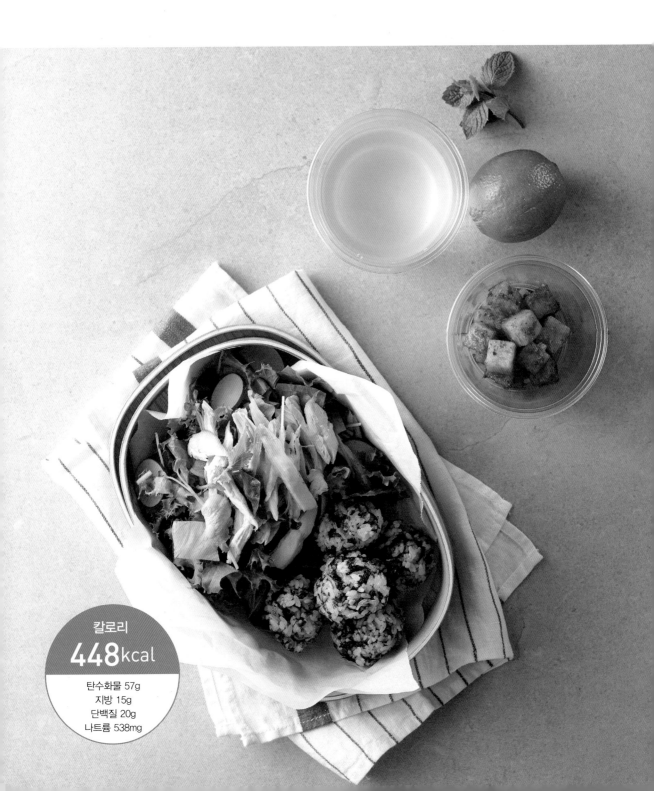

칼로리
448kcal

탄수화물 57g
지방 15g
단백질 20g
나트륨 538mg

••• 멸치는 지방이 적고 칼슘이 풍부해 다이어트 중에 칼슘을 보충하기 좋다. 김은 단백질이 풍부하고 콜레스테롤 흡수를 억제하며, 칼륨이 많아 체내 나트륨의 배출을 돕는다. 멸치와 김을 넣어 만든 주먹밥은 영양을 골고루 섭취할 수 있는 메뉴다. 칼라만시는 비타민 C와 펙틴이 풍부해 혈중 콜레스테롤 수치를 낮추는 데 효과가 크다.

멸치김자반
주먹밥

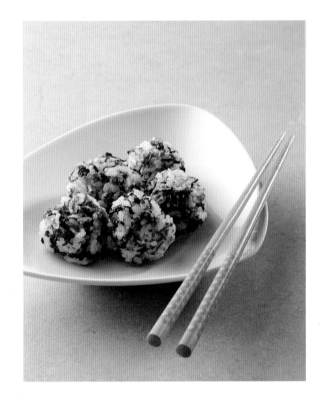

칼로리	나트륨
235 kcal	**134** mg

재료   잔멸치 5g, 파래김자반 10g
       밥 | 쌀 45g, 물 적당량

이렇게 만들어요

1   쌀을 서너 번 씻어 물에 30분간 불린 뒤 밥을 짓는다.

2   달군 팬에 잔멸치를 넣고 중불에서 살짝 볶는다.

3   파래김자반은 잘게 부순다.

4   밥에 볶은 잔멸치, 파래김자반을 넣고 섞어 지름 2cm 크기로 동그랗게 빚는다.

구운닭살
머스터드샐러드

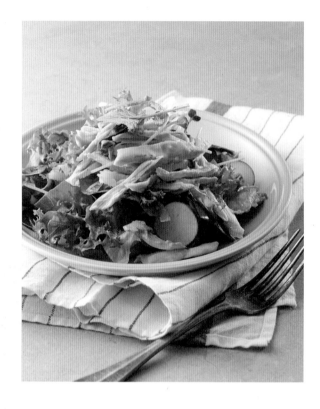

칼로리	나트륨
180	**310**
kcal	mg

재료 닭가슴살 60g, 무순 10g, 양상추 20g, 로메인 레터스 20g, 치커리 10g, 적채 5g, 래디시 5g
머스터드 드레싱 | 파인애플 30g, 허니 머스터드 8g, 사과주스 20mL

이렇게 만들어요

1   160℃로 예열한 오븐에 닭가슴살을 10분간 구워 결대로 찢는다.

2   무순은 씻어 물기를 뺀다.

3   양상추는 2×5cm 크기로 썰고, 로메인 레터스와 치커리는 2cm 길이로 썬다. 적채는 2×2cm 크기로 썰고, 래디시는 0.3cm 두께로 동그랗게 썬다.

4   믹서에 파인애플, 허니 머스터드, 사과주스를 넣어 곱게 간다.

5   접시에 채소와 구운 닭살을 담고 머스터드 드레싱을 뿌린다.

저염 배깍두기

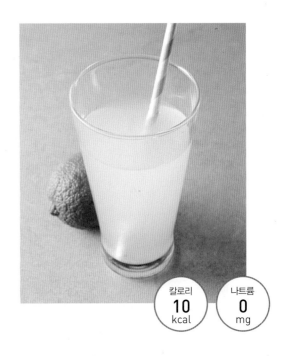

칼로리	나트륨
23 kcal	**94** mg

재료 무 30g, 배 50g
깍두기 양념 | 고춧가루 1g, 다진 대파 1g,
다진 마늘 1g, 설탕 1g, 식초 1mL,
소금 0.2g

이렇게 만들어요

1 무는 사방 1cm 크기의 주사위 모양으로
   썬다.

2 배는 껍질을 벗겨 무와 같은 크기로 썬다.

3 무와 배를 한데 담고 양념을 모두 넣어
   버무린다. 상온에서 2일간 익힌다.

칼라만시 차

칼로리	나트륨
10 kcal	**0** mg

재료 칼라만시 원액 40mL, 물 160mL,
얼음 적당량

이렇게 만들어요

1 주전자에 물을 담아 끓인다.

2 컵에 칼라만시 원액을 담고 끓인 물을 부
   어 섞은 뒤 얼음을 넣는다.

칼라만시는 식이섬유가 많아 장 속에 쌓인 노폐물을
배출하는 데 도움을 줍니다. 비타민 C가 풍부해 다이
어트로 피부가 푸석해지거나 트러블이 생기는 것을
막고, 피로해소에도 좋아요.

현미비빔밥 +

홍고추콩나물국 + 불고기 + 채소산적 + 과일과 셀러리

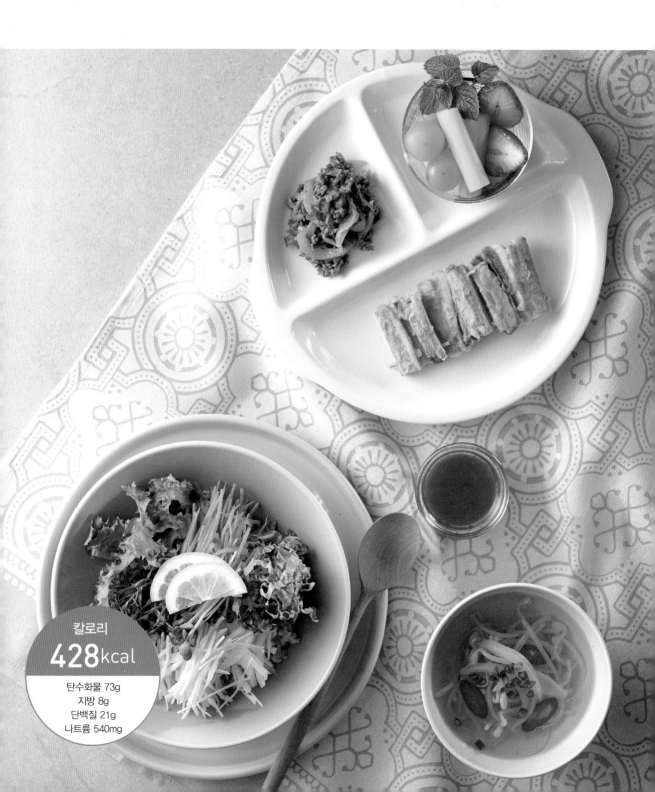

칼로리
428kcal

탄수화물	73g
지방	8g
단백질	21g
나트륨	540mg

••• 현미는 식이섬유가 많아 적은 양으로도 포만감을 느낄 수 있는 식품이다. 현미밥에 여러 가지 채소를 넣어 든든한 비빔밥을 만들고, 저칼로리 식품인 콩나물로 저염 국을 끓여 곁들였다. 향채소인 셀러리는 이뇨작용이 있고 칼륨이 나트륨 배출을 돕기 때문에 체중조절에 효과적이다.

현미비빔밥

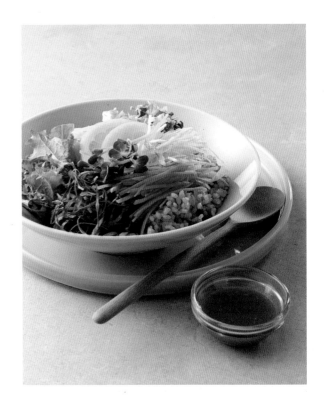

칼로리	나트륨
209 kcal	**215** mg

재료　양배추 20g, 적채 10g, 상추 10g, 치커리 10g, 오이 10g, 당근 10g, 양파 10g, 무순 2g, 레몬 20g
　　　현미밥 | 현미 45g, 물 적당량
　　　저염 양념장 | 고추장 8g, 설탕 1g, 식초 2mL, 쌀미음 10g

이렇게 만들어요

1　현미는 씻어 물에 1시간 정도 불린 뒤 밥을 짓는다.

2　양배추, 적채, 상추는 5cm 길이로 곱게 채 썰고, 치커리는 1.5cm 길이로 썬다. 오이, 당근, 양파는 채 썰고, 무순은 씻어 물기를 뺀다. 레몬은 반달 모양으로 얇게 썬다.

3　저염 양념장 재료를 섞는다.

4　그릇에 현미밥을 담고 채소와 레몬을 올린 뒤 저염 양념장을 곁들인다.

홍고추콩나물국

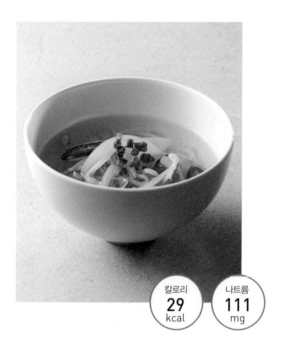

칼로리 **29** kcal 나트륨 **111** mg

재료 콩나물 50g, 양파 20g, 홍고추 3g,
실파 3g, 다진 마늘 1g, 소금 0.2g
국물 | 굵은 멸치 1g, 다시마 1g, 물 300mL

이렇게 만들어요

1 콩나물은 다듬어 씻는다.

2 양파는 채 썰고, 홍고추는 0.3cm 폭으로
어슷하게 썬다. 실파는 송송 썬다.

3 냄비에 물을 붓고 굵은 멸치와 다시마를
넣어 끓인다.

4 국물이 우러나면 멸치와 다시마를 건져내
고 콩나물, 양파, 홍고추를 넣어 끓인다.
소금으로 간하고 실파를 뿌린다.

불고기

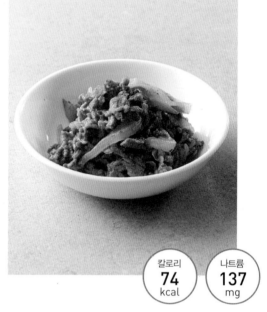

칼로리 **74** kcal 나트륨 **137** mg

재료 쇠고기(불고기용) 40g, 양파 20g,
불고기 양념 | 다진 대파 1g, 다진 마늘 1g,
간장 2mL, 설탕 1g, 후춧가루 0.1g

이렇게 만들어요

1 쇠고기는 4×4cm 크기로 썰어 종이타월
로 핏물을 뺀 뒤 불고기 양념에 무친다.

2 양파는 채 썬다.

3 팬에 양념한 쇠고기와 양파를 넣어 볶
는다.

채소산적

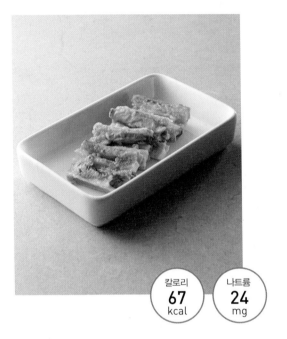

칼로리
67
kcal

나트륨
24
mg

재료　표고버섯 20g, 도라지 15g, 당근 15g,
　　　실파 5g, 밀가루 2g, 달걀 10g,
　　　식용유 2mL

이렇게 만들어요

1　표고버섯은 밑동을 자르고 1cm 폭으로
　　썬다. 실파는 7cm 길이로 썬다.

2　도라지와 당근은 1×7cm 크기로 썰어 끓
　　는 물에 살짝 데친다.

3　표고버섯, 도라지, 당근, 실파를 꼬치에
　　꿰어 밀가루, 달걀을 입힌다.

4　달군 팬에 식용유를 두르고 ③의 꼬치를
　　앞뒤로 지진다.

과일과 셀러리

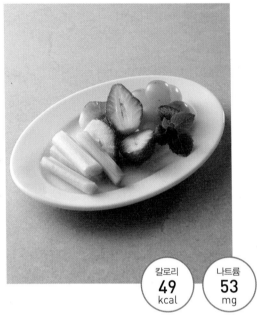

칼로리
49
kcal

나트륨
53
mg

재료　딸기 50g, 청포도 50g, 셀러리 30g

이렇게 만들어요

1　딸기는 깨끗이 씻어 꼭지를 뗀다..

2　청포도는 알을 떼어 씻는다.

3　셀러리는 껍질을 벗기고 4cm 길이로 썬다.

4　그릇에 딸기, 청포도, 셀러리를 담는다.

Day5

5일째

칼로리
1,327
kcal

나트륨
1,684
mg

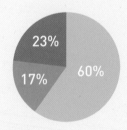

60%

23%

17%

- 탄수화물 **168g** = 아침 59g + 점심 44g + 저녁 65g
- 지방 **47g** = 아침 16g + 점심 18g + 저녁 13g
- 단백질 **64g** = 아침 21g + 점심 26g + 저녁 17g

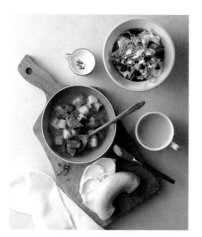

아침 453kcal

토마토비프스튜 +
크랜베리샐러드 + 베이글과 크림치즈 + 검은콩두유

탄수화물 59g (61%) **나트륨** 548mg
지방 16g (17%)
단백질 21g (22%)

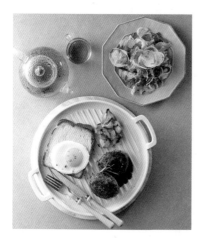

점심 435kcal

미니햄버그스테이크와 셜롯구이 +
감자마늘칩샐러드 + 토스트와 달걀프라이 + 히비스커스 차

탄수화물 44g (50%) **나트륨** 564mg
지방 18g (20%)
단백질 26g (30%)

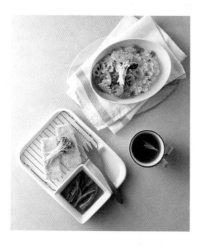

저녁 439kcal

뿌리채소두반장덮밥 +
언두부커틀릿 + 저염 고추장아찌 + 보이차

탄수화물 65g (68%) **나트륨** 572mg
지방 13g (14%)
단백질 17g (18%)

토마토비프스튜 +

크랜베리샐러드 + 베이글과 크림치즈 + 검은콩두유

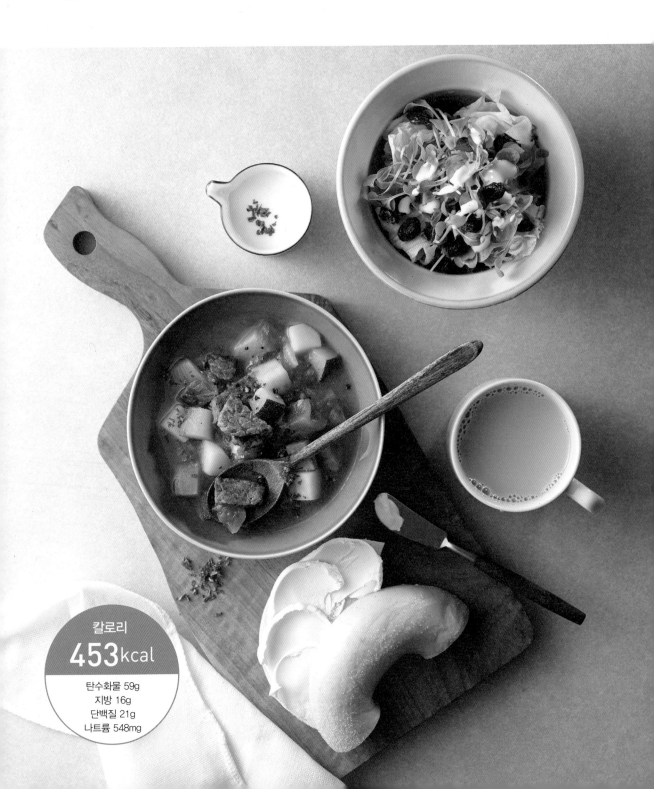

칼로리
453kcal

탄수화물 59g
지방 16g
단백질 21g
나트륨 548mg

••• 토마토의 빨간색 성분인 리코펜은 활성산소를 없애 다이어트 중에 먹으면 좋다. 생으로 먹는 것보다 익혀 먹으면 리코펜이 더 잘 흡수된다. 고단백 식품인 쇠고기와 함께 스튜를 끓여 토마토에 부족한 단백질을 보충하고, 리코펜의 흡수율을 높였다. 요구르트 드레싱을 곁들인 크랜베리샐러드는 입맛 없는 아침에 안성맞춤이다.

토마토
비프스튜

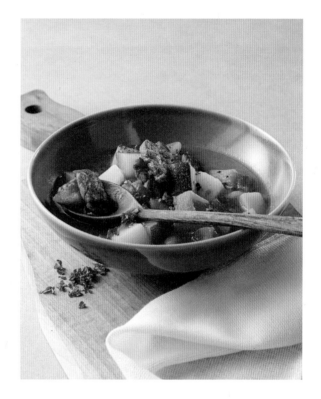

칼로리
151
kcal

나트륨
108
mg

재료 토마토 120g, 쇠고기 40g, 감자 30g, 당근 20g, 양파 30g, 주키니(돼지호박) 20g, 월계수 잎 0.1g, 파슬리가루 0.1g, 소금 0.2g, 후춧가루 0.1g, 물 400mL

이렇게 만들어요

1 토마토는 끓는 물에 살짝 데쳐 껍질을 벗기고 사방 2cm 크기의 주사위 모양으로 썬다.

2 쇠고기는 종이타월로 핏물을 뺀 뒤 2×2cm 크기로 썬다.

3 감자, 당근, 양파, 주키니는 사방 1.5cm 크기의 주사위 모양으로 썬다.

4 냄비에 쇠고기와 물 100mL를 넣어 볶다가, 물 300mL와 ③의 채소, 월계수 잎을 넣어 끓인다.

5 ④에 토마토를 넣고 소금, 후춧가루로 간한 뒤 파슬리가루를 뿌린다.

크랜베리
샐러드

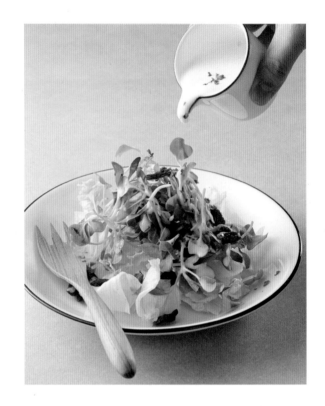

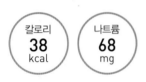

칼로리
38
kcal

나트륨
68
mg

재료   양상추 50g, 어린잎채소 20g, 크랜베리 10g, 요구르트 드레싱 10mL

이렇게 만들어요

1   양상추는 한 잎씩 씻어 3×3cm 크기로 썬다.

2   어린잎채소는 씻어 물기를 뺀다.

3   접시에 양상추와 어린잎채소를 담고 크랜베리를 뿌린다. 요구르트 드레싱을 곁들인다.

요구르트 드레싱을 직접 만들면 더 좋아요. 떠먹는 플레인 요구르트 30g에 레몬즙 5g, 소금 0.1g, 파슬리가루 조금을 넣어 섞으면 됩니다.

베이글과 크림치즈

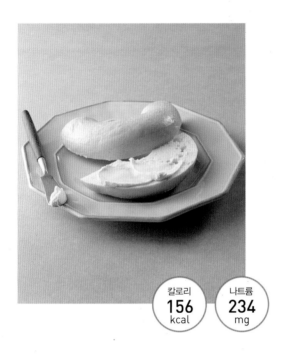

칼로리 **156** kcal 나트륨 **234** mg

재료   베이글 50g, 크림치즈 5g

이렇게 만들어요

1   베이글을 반 갈라 크림치즈를 펴 바른다.

⌄

크림치즈는 쉽게 상합니다. 조금씩 사고, 남은 치즈는 밀봉해 냉장 또는 냉동 보관하세요. 유통기한이 짧으니 확인하는 것도 잊지 마세요.

검은콩두유

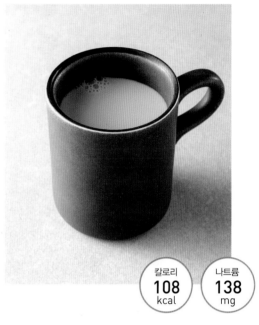

칼로리 **108** kcal 나트륨 **138** mg

재료   검은콩두유 150mL

⌄

두유에 들어있는 사포닌은 체지방이 쌓이지 않게 도와줘요. 콜레스테롤의 흡수를 막고 배출을 돕기도 하죠. 식이섬유가 풍부해 장의 기능을 좋게 하고, 포만감도 줍니다.

미니햄버그스테이크와 셜롯구이 +
감자마늘칩샐러드 + 토스트와 달걀프라이 + 히비스커스 차

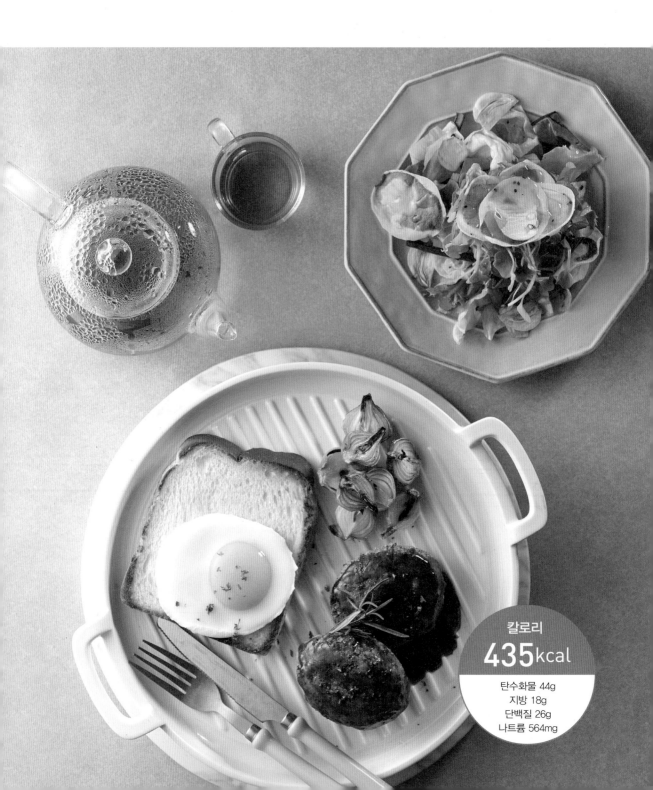

칼로리
435kcal

탄수화물 44g
지방 18g
단백질 26g
나트륨 564mg

••• 미니양파라고도 하는 셜롯은 혈중 콜레스테롤 수치를 낮추고 비타민이 풍부하다. 셜롯과 햄버그스테이크를 오븐에 구워 감자와 마늘은 기름 없이 바삭하게 구워 칼로리를 낮췄다. 새콤한 맛이 일품인 히비스커스 차는 체지방을 분해하는 성분인 HCA가 들어있고, 체내 노폐물을 배출하는 효능도 있어 체중조절에 도움이 된다.

미니햄버그
스테이크와
셜롯구이

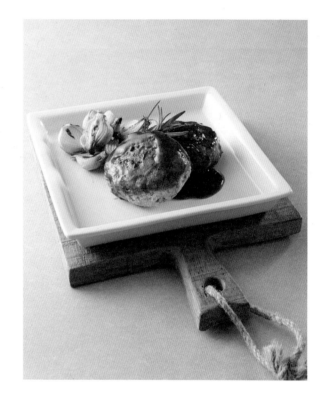

칼로리	나트륨
161 kcal	**169** mg

재료 다진 쇠고기 40g, 두부 30g, 달걀 10g, 빵가루 3g, 당근 5g, 양파 10g, 셜롯 30g, 식용유 2mL
소스 | 우스터소스 5g, 토마토케첩 3g, 설탕 1g, 녹말가루 0.5g, 물 5mL

이렇게 만들어요

1 당근과 양파는 다지고, 두부는 물기를 꼭 짜 칼등으로 으깬다.

2 다진 쇠고기와 두부, 달걀, 빵가루, 다진 당근, 다진 양파를 섞어 잘 치댄 뒤 동글납작하게 빚는다.

3 오븐 팬에 기름을 두르고 ②의 고기 반죽을 올려 175℃로 예열한 오븐에 12분간 굽는다.

4 셜롯을 반 잘라 팬에 굽는다.

5 팬에 우스터소스, 토마토케첩, 설탕, 물을 넣어 끓이다가 녹말가루를 넣어 걸쭉하게 끓인다.

6 접시에 햄버그스테이크와 구운 셜롯을 담고 ⑤의 소스를 끼얹는다.

감자마늘칩
샐러드

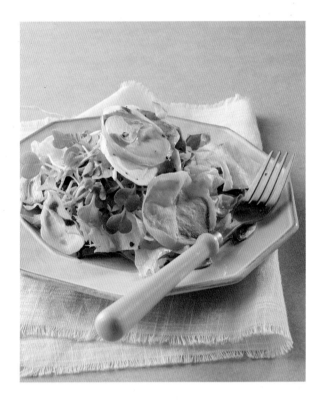

 칼로리
63
kcal

 나트륨
66
mg

재료   감자 40g, 마늘 5g, 양상추 50g, 적근대 10g, 치커리 10g, 어린잎채소 5g, 키위 드레싱 10mL

이렇게 만들어요

1 감자는 껍질을 벗겨 얇고 동그랗게 썬다.

2 마늘은 저며서 찬물에 담가 매운맛을 뺀다.

3 달군 팬에 감자와 마늘을 바삭하게 굽는다. 150℃의 오븐에 5~7분간 구워도 된다.

4 양상추와 적근대는 3×3cm 크기로 썰고, 치커리는 3cm 길이로 썬다. 어린잎채소는 씻어 물기를 뺀다.

5 접시에 채소를 담고 감자 칩과 마늘 칩을 뿌린다. 키위 드레싱을 곁들인다.

토스트와 달걀프라이

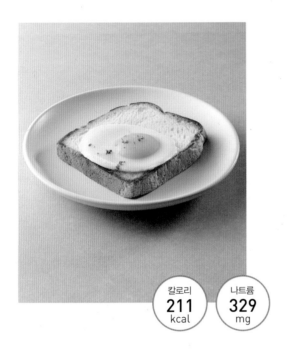

칼로리
211
kcal

나트륨
329
mg

재료   식빵 35g(1장), 달걀 60g(1개), 식용유 4mL

이렇게 만들어요

1   마른 팬에 식빵을 앞뒤로 굽는다.

2   달군 팬에 식용유를 두르고 달걀을 깨뜨려 넣는다. 흰자는 다 익히고, 노른자는 반숙으로 익힌다.

3   접시에 구운 식빵을 담고 달걀프라이를 올린다.

히비스커스 차

칼로리
0
kcal

나트륨
0
mg

재료   히비스커스 찻잎 2~3장, 물 200mL

이렇게 만들어요

1   주전자에 물을 담아 끓인다.

2   찻잔에 히비스커스 찻잎을 넣고 끓인 물을 부어 우린다.

히비스커스 차는 단맛보다 신맛이 강하기 때문에 위가 좋지 않으면 식사 후에 마시는 것이 좋습니다.

뿌리채소두반장덮밥 +

언두부커틀릿 + 저염 고추장아찌 + 보이차

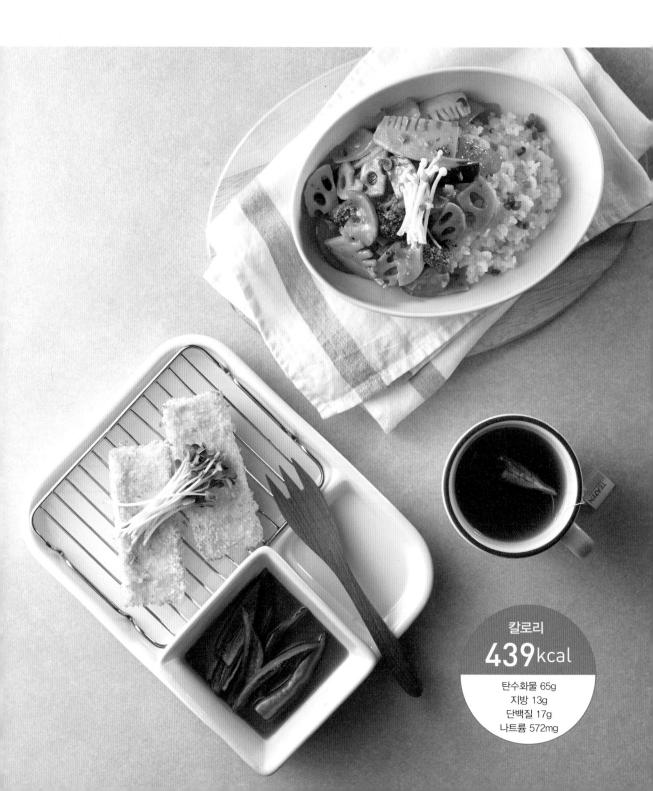

칼로리
439kcal

탄수화물 65g
지방 13g
단백질 17g
나트륨 572mg

••• 식이섬유가 풍부한 뿌리채소를 넣고 매콤하면서도 감칠맛이 나는 두반장덮밥을 만들었다. 두부는 얼리면 수분이 빠지면서 영양소가 응축되어 더 많은 영양소를 섭취할 수 있다. 튀기지 않고 오븐에 담백하게 구워 지방을 줄였다. 보이차는 항산화 효과가 있고 지방이 쌓이는 것을 막는다.

뿌리채소
두반장덮밥

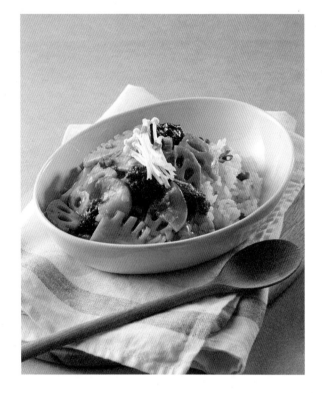

칼로리
289
kcal

나트륨
310
mg

재료   연근 30g, 통조림 죽순 · 애호박 · 양파 · 브로콜리 20g씩, 당근 15g, 표고버섯 30g, 팽이버섯 5g,
대파 3g, 쪽파 2g, 다진 마늘 3g, 고추기름 5mL, 두반장 8g, 굴소스 2g, 참기름 1mL,
녹말물(녹말가루 2g, 물 2mL), 물 10mL
밥 | 쌀 45g, 물 적당량

이렇게 만들어요

1   쌀은 서너 번 씻어 물에 30분간 불린 뒤 밥을 짓는다.

2   연근은 0.5cm 두께로 썰어 4등분한 뒤, 끓는 물에 10분 정도 데친다.

3   죽순은 물에 헹궈 얇게 썰고, 당근과 애호박은 연근 크기, 양파는 3×3cm 크기로 썬다. 브로콜리는 송이를 뗀다. 표고버섯은 4등분하고, 팽이버섯은 밑동을 자른다. 대파와 쪽파는 송송 썬다.

4   달군 팬에 고추기름을 두르고 채소를 볶다가 물, 두반장, 굴소스, 참기름, 녹말물을 넣어 끓인다.

5   그릇에 밥을 담고 ④를 끼얹은 뒤 송송 썬 쪽파를 뿌린다.

언두부커틀릿

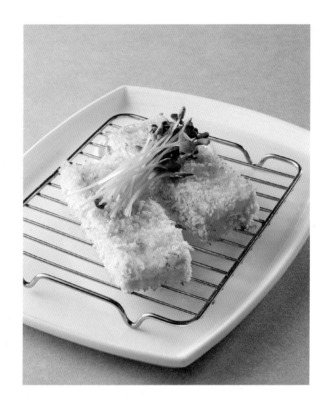

칼로리 **129** kcal

나트륨 **84** mg

재료　두부 80g, 무순 5g, 밀가루 3g, 달걀 10g, 빵가루 5g, 식용유 2mL, 소금 0.1g

이렇게 만들어요

1　두부는 간수를 빼고 6시간 정도 얼린다.

2　얼린 두부를 해동해 면포로 싸서 물기를 짠 뒤 소금을 뿌린다.

3　오븐을 175℃로 예열한다.

4　무순은 씻어 물기를 빼고, 달걀은 알끈이 풀어지게 잘 푼다.

5　두부에 밀가루, 달걀, 빵가루 순으로 옷을 입힌 뒤 식용유를 고루 묻힌다.

6　예열한 오븐에 두부를 10분간 굽는다.

7　두부커틀릿을 1.5cm 폭으로 썰어 그릇에 담고 무순을 올린다.

저염 고추장아찌

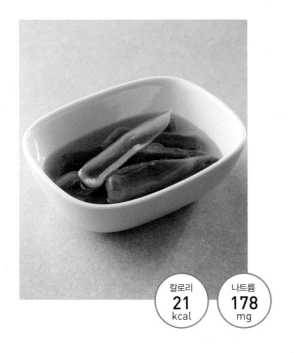

칼로리	나트륨
21 kcal	**178** mg

재료　풋고추 20g
　　　절임물 | 간장 3mL, 설탕 2g, 물 50mL

이렇게 만들어요

1　냄비에 물, 간장, 설탕을 넣고 끓여 식힌다.

2　풋고추를 세로로 2등분해 씨를 뺀다.

3　풋고추를 통에 담고 절임물을 부어 냉장고에 하루 정도 둔다.

보이차

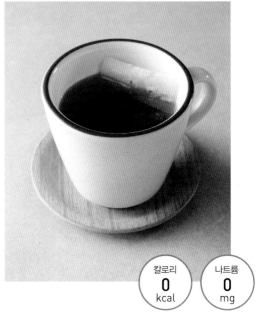

칼로리	나트륨
0 kcal	**0** mg

재료　보이차 티백 1개, 물 200mL

이렇게 만들어요

1　주전자에 물을 담아 끓인다.

2　찻잔에 보이차 티백을 넣고 끓인 물을 부어 우린다.

Day6

6일째

칼로리
1,273
kcal

나트륨
1,451
mg

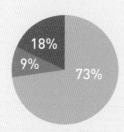

- 탄수화물 **214g** = 아침 79g + 점심 67g + 저녁 68g
- 지방 **26g** = 아침 7g + 점심 12g + 저녁 7g
- 단백질 **54g** = 아침 18g + 점심 14g + 저녁 22g

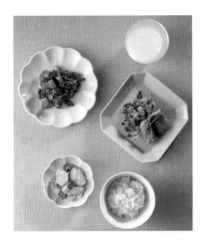

아침 439 kcal

삼치살구이와 대파구이 +
쌀밥 + 수삼밤냉채 + 래디시김치 + 요구르트

탄수화물 79g (76%)	나트륨 562mg
지방 7g (7%)	
단백질 18g (17%)	

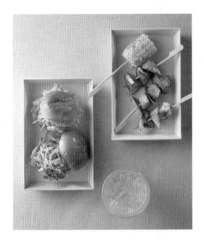

점심 421 kcal

채소모닝빵샌드위치 +
옥수수호박치즈구이 + 아이스녹차

탄수화물 67g (72%)	나트륨 478mg
지방 12g (13%)	
단백질 14g (15%)	

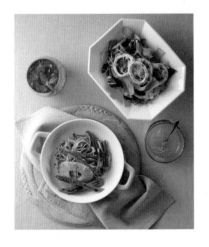

저녁 413 kcal

냉파스타와 파인애플아스파라거스구이 +
로메인오징어샐러드 + 아이스티

탄수화물 68g (70%)	나트륨 411mg
지방 7g (7%)	
단백질 22g (23%)	

삼치살구이와 대파구이 +
쌀밥 + 수삼밤냉채 + 래디시김치 + 요구르트

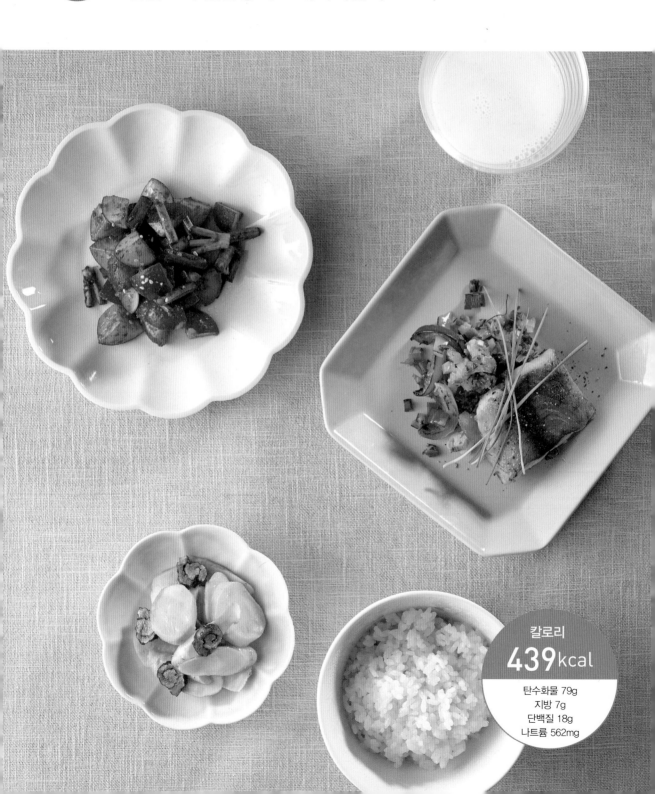

칼로리
439kcal

탄수화물 79g
지방 7g
단백질 18g
나트륨 562mg

••• 삼치는 고등어보다 수분이 많고 살이 부드럽다. 칼륨이 많아 고혈압을 예방하고 나트륨을 배출한다. 비타민이 풍부한 대파를 함께 구워 삼치에 부족한 비타민을 보충했다. 요구르트의 유산균은 장의 기능을 활발하게 해 숙변과 노폐물의 배출을 돕는다. 래디시김치는 깍두기 등 다른 무김치로 대체해도 된다.

삼치살구이와 대파구이

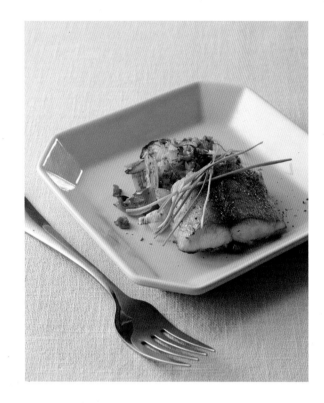

<table>
<tr><td>칼로리
100
kcal</td><td>나트륨
98
mg</td></tr>
</table>

재료 삼치살 50g, 대파 20g, 빨강 · 노랑 파프리카 20g, 맛술 3mL, 소금 0.2g, 후춧가루 0.1g, 식용유 2mL

이렇게 만들어요

1 삼치살은 껍질을 벗기고 소금, 후춧가루, 맛술을 뿌려 밑간한다.

2 대파는 6cm 길이로 썰고, 파프리카는 채 썬다.

3 달군 팬에 식용유를 두르고 삼치를 노릇하게 굽는다. 대파와 파프리카도 같이 굽는다.

4 구운 대파와 파프리카를 잘게 썬다.

5 접시에 대파와 파프리카를 담고 삼치를 올린다.

쌀밥

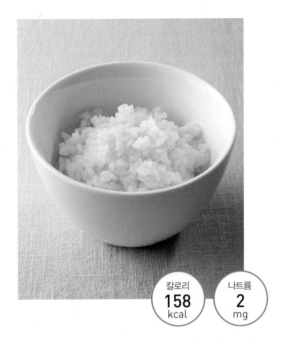

칼로리	나트륨
158 kcal	**2** mg

재료 쌀 45g, 물 적당량

이렇게 만들어요

1 쌀을 서너 번 씻어 물에 담가 30분간 불린다.

2 밥솥에 불린 쌀을 안쳐 밥을 짓는다.

3 밥이 다 되면 위아래로 섞는다.

쌀 씻은 물은 버리지 말고 삼치살을 담가두세요. 비린내를 없앨 수 있습니다.

수삼밤냉채

칼로리	나트륨
68 kcal	**236** mg

재료 수삼 20g, 밤 10g, 대추 2g
겨자 소스 | 연겨자 8g, 올리고당 3mL,
식초 2mL

이렇게 만들어요

1 수삼은 0.5cm 두께로 어슷하게 썰고, 밤은 서민다.

2 대추는 돌려 깎아서 돌돌 말아 얇게 썬다.

3 연겨자, 식초, 올리고당을 섞는다.

4 수삼과 밤을 겨자 소스에 무쳐 그릇에 담고 대추를 올린다.

래디시김치

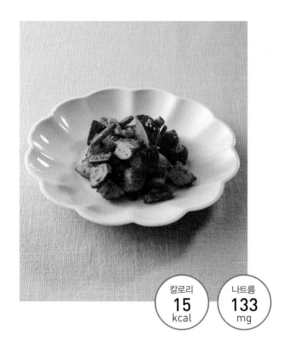

칼로리 **15** kcal　나트륨 **133** mg

재료　래디시 50g, 실파 5g
　　　김치 양념 | 고춧가루 1g, 다진 마늘 1g,
　　　다진 생강 1g, 멸치액젓 1mL, 소금 0.2g,
　　　물 10mL

이렇게 만들어요

1　래디시는 4등분하고, 실파는 2cm 길이로
　　썬다.

2　김치 양념 재료를 섞는다.

3　김치 양념에 래디시와 실파를 넣어 버무
　　린다. 냉장고에 넣어 하루 정도 익힌다.

요구르트

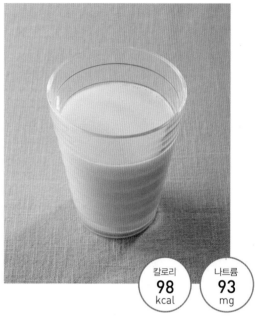

칼로리 **98** kcal　나트륨 **93** mg

재료　액상 플레인 요구르트 150mL

플레인 요구르트는 칼로리가 낮고 유산균이 풍부하죠.
떠먹는 요구르트에 견과나 과일을 넣어 먹으면 포만감
을 느낄 수 있어 출출할 때 간식으로도 좋아요. 단, 견
과류는 지방이 많고, 과일도 망고나 청포도는 당분이
많으니 너무 많이 먹지 않도록 주의하세요.

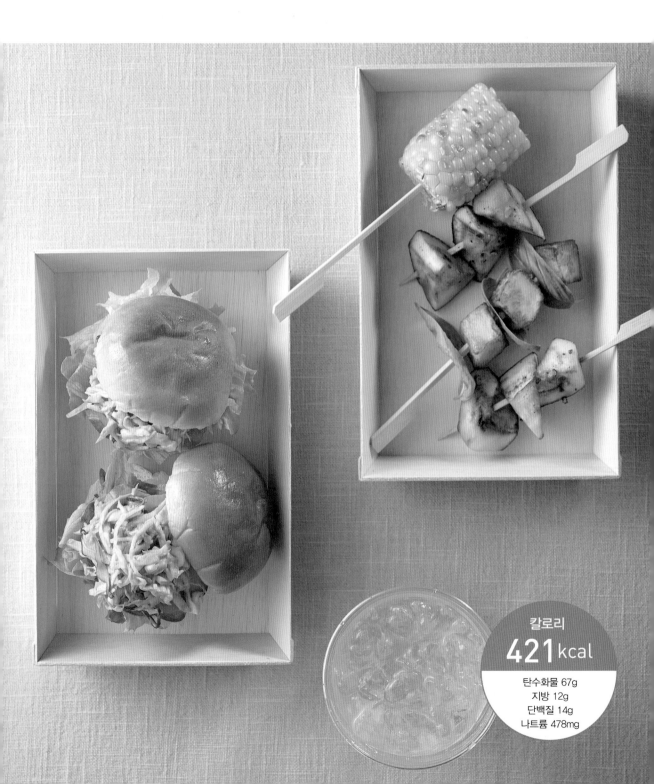

채소모닝빵샌드위치 +
옥수수호박치즈구이 + 아이스녹차

칼로리
421kcal

탄수화물 67g
지방 12g
단백질 14g
나트륨 478mg

••• 옥수수는 지방이 적고 식이섬유가 많아 다이어트에 좋지만 비타민, 미네랄, 단백질이 부족하다. 비타민과 미네랄이 풍부한 호박, 단백질과 지방이 풍부한 치즈를 함께 구워 부족한 영양소를 보충했다. 녹차는 카테킨 성분이 콜레스테롤의 흡수를 막고 지방이 쌓이는 것을 억제한다. 그러나 지나치게 마시면 불면증이 올 수 있으니 주의한다.

채소모닝빵 샌드위치

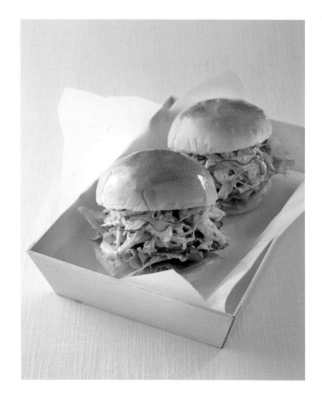

칼로리	나트륨
259 kcal	**342** mg

재료 모닝빵 50g, 양상추 60g, 양배추 40g, 적채 10g, 오이 20g, 마요네즈 10g, 토마토케첩 10g

이렇게 만들어요

1 양상추는 3×3cm 크기로 썰고, 양배추와 적채는 4cm 길이로 채 썬다. 오이는 어슷하게 썬다.

2 양배추와 적채를 마요네즈와 토마토케첩에 버무린다.

3 모닝빵을 반 갈라 아래쪽 빵에 양상추, 오이, ②의 양배추를 올리고 위쪽 빵을 덮는다.

옥수수호박
치즈구이

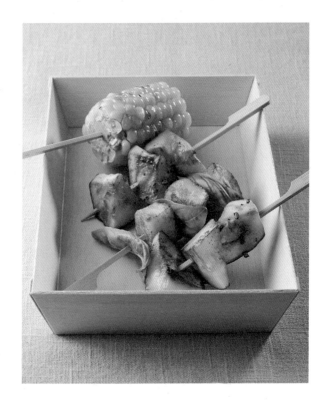

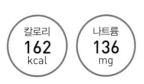

재료　옥수수 70g, 주키니(돼지호박) 70g, 구워 먹는 치즈 20g

이렇게 만들어요

1　오븐을 160℃로 예열한다.

2　주키니는 한입 크기로 듬성듬성 썬다. 치즈도 한입 크기로 썬다.

3　예열한 오븐에 옥수수는 15분, 주키니는 8분 정도 굽는다.

4　달군 팬에 치즈를 노릇하게 굽는다.

5　구운 옥수수와 주키니, 치즈를 각각 꼬치에 꿴다.

아이스녹차

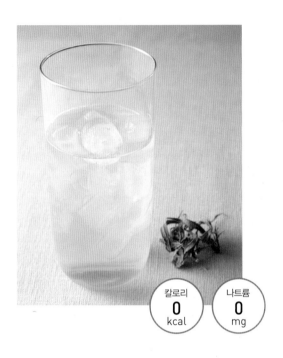

칼로리	나트륨
0 kcal	0 mg

재료   녹차 티백 1개, 물 200mL, 얼음 적당량

이렇게 만들어요

1   주전자에 물을 담아 끓인다.

2   끓인 물에 녹차 티백을 넣어 우린 뒤, 냉장실에서 차게 식힌다.

3   컵에 녹차를 따르고 얼음을 넣는다.

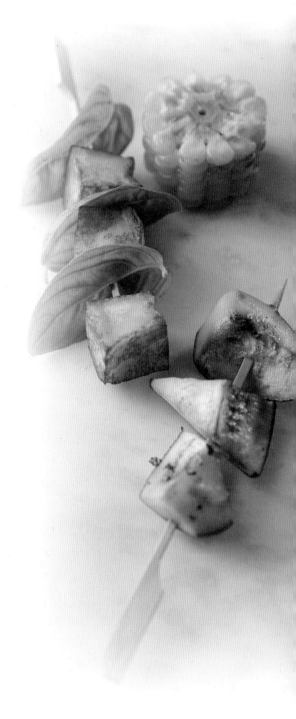

냉파스타와 파인애플아스파라거스구이 +

로메인오징어샐러드 + 아이스티

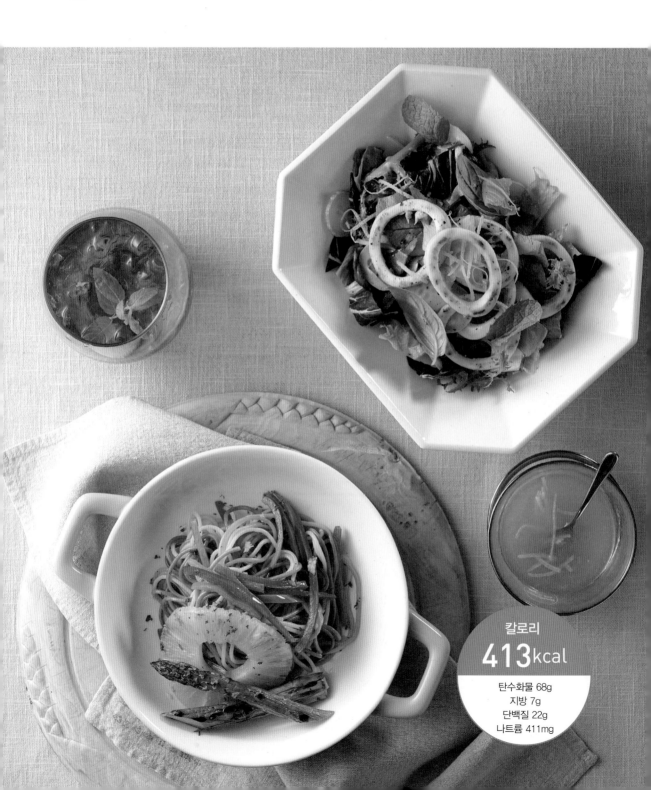

칼로리
413kcal

탄수화물 68g
지방 7g
단백질 22g
나트륨 411mg

••• 냉파스타에 오븐에 구운 아스파라거스와 파인애플을 올려 아삭함과 달콤함을 더했다. 아스파라거스는 칼로리와 지방이 적고 식이섬유가 풍부하다. 여기에 칼로리가 낮은 오징어와 비타민이 풍부한 채소들로 샐러드를 만들어 곁들였다. 오징어를 센 불에 볶아 불 맛을 내면 특별히 간을 하지 않아도 맛있다.

냉파스타와 파인애플 아스파라거스구이

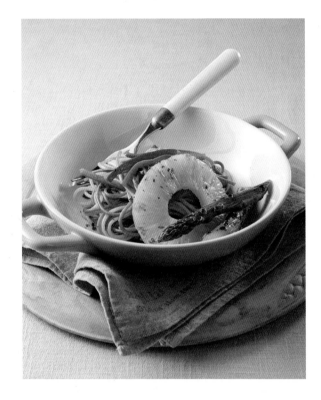

칼로리	나트륨
270 kcal	**207** mg

재료   스파게티 60g, 파인애플 50g, 아스파라거스 50g, 피망 10g, 홍피망 10g, 다진 마늘 10g, 파슬리가루 0.1g, 소금 0.5g, 올리브유 2mL, 물 500mL

이렇게 만들어요

1   파인애플은 1cm 두께로 동그랗게 썰고, 아스파라거스는 단단한 부분을 잘라내고 껍질을 벗긴다. 피망과 홍피망은 4cm 길이로 채 썬다.

2   160℃로 예열한 오븐에 파인애플과 아스파라거스를 10분간 굽는다.

3   끓는 물에 스파게티를 넣어 중불에서 9~10분간 삶는다.

4   달군 팬에 올리브유를 두르고 다진 마늘, 스파게티, 피망, 홍피망을 넣어 센 불에서 볶은 뒤, 소금으로 간해 차게 식힌다.

5   그릇에 냉파스타를 담고 구운 파인애플과 아스파라거스를 올린 뒤 파슬리가루를 뿌린다.

로메인오징어
샐러드

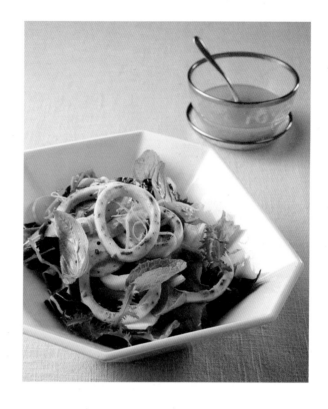

칼로리
143
kcal

나트륨
204
mg

재료 오징어 60g, 로메인 레터스 50g, 양상추 20g, 라디치오 5g, 치커리 10g, 오이 10g, 레몬 50g,
식용유 2mL
드레싱 | 유자 드레싱 10mL, 사과주스 20mL

이렇게 만들어요

1 오징어는 0.7cm 두께로 동그랗게 썬다.

2 로메인 레터스와 치커리는 3cm 길이로 썰고, 양상추와 리디치오는 3×3cm 크기로 썬다. 오이는
0.3cm 두께로 동그랗게 썬다.

3 레몬은 껍질 노란 부분을 깎아 곱게 채 썰고, 과육은 2×2cm 크기로 썬다.

4 달군 팬에 식용유를 두르고 오징어를 센 불에서 볶아 차게 식힌다.

5 유자 드레싱과 사과주스를 섞는다.

6 그릇에 채소와 레몬 과육, 오징어를 담고 채 썬 레몬 껍질을 올린 뒤 드레싱을 뿌린다.

아이스티

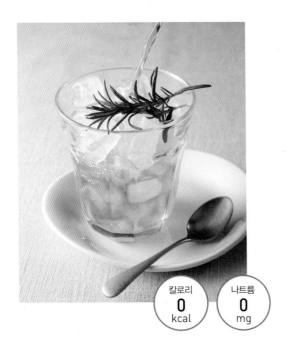

칼로리	나트륨
0 kcal	**0** mg

재료　홍차 티백 1개, 물 200mL, 얼음 적당량

이렇게 만들어요

1　주전자에 물을 담아 끓인다.

2　끓인 물에 홍차 티백을 넣어 우린 뒤, 냉장실에서 차게 식힌다.

3　컵에 홍차를 따르고 얼음을 넣는다.

즐겨 먹는 국수의 영양 이야기

소면 | 쫄깃한 맛이 좋고 쓰임새가 많다. 염분이 다른 국수보다 많아 다이어트식이나 저염식을 할 경우에는 주의해야 한다.

메밀국수 | 순 메밀로 만들기도 하지만 보통 메밀가루에 밀가루, 녹말가루 등을 섞어 만든다. 메밀은 전체적으로 영양가가 높으며, 특히 단백질이 다른 곡식보다 12~14% 더 많이 들어있다. 성질이 차서 몸의 열을 내리고 배변을 돕는다.

쌀국수 | 염분은 적지만 탄수화물이 많이 들어있다. 섭취 칼로리가 과잉되지 않도록 주의한다. 쉽게 부서지기 때문에 미지근한 물에 불려서 삶는다.

스파게티 | 반죽에 달걀이 들어가 단백질이 많고 칼로리가 높다. 듀럼밀을 가루 낸 세몰리나로 만드는데, 세몰리나는 입자가 굵고 거칠기 때문에 소화흡수가 천천히 이루어져 지방이 몸에 쉽게 쌓이지 않는다.

실곤약 | 무색, 무취이며 100g당 10kcal 정도로 칼로리가 매우 낮아 다이어트 식품으로 좋다. 당뇨식, 저염식에도 자주 쓴다. 실곤약, 우동곤약, 곤약쌀 등 종류가 다양하며 끓는 물에 살짝 데쳐 조리한다.

국수 100g의 칼로리와 영양

국수	칼로리 (kcal)	탄수 화물 (g)	단백질 (g)	지방 (g)	나트륨 (mg)
소면 (건면)	350	76	10	0.7	1,300
메밀국수 (건면)	354	72	12	1.8	1,132
쌀국수 (건면)	364	83	3	0.6	182
스파게티 (건면)	371	75	13	1.5	5
실곤약	10	3	0	0	4

Day 7

7일째

칼로리
1,363
kcal

나트륨
1,689
mg

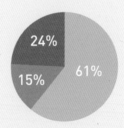

24%

15%

61%

■ 탄수화물 182g = 아침 64g + 점심 49g + 저녁 69g

■ 지방 44g = 아침 10g + 점심 25g + 저녁 9g

■ 단백질 74g = 아침 20g + 점심 29g + 저녁 25g

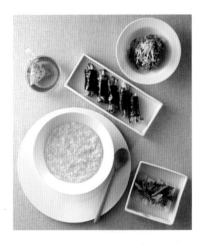

아침 405kcal

녹두죽 +
명이나물돼지고기말이 + 팽이버섯볶음 + 미나리배생채 +
귤피차

탄수화물 64g (68%)	나트륨 524mg
지방 10g (11%)	
단백질 20g (21%)	

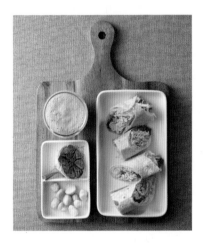

점심 522kcal

닭살채소부리토 +
통마늘시나몬구이 + 마카다미아 + 토마토두유

탄수화물 49g (48%)	나트륨 577mg
지방 25g (24%)	
단백질 29g (28%)	

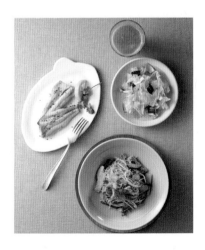

저녁 436kcal

에그누들볶음 +
동태살구이 + 양상추적양파피클 + 수박주스

탄수화물 69g (67%)	나트륨 588mg
지방 9g (9%)	
단백질 25g (24%)	

녹두죽 +

명이나물돼지고기말이 + 팽이버섯볶음 + 미나리배생채 +
귤피차

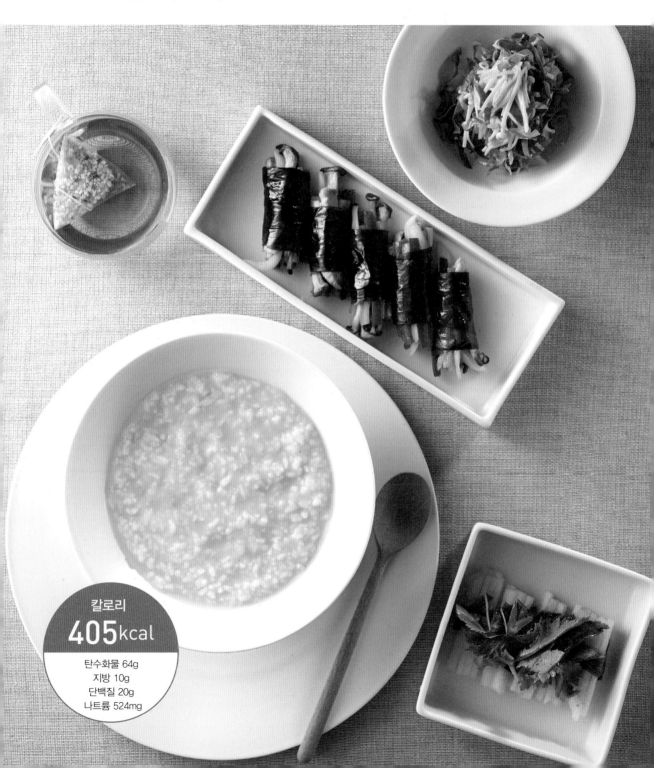

칼로리
405kcal

탄수화물 64g
지방 10g
단백질 20g
나트륨 524mg

••• 녹두는 식이섬유가 풍부하고 포만감이 있어 다이어트에 도움이 된다. 신장기능을 향상시켜 이뇨작용을 활성화함으로써 체내 노폐물도 배출한다. 명이나물은 저지방 식품으로, 돼지고기와 함께 먹으면 명이나물의 알리신이 돼지고기에 풍부한 비타민 B_1의 흡수를 돕는다. 전날 녹두를 삶아서 냉장고에 넣어두면 아침에 녹두죽을 쉽게 만들 수 있다.

녹두죽

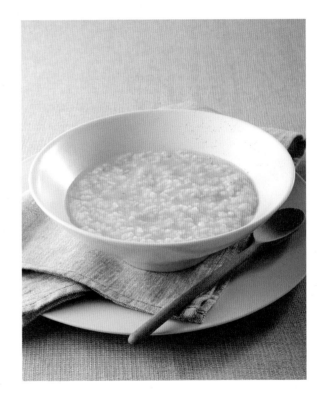

칼로리	나트륨
182 kcal	**2** mg

재료 깐 녹두 15g, 쌀 35g, 참기름 1mL, 물 500mL

이렇게 만들어요

1   녹두는 씻어 물에 5시간 이상 불리고, 쌀은 씻어 물에 30분 정도 불린다.

2   냄비에 녹두를 담고 물 300mL를 부어 푹 삶는다.

3   삶은 녹두와 물 100mL를 믹서에 넣어 간다.

4   냄비에 참기름을 두르고 불린 쌀을 볶다가 물 1컵을 넣고 저어가며 끓인다.

5   물이 잦아들면 간 녹두와 물 1컵을 넣어 쌀알이 퍼질 때까지 끓인다.

명이나물돼지고기말이

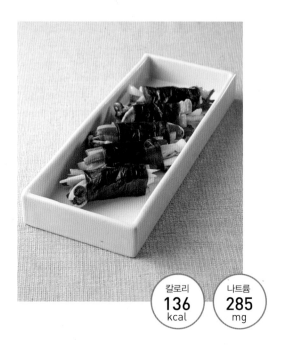

칼로리	나트륨
136 kcal	**285** mg

재료　돼지고기(목심) 40g, 명이나물(산마늘) 30g,
　　　느타리버섯 40g, 양파 40g, 피망 15g,
　　　적피망 15g, 식용유 2mL
　　　명이나물 절임물 | 간장 4mL, 식초 1mL,
　　　설탕 1mL, 물 100mL

이렇게 만들어요

1　절임물 재료를 끓여 식힌 뒤, 명이나물을
　　넣어 하루 동안 둔다.

2　느타리버섯은 가닥을 떼고, 양파와 피망은
　　채 썬다. 돼지고기도 5cm 길이로 채 썬다.

3　달군 팬에 식용유를 두르고 돼지고기, 느
　　타리버섯, 양파, 피망을 각각 볶는다.

4　명이나물에 볶은 재료를 올려 돌돌 만다.

팽이버섯볶음

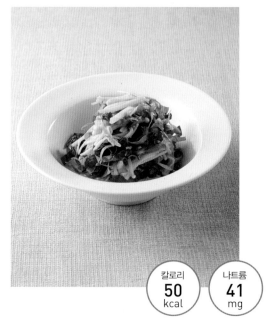

칼로리	나트륨
50 kcal	**41** mg

재료　팽이버섯 100g, 적근대 20g, 식용유 2mL

이렇게 만들어요

1　팽이버섯은 밑동을 잘라내고, 적근대는
　　6cm 길이로 채 썬다.

2　달군 팬에 식용유를 두르고 팽이버섯을
　　볶아 식힌다.

3　볶은 팽이버섯과 적근대를 섞는다.

미나리배생채

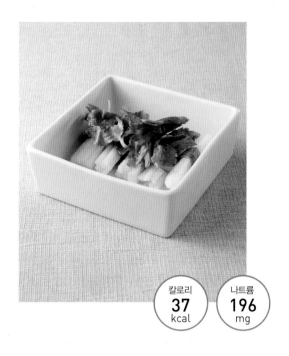

칼로리	나트륨
37 kcal	**196** mg

재료 배 50g, 미나리 20g
양념장 | 다진 대파 1g, 다진 마늘 1g,
고춧가루 1g, 멸치액젓 2mL, 설탕 1g

이렇게 만들어요

1 배는 껍질을 벗겨 채 썰고, 미나리는 다
듬어 씻는다.

2 양념장 재료를 섞는다.

3 그릇에 배와 미나리를 가지런히 담고 양
념장을 뿌린다.

귤피차

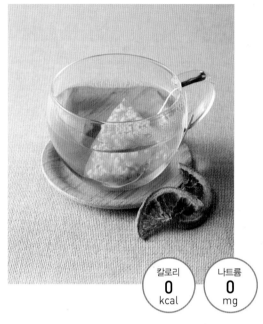

칼로리	나트륨
0 kcal	**0** mg

재료 귤피차 티백 1개, 물 200mL

이렇게 만들어요

1 주전자에 물을 담아 끓인다.

2 찻잔에 귤피차 티백을 넣고 끓인 물을 부
어 우린다.

닭살채소부리토 +

통마늘시나몬구이 +　마카다미아 + 토마토두유

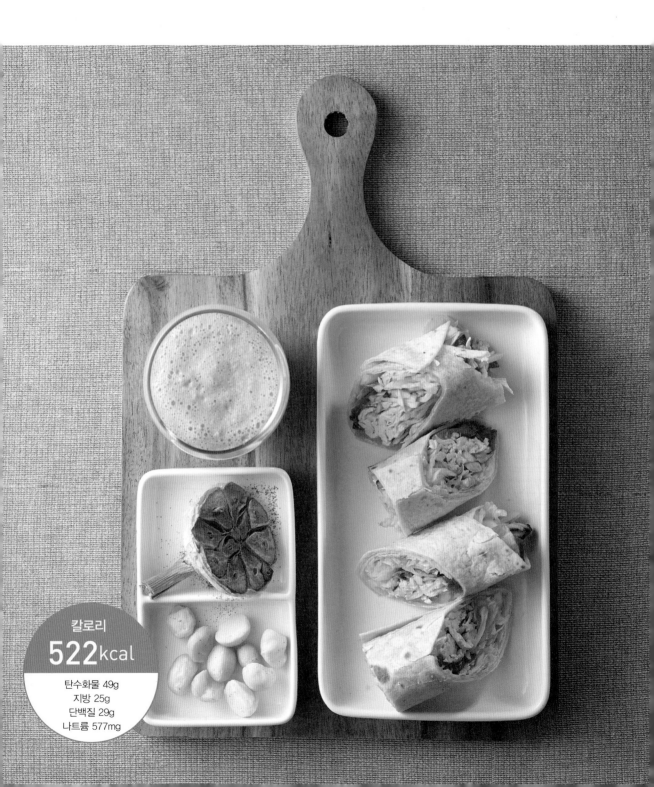

칼로리
522kcal

탄수화물 49g
지방 25g
단백질 29g
나트륨 577mg

••• 닭가슴살은 닭고기 중 지방이 가장 적은 부위로 단백질이 풍부하다. 채소와 함께 먹으면 비타민이 보충되어 영양 면에서 균형이 잡힌다. 마늘은 칼로리가 낮고 지방이 적을 뿐 아니라, 매운맛을 내는 성분인 알리신이 면역력을 강화한다. 다이어트로 인해 면역력이 떨어졌을 때 도움이 된다.

닭살채소
부리토

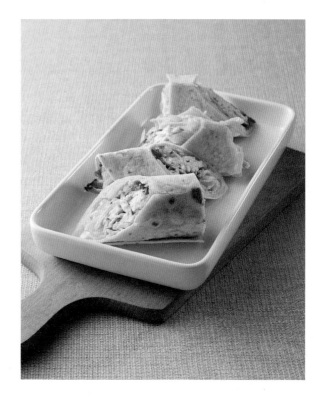

칼로리
336
kcal

나트륨
515
mg

재료 토르티야(지름 20cm) 1장, 닭가슴살 60g, 양상추 60g, 빨강 · 노랑 파프리카 60g, 느타리버섯 30g, 데리야키 소스 4g, 소금 0.1g, 후춧가루 0.05g

이렇게 만들어요

1 끓는 물에 닭가슴살을 데친 뒤, 결대로 찢어 소금, 후춧가루로 간한다.

2 양상추는 5cm 길이로 채 썰고, 파프리카도 채 썬다. 느타리버섯은 밑동을 자르고 가닥을 뗀다.

3 달군 팬에 느타리버섯을 볶는다.

4 마른 팬에 토르티야를 굽는다.

5 구운 토르티야에 데리야키 소스를 바르고 닭살, 양상추, 파프리카, 느타리버섯을 올려 돌돌 만다.

통마늘시나몬구이

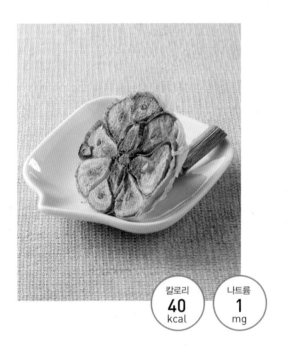

칼로리 **40** kcal

나트륨 **1** mg

재료 통마늘 30g, 시나몬가루 1g

이렇게 만들어요

1 오븐을 175℃로 예열한다.

2 통마늘을 단면이 보이게 잘라 시나몬가루를 뿌린다.

3 예열한 오븐에 마늘을 15분간 굽는다.

마늘은 면역력을 강화하고 혈당을 떨어뜨리는 효과가 있어요. 익으면 단맛이 강해지므로 구워 먹으면 좋습니다.

마카다미아

칼로리 **70** kcal

나트륨 **0.5** mg

재료 마카다미아 10g

견과류는 식이섬유가 풍부하게 들어있어 변비를 예방하고 포만감을 줘요. 칼로리는 높지만 불포화지방산이 많아 다이어트 중 지방 공급원으로 좋고, 피부 노화를 막는 효과가 있어 다이어트로 거칠어지기 쉬운 피부를 보호할 수 있습니다.

토마토두유

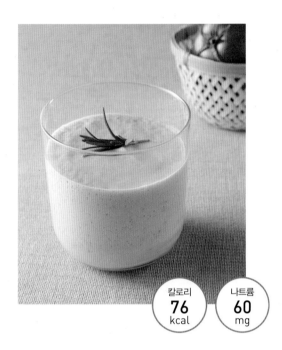

| 칼로리
76
kcal | 나트륨
60
mg |

재료　토마토 200g, 두유 80mL

이렇게 만들어요

1　토마토를 깨끗이 씻어 꼭지를 떼고 듬성
　듬성 썬다.

2　믹서에 토마토와 두유를 넣어 곱게 간다.

즐겨 먹는 고기의 영양 이야기

쇠고기 | 돼지고기에 비해 양질의 단백질을 얻을 수 있다. 필수아미노산이 풍부하고 비타민 B군, 철분 등 영양가가 높지만, 비타민과 식이섬유가 적어 채소와 함께 먹는 것이 좋다. 색이 선명하며 조직이 치밀하고 단단한 것이 좋은 고기다.

돼지고기 | 비타민 B, 이 쇠고기의 10배나 들어있다. 지방이 많기 때문에 다이어트 중에는 기름이 적은 살코기를 먹는 것이 좋다. 색이 선명한 담홍색이고 윤기가 있으며 기름지고 살코기가 두꺼운 것을 고른다.

닭고기 | 단백질이 풍부하고 껍질을 벗겨내면 쇠고기, 돼지고기보다 칼로리가 훨씬 낮아 다이어트 식품으로 알맞다. 살빛은 분홍색을 띠고 껍질은 크림색을 띠는 것이 신선하다. 고깃결이 부드러워 냉동하면 맛이 떨어지므로 빠른 시일 안에 먹는 것이 좋다.

고기 100g의 칼로리와 영양

고기	칼로리 (kcal)	탄수 화물 (g)	단백질 (g)	지방 (g)	나트륨 (mg)
쇠고기 (양지머리)	150	0.1	21.2	6.6	48
돼지고기	181	0	0.5	12.3	50
닭고기	208	0.1	18.8	13.6	58

에그누들볶음 +

동태살구이 + 양상추적양파피클 + 수박주스

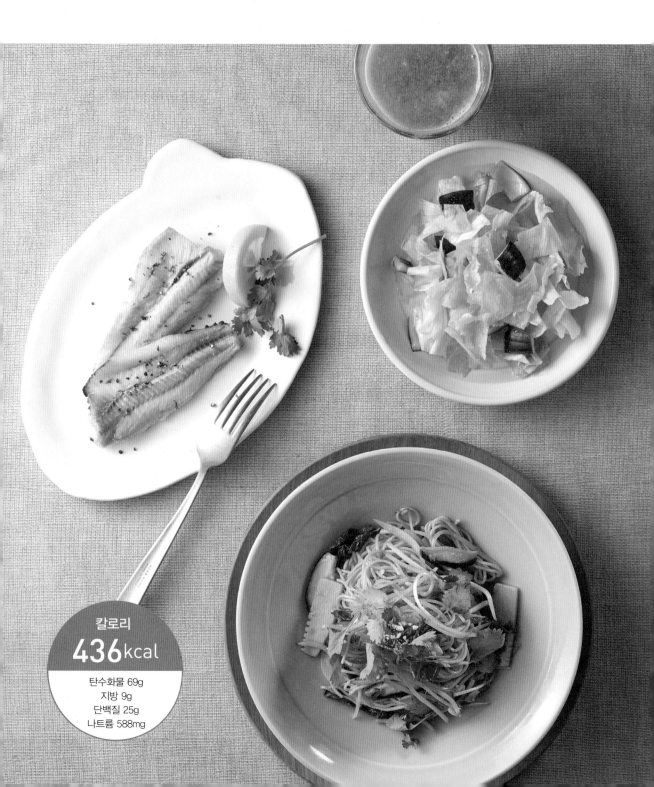

칼로리
436kcal

탄수화물 69g
지방 9g
단백질 25g
나트륨 588mg

••• 에그누들은 빛깔과 씹는 맛이 색달라 식탁에 변화를 줄 수 있을 뿐 아니라 나트륨 함유량이 소면의 1/4 정도로 적어 저염식 재료로 좋다. 명태는 메티오닌, 나이아신 등의 필수아미노산이 풍부하다. 양상추, 적양파와 함께 먹으면 명태에 부족한 비타민을 보충할 수 있어 영양의 균형이 잡힌다.

에그누들볶음

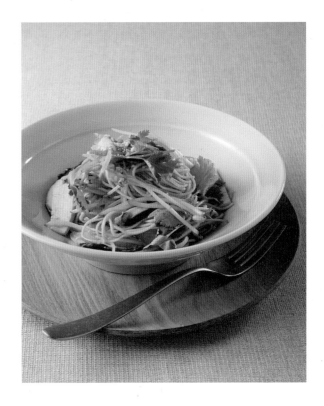

칼로리	나트륨
270 kcal	**379** mg

재료 에그 누들 50g, 숙주 80g, 통조림 죽순 50g, 표고버섯 20g, 양파 30g, 청경채 40g, 고수 5g, 다진 땅콩 5g, 라임즙 5mL, 고추기름 2mL, 간장 2mL, 설탕 1g

이렇게 만들어요

1 끓는 물에 에그 누들을 1분 정도 삶는다.

2 숙주는 다듬어 씻고, 죽순은 물에 헹궈 4cm 길이로 모양 살려 썬다. 표고버섯은 밑동을 자른 뒤 채 썰고, 양파도 채 썬다. 청경채는 5cm 길이로, 고수는 3cm 길이로 썬다.

3 달군 팬에 고추기름을 두르고 죽순, 표고버섯, 양파를 볶는다.

4 ③에 에그 누들을 넣고 볶다가 청경채, 숙주를 넣어 볶는다. 간장, 설탕으로 간한다.

5 그릇에 볶은 에그 누들을 담고 라임즙과 다진 땅콩을 뿌린 뒤 고수를 올린다.

동태살구이

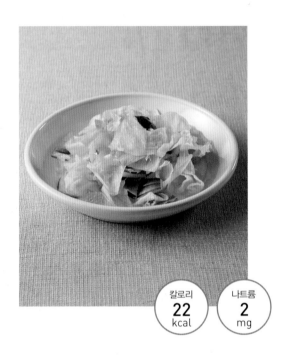

칼로리
84
kcal

나트륨
204
mg

재료 동태살 60g, 우유 20mL, 올리브유 3mL,
소금 0.2g, 후춧가루 0.1g

이렇게 만들어요

1 오븐을 165℃로 예열한다.

2 동태살에 우유와 후춧가루를 뿌려 30분
간 잰다.

3 동태살에 소금을 뿌리고 앞뒤로 올리브
유를 발라 예열한 오븐에 12분간 굽는다.

양상추적양파피클

칼로리
22
kcal

나트륨
2
mg

재료 양상추 30g, 적양파 30g
절임물 | 설탕 2g, 식초 2mL, 물 200mL

이렇게 만들어요

1 냄비에 물, 설탕, 식초를 넣고 끓여 식힌다.

2 양상추는 3×3cm 크기로 썰고, 적양파
는 1.5×1.5cm 크기로 썬다.

3 양상추와 적양파를 통에 담고 절임물을
부어 냉장고에 하루 정도 둔다.

수박주스

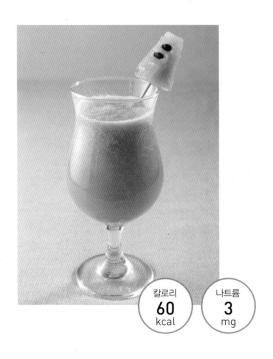

칼로리	나트륨
60	**3**
kcal	mg

재료　수박 250g

이렇게 만들어요

1　수박을 적당한 크기로 썰어 씨를 뺀다.

2　수박을 믹서에 곱게 간다.

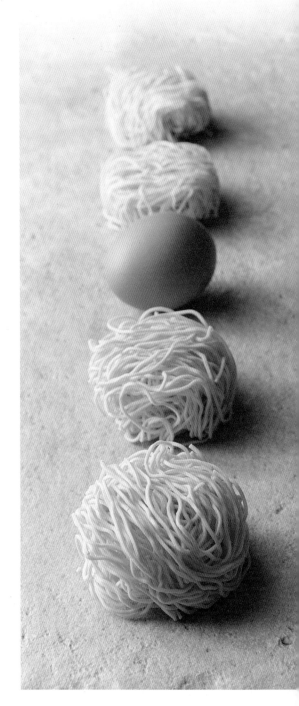

Day8

8일째

칼로리
1,377
kcal

나트륨
1,549
mg

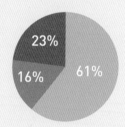

■ **탄수화물 176g** = 아침 60g + 점심 54g + 저녁 62g

■ **지방 46g** = 아침 17g + 점심 17g + 저녁 12g

■ **단백질 65g** = 아침 25g + 점심 21g + 저녁 19g

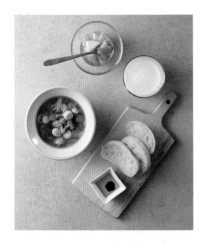

아침 484kcal

쇠고기브로콜리양파수프 +
치아바타와 발사믹드레싱 + 사과파프리카피클 + 바나나셰이크

탄수화물 60g (59%) 나트륨 486mg
지방 17g (17%)
단백질 25g (24%)

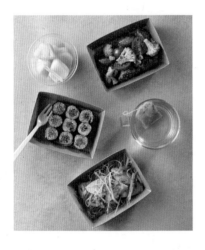

점심 428kcal

우엉고추김밥 +
닭가슴살후리가케구이 + 방울토마토브로콜리샐러드 +
배와 파인애플 + 옥수수수염차

탄수화물 54g (59%) 나트륨 522mg
지방 17g (18%)
단백질 21g (23%)

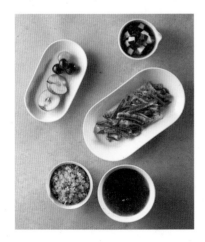

저녁 465kcal

두부볶음밥 +
미역국 + 오징어무침 + 콜라비비트초절임 + 사과와 포도

탄수화물 62g(67%) 나트륨 541mg
지방 12g(13%)
단백질 19g(20%)

쇠고기브로콜리양파수프 +
치아바타와 발사믹드레싱 + 사과파프리카피클 + 바나나셰이크

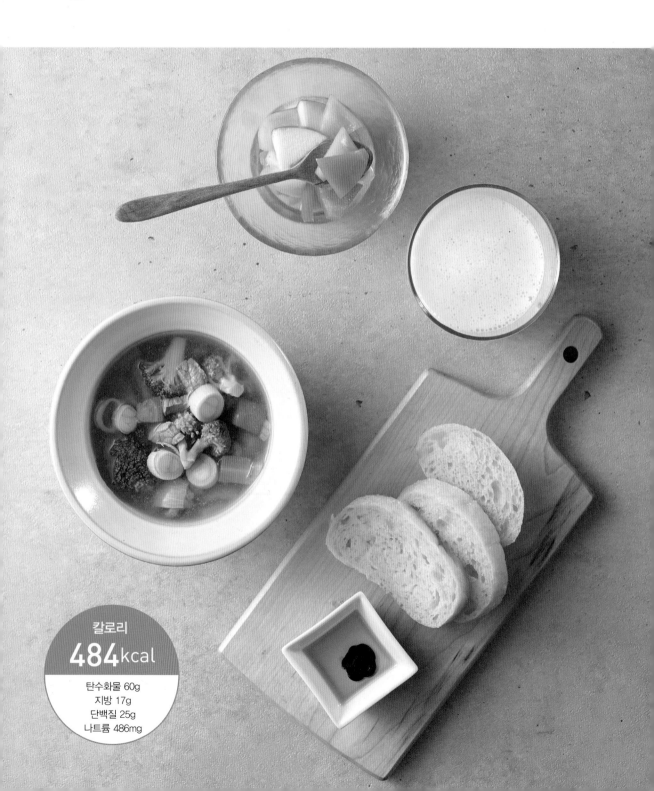

칼로리
484kcal

탄수화물 60g
지방 17g
단백질 25g
나트륨 486mg

••• 맑게 끓인 쇠고기브로콜리양파수프에 쫄깃한 치아바타를 곁들인 담백한 식사다. 비타민 C가 풍부한 사과와 파프리카로 피클을 만들어 입맛을 살리고 치아바타에 부족한 비타민도 보충했다. 바나나는 포만감을 주는 저칼로리 식품으로, 칼륨이 많아 체내 나트륨의 배출을 돕는다.

쇠고기브로콜리
양파수프

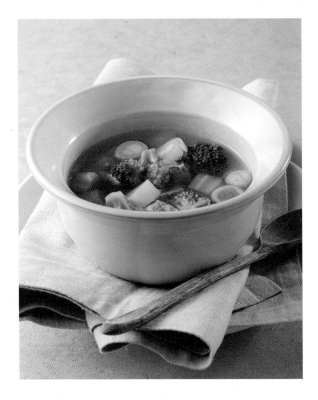

칼로리	나트륨
114 kcal	**115** mg

재료   쇠고기 60g, 브로콜리 30g, 양파 20g, 당근 20g, 대파 10g, 소금 0.2g, 물 500mL

이렇게 만들어요

1   쇠고기는 1.5×1.5cm 크기로 도톰하게 썬다.

2   브로콜리는 송이를 뗀다. 양파와 당근은 사방 1cm의 주사위 모양으로, 대파는 1cm 길이로 썬다.

3   냄비에 쇠고기와 채소를 넣고 물을 부어 중불에서 15분간 끓인 뒤 소금으로 간한다.

브로콜리는 싱싱해 보이게 하려고 약품처리를 하는 경우가 많습니다. 물에 식초와 소금을 넣고 10분 정도 담갔다가 깨끗하게 헹구세요.

치아바타와 발사믹드레싱

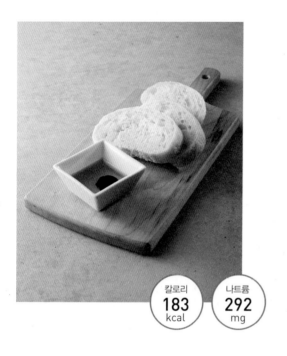

칼로리 **183** kcal 나트륨 **292** mg

재료　치아바타 50g
　　　발사믹 드레싱 | 올리브유 5mL,
　　　발사믹 소스 5g

이렇게 만들어요

1　치아바타를 먹기 좋은 크기로 썬다.

2　올리브유와 발사믹 소스를 섞어 치아바타에 곁들인다.

사과파프리카피클

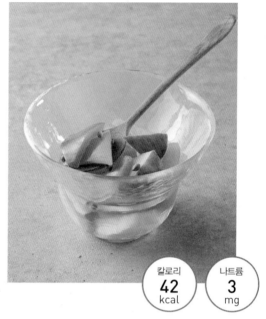

칼로리 **42** kcal 나트륨 **3** mg

재료　사과 50g, 주황 · 노랑 파프리카 20g
　　　절임물 | 설탕 2g, 식초 2mL,
　　　스파이스 믹스 1g, 물 200mL

이렇게 만들어요

1　냄비에 물, 설탕, 식초, 스파이스 믹스를 넣고 끓여 식힌다.

2　사과는 깨끗이 씻어 껍질째 한입 크기로 썬다. 파프리카도 사과와 같은 크기로 썬다.

3　사과와 파프리카를 통에 담고 절임물을 부어 냉장고에 하루 정도 둔다.

바나나셰이크

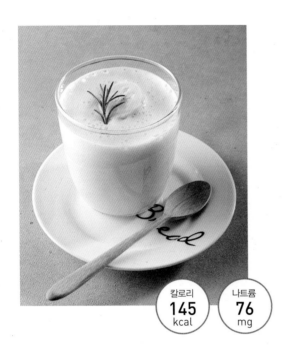

칼로리 **145** kcal ・ 나트륨 **76** mg

재료 　바나나 50g, 저지방 우유 150mL

이렇게 만들어요

1 　믹서에 바나나와 저지방 우유를 넣고 곱게 간다.

바나나는 저칼로리 식품으로 지방이 거의 없고 나트륨도 적습니다. 칼륨이 많아 체내의 나트륨 배출을 돕고, 포만감도 있어 다이어트식으로 좋지요. 우유와 섞어 셰이크를 만들어 먹으면 맛있고 속도 든든합니다.

즐겨 먹는 빵의 영양 이야기

식빵 | 다른 빵에 비해 염분은 적으나 지방이 많다. 우유식빵, 버터식빵, 옥수수식빵 등 종류가 다양해 다이어트 중에는 칼로리를 비교해보는 것이 좋다.

모닝빵 | 담백하고 부드러워 아침식사용으로 좋다. 버터가 많이 들어가 다른 빵에 비해 칼로리가 높으니 다이어트 중에는 많이 먹지 않도록 주의한다.

바게트 | 밀가루, 물, 이스트, 소금만으로 만들어 지방이 적고 맛이 담백하다. 칼로리는 식빵과 비슷하지만 염분이 9배나 많다. 다이어트식이나 저염식을 할 때는 주의한다.

치아바타 | 담백하고 쫄깃하며 향이 좋다. 칼로리는 다른 빵에 비해 낮지만, 염분이 많아 다이어트 중에는 과식하지 않도록 주의해야 한다.

베이글 | 지방과 당분이 적고 칼로리가 낮으며 소화도 잘 된다. 치즈나 샐러드와 잘 어울린다.

호밀빵 | 호밀을 주원료로 해 다른 빵보다 색과 향이 강하다. 식이섬유가 많아 건강빵으로 불리며 다이어트 중에 많이 먹지만, 염분이 많으므로 주의한다.

빵 100g의 칼로리와 영양

빵	칼로리 (kcal)	탄수화물 (g)	단백질 (g)	지방 (g)	나트륨 (mg)
식빵	283	51.1	8.3	5.2	66
모닝빵	316	58.2	8.9	4	367
바게트	279	57.5	9.4	1.3	620
치아바타	271	50	8.8	3.5	584
베이글	257	50.5	10	1.6	448
호밀빵	259	48.3	8.5	3.3	660

우엉고추김밥 +

닭가슴살후리가케구이 + 방울토마토브로콜리샐러드 +
배와 파인애플 + 옥수수수염차

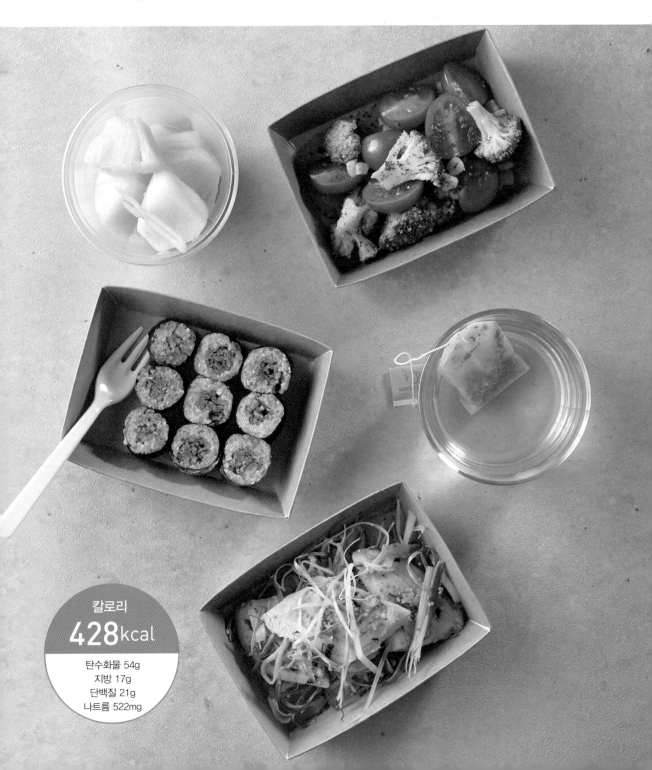

칼로리
428kcal

탄수화물 54g
지방 17g
단백질 21g
나트륨 522mg

••• 고추는 칼로리가 낮고 매운맛을 내는 성분인 캅사이신이 기초대사율을 높여 체중조절에 도움이 된다. 단백질의 소화를 촉진하는 효과도 있어 고기와 함께 먹으면 좋다. 닭가슴살은 후리가케로 간을 해 특별한 맛을 내고, 샐러드는 저칼로리, 저지방에 포만감을 주는 브로콜리와 방울토마토로 자극적이지 않게 만들었다.

우엉고추 김밥

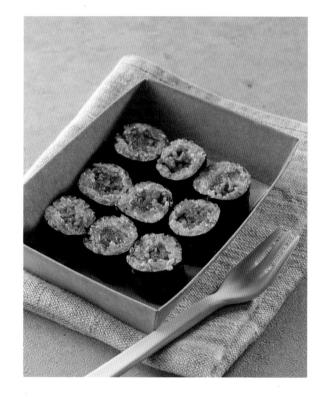

칼로리
219
kcal

나트륨
377
mg

재료   김밥용 김 1/2장, 우엉 30g, 오이 30g, 청양고추 10g, 참기름 1mL, 통깨 1g, 소금 0.2g, 식용유 3mL
우엉 조림장 | 간장 5mL, 올리고당 2mL, 물 200mL
현미기장밥 | 현미 25g, 기장 20g, 물 적당량

이렇게 만들어요

1   현미는 씻어 1시간, 기장은 씻어 30분 정도 불린 뒤 밥을 지어 식힌다. 소금, 참기름, 통깨로 양념한다.

2   우엉은 껍질을 벗겨 채 썰고, 오이도 채 썬다. 청양고추는 다진다.

3   냄비에 우엉과 간장, 올리고당, 물을 넣고 약한 불에서 20분간 조려 식힌다.

4   팬에 식용유를 두르고 다진 청양고추를 넣어 센 불에서 1분간 볶아 식힌다.

5   김을 반 잘라 밥을 깔고 우엉조림, 오이, 청양고추를 올려 꼭꼭 만 뒤 먹기 좋은 크기로 썬다.

닭가슴살후리가케구이

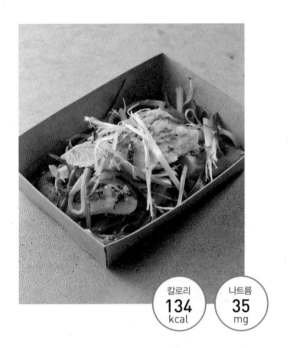

칼로리 **134** kcal 나트륨 **35** mg

재료　닭가슴살 60g, 대파 30g, 후리가케 5g,
　　　후춧가루 0.1g

이렇게 만들어요

1　오븐을 160℃로 예열한다.

2　닭가슴살에 후춧가루를 뿌린다.

3　대파는 5cm 길이로 채 썬다.

4　오븐 팬에 대파를 깔고 닭가슴살을 올려
　예열한 오븐에 12분간 굽는다.

5　그릇에 구운 대파와 닭가슴살을 담고 후
　리가케를 뿌린다.

방울토마토브로콜리샐러드

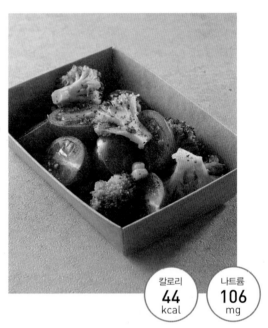

칼로리 **44** kcal 나트륨 **106** mg

재료　방울토마토 30g, 브로콜리 40g,
　　　통조림 옥수수 10g
　　　드레싱 | 식초 3mL, 올리브유 2mL,
　　　물 5mL, 고춧가루 0.2g, 소금 0.2g

이렇게 만들어요

1　방울토마토는 꼭지를 떼고 반 지른다.

2　브로콜리는 방울토마토 크기로 송이를
　떼어 끓는 물에 데친 뒤 찬물에 담가 식
　힌다.

3　통조림 옥수수는 체에 밭쳐 물기를 뺀다.

4　그릇에 방울토마토, 브로콜리, 옥수수를
　담고 드레싱을 섞어 뿌린다.

배와 파인애플

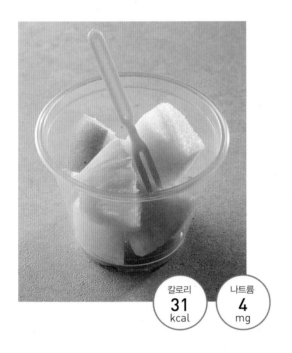

칼로리	나트륨
31 kcal	**4** mg

재료   배 50g, 파인애플 50g

이렇게 만들어요

1   배는 껍질을 벗겨 2×2cm 크기로 썬다.

2   파인애플도 배와 같은 크기로 썬다.

옥수수수염차

칼로리	나트륨
0 kcal	**0** mg

재료   옥수수수염차 티백 1개, 물 200mL

이렇게 만들어요

1   주전자에 물을 담아 끓인다.

2   찻잔에 옥수수수염차 티백을 넣고 끓인 물을 부어 우린다.

옥수수수염은 이뇨작용이 있어 체내 노폐물을 배출하고 부기를 빼는 데 도움을 줍니다.

두부볶음밥 +

미역국 + 오징어무침 + 콜라비비트초절임 + 사과와 포도

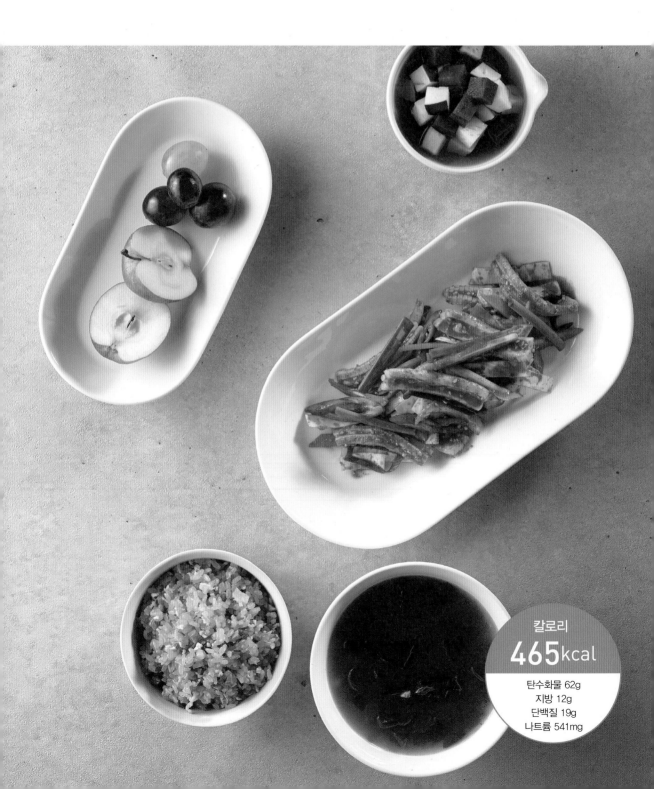

칼로리
465kcal

탄수화물 62g
지방 12g
단백질 19g
나트륨 541mg

••• 두부는 '밭에서 나는 쇠고기' 라 불리는 고단백 식품으로, 리놀산이 들어있고 콜레스테롤을 줄이며 장의 움직임을 활성화한다. 현미밥에 두부를 넣고 고슬고슬하게 볶아 포만감을 높이고, 칼슘과 식이섬유가 풍부한 미역으로 국을 끓여 곁들였다. 비타민 A가 부족한 오징어는 비타민 A가 풍부한 당근과 함께 무쳤다.

두부볶음밥

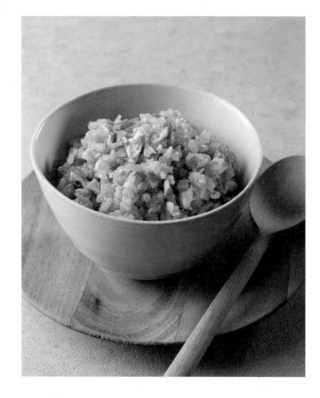

<table>
<tr><td>칼로리
237
kcal</td><td>나트륨
126
mg</td></tr>
</table>

재료 두부 40g, 당근 10g, 양파 10g, 쪽파 2g, 굴소스 2g, 참기름 1mL, 통깨 0.5g, 소금 0.1g,
후춧가루 0.1g, 식용유 3mL
현미밥 | 현미 45g, 물 적당량

이렇게 만들어요

1 현미는 씻어 물에 1시간 정도 불린 뒤 밥을 짓는다.

2 두부는 면포로 싸서 물기를 짠 뒤 칼등으로 으깬다.

3 당근과 양파는 다지고, 쪽파는 송송 썬다.

4 달군 팬에 식용유를 두르고 으깬 두부를 볶다가 당근과 양파, 현미밥을 넣어 볶는다.

5 ④에 굴소스와 소금을 넣어 간을 맞추고, 참기름과 통깨, 후춧가루를 뿌린다.

6 그릇에 두부볶음밥을 담고 송송 썬 쪽파를 뿌린다.

미역국

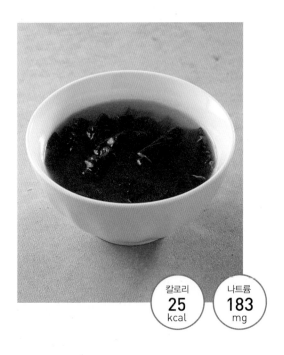

칼로리	나트륨
25 kcal	**183** mg

재료 마른미역 3g, 다진 마늘 3g, 참기름 2mL,
물 300mL

이렇게 만들어요

1 마른미역을 미지근한 물에 담가 10분 정
도 불린 뒤 3cm 길이로 썬다.

2 팬에 참기름을 두르고 다진 마늘을 볶다
가 미역을 넣어 볶는다.

3 ②에 물을 부어 푹 끓인다.

오징어무침

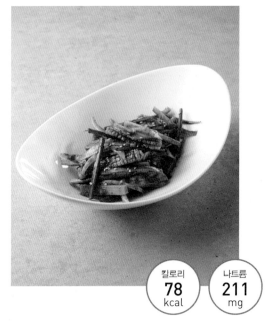

킬로리	나트륨
78 kcal	**211** mg

재료 오징어 40g, 양배추 10g, 당근 10g,
양파 10g, 실파 5g
무침 양념 | 다진 마늘 3g, 고추장 3g,
고춧가루 1g, 식초 5mL, 매실청 1mL,
간장 1mL, 참기름 1mL, 통깨 1g

이렇게 만들어요

1 오징어는 안쪽에 잔 칼집을 내고 1.5×
4cm 크기로 썬다. 끓는 물에 살짝 데쳐
찬물에 담가 식힌다.

2 양배추와 당근은 오징어 크기로 썰고, 양
파는 채 썬다. 실파는 4cm 길이로 썬다.

3 무침 양념 재료를 섞는다.

4 오징어와 채소를 양념에 무친다.

콜라비비트초절임

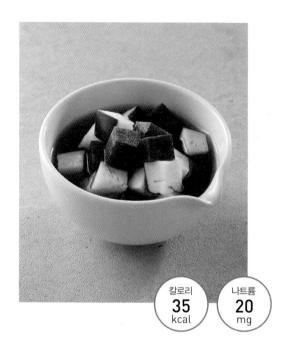

칼로리	나트륨
35 kcal	**20** mg

재료 **콜라비** 30g, 비트 20g
　　 절임물 ㅣ 설탕 5g, 식초 5mL, 물 50mL

이렇게 만들어요

1　냄비에 물, 식초, 설탕을 넣고 끓여 식힌다.

2　콜라비와 비트를 사방 1cm 크기의 주사위 모양으로 썬다.

3　콜라비와 비트를 통에 담고 절임물을 부어 냉장고에서 2일간 익힌다.

콜라비가 없으면 무, 래디시 등으로 담가도 됩니다.

사과와 포도

칼로리	나트륨
90 kcal	**0.5** mg

재료 미니사과 25g, 포도 50g

이렇게 만들어요

1　미니사과는 깨끗이 씻어 껍질째 반 자른다.

2　포도는 알만 떼어 씻는다.

미니사과 대신 일반 사과를 먹어도 됩니다. 일반 사과가 미니사과보다 칼로리가 낮으니 80g(1/2개 정도) 드세요.

Day 9

9일째

칼로리
1,235
kcal

나트륨
1,603
mg

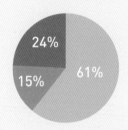

24%

15%

61%

■ **탄수화물 168g** = 아침 46g + 점심 71g + 저녁 51g

■ **지방 40g** = 아침 17g + 점심 6g + 저녁 17g

■ **단백질 66g** = 아침 20g + 점심 22g + 저녁 24g

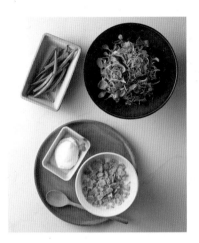

아침 423kcal

콘플레이크와 저지방 우유 +
수란 + 어린잎채소샐러드 + 껍질콩볶음

탄수화물 46g (56%)　　**나트륨** 511mg
지방 17g (20%)
단백질 20g (24%)

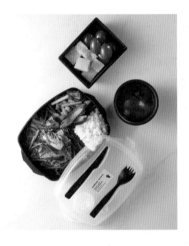

점심 400kcal

흰강낭콩밥과 단호박구이 +
저염 미소국 + 북어포마늘종볶음 + 저염 얼갈이겉절이 +
멜론과 방울토마토

탄수화물 71g (72%)　　**나트륨** 527mg
지방 6g (6%)
단백질 22g (22%)

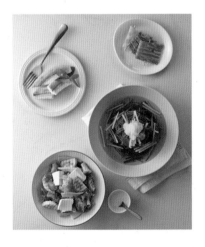

저녁 412kcal

냉파래곤약국수 +
찐어묵연두부샐러드 + 실파전 + 바나나구이

탄수화물 51g (56%)　　**나트륨** 565mg
지방 17g (18%)
단백질 24g (26%)

콘플레이크와 저지방 우유 +

수란 + 어린잎채소샐러드 + 껍질콩볶음

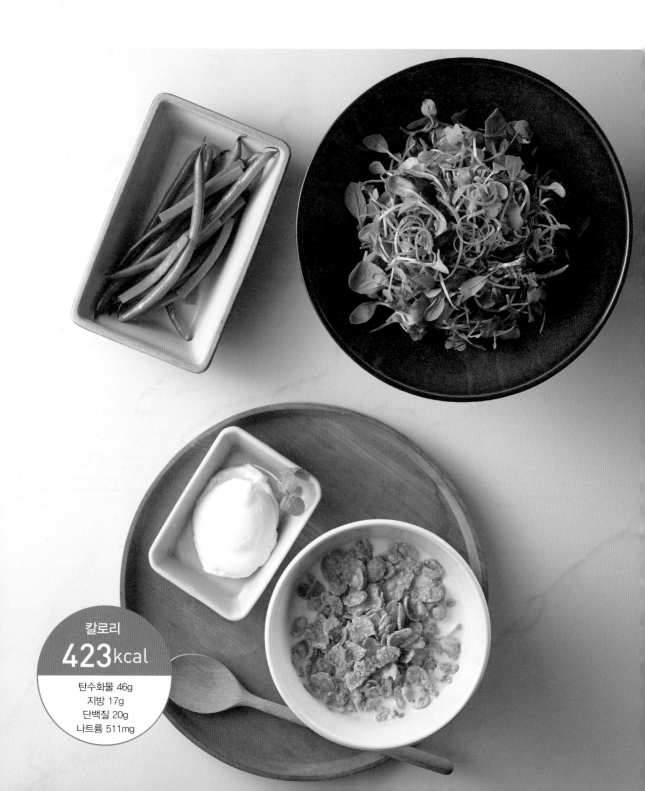

칼로리
423kcal

탄수화물 46g
지방 17g
단백질 20g
나트륨 511mg

••• 콘플레이크는 가미되지 않은 것으로 준비한다. 달걀은 기름을 두르고 부치는 것보다 수란을 만들어 먹는 편이 좋다. 담백하고 지방 섭취를 줄일 수 있다. 껍질째 먹는 껍질콩은 연하고 아작아작해 씹는 맛이 좋으며, 칼로리가 매우 낮고 비타민과 식이섬유가 풍부해 체중조절에 도움이 된다.

콘플레이크와 저지방 우유

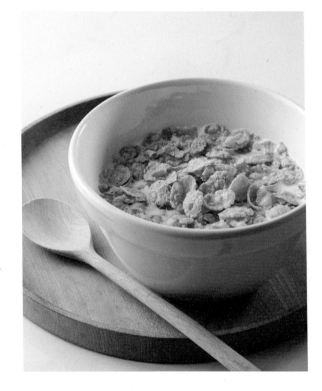

칼로리	나트륨
194 kcal	**298** mg

재료 콘플레이크 30g, 저지방 우유 200mL

이렇게 만들어요

1 그릇에 콘플레이크를 담고 저지방 우유를 붓는다.

시리얼은 종류가 참 많은데, 체중조절을 위해서라면 가미되지 않은 시리얼을 고르세요. 또한 콘플레이크는 현미 시리얼보다 가벼워서 같은 무게라도 더 많이 먹을 수 있어 포만감이 큽니다. 우유는 칼슘이 풍부하고 흡수율도 높아 칼슘 공급원으로 아주 좋아요.

수란

칼로리 **108** kcal　　나트륨 **104** mg

재료　달걀 60g(1개), 소금 0.1g, 올리브유 1mL

이렇게 만들어요

1　수란 틀에 올리브유를 살짝 바른 뒤, 달걀을 깨뜨려 담고 소금을 뿌린다.

2　끓는 물에 수란 틀을 담가 5분간 익힌다.

수란 틀이 없으면 국자를 이용하세요. 국자에 달걀을 깨뜨려 담고 끓는 물에 밑면만 담가 익히면 됩니다. 끓는 물에 바로 익혀도 돼요. 물이 팔팔 끓으면 식초를 넣고 불을 약하게 줄인 뒤 달걀을 깨뜨려 넣으세요. 그런 다음 숟가락으로 살살 저으면 수란이 됩니다.

어린잎채소샐러드

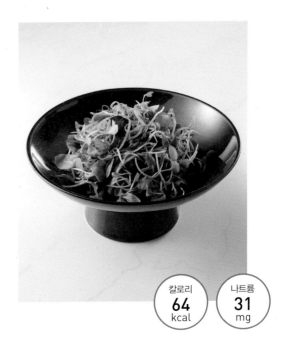

칼로리 **64** kcal　　나트륨 **31** mg

재료　어린잎채소 50g, 올리브유 1mL,
　　　발사믹 소스 5g, 오렌지 껍질 3g

이렇게 만들어요

1　어린잎채소는 깨끗이 씻어 물기를 뺀다.

2　오렌지 껍질은 겉면의 노란 부분만 얇게 저며내어 곱게 채 썬다.

3　접시에 어린잎채소를 담고 올리브유와 발사믹 소스, 오렌지 껍질을 뿌린다.

오렌지 껍질은 노란 부분만 쓰세요. 흰 부분이 들어가면 쓴맛이 나거든요. 없으면 넣지 않아도 됩니다.

껍질콩볶음

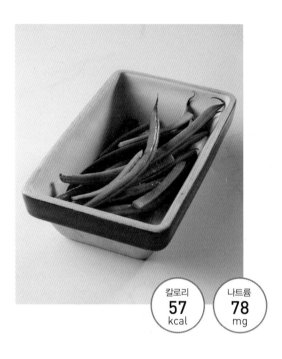

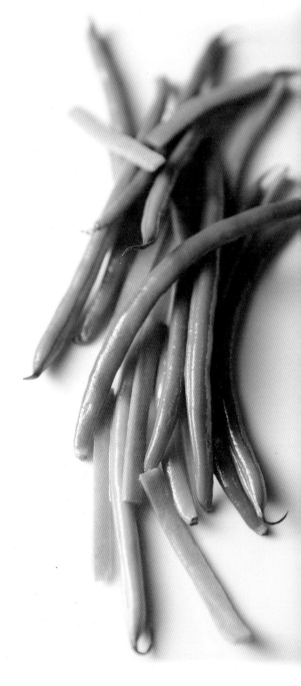

칼로리	나트륨
57 kcal	**78** mg

재료 껍질콩 50g, 당근 5g, 소금 0.2g,
식용유 1mL

이렇게 만들어요

1 냄비에 물을 담고 껍질콩을 넣어 중불에
서 10분간 삶는다.

2 당근을 0.5×3cm 크기로 얇게 썬다.

3 달군 팬에 식용유를 두른 뒤, 껍질콩과
당근을 넣고 소금으로 간해 센 불에서 볶
는다.

흰강낭콩밥과 단호박구이 +

저염 미소국 + 북어포마늘종볶음 + 저염 얼갈이겉절이 +
멜론과 방울토마토

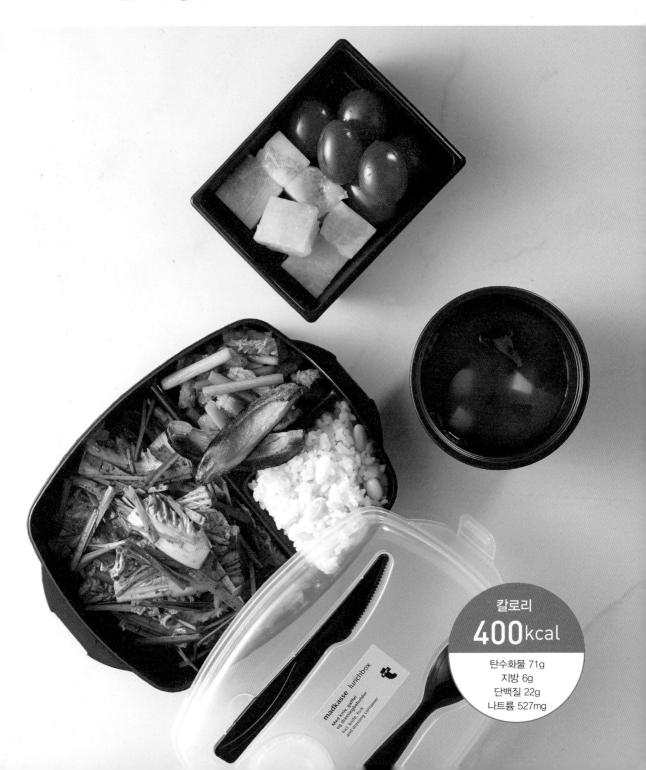

칼로리
400kcal

탄수화물 71g
지방 6g
단백질 22g
나트륨 527mg

• • • 강낭콩에는 필수아미노산과 비타민 B 등 영양소가 고루 들어있고 식이섬유도 풍부하다. 강낭콩에는 글로불린이라는 단백질이 많고 단호박에는 베타카로틴이 많아 함께 먹으면 영양이 보완된다. 단백질과 칼슘이 많은 북어포와 비타민이 많은 마늘종도 영양 면에서 잘 어울린다.

흰강낭콩밥과
단호박구이

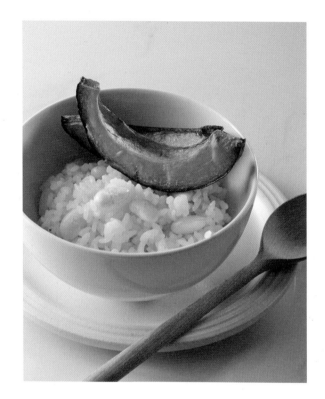

칼로리	나트륨
225 kcal	**3** mg

재료   단호박 50g
흰강낭콩밥 | 쌀 45g, 흰 강낭콩 10g, 물 적당량

이렇게 만들어요

1   쌀은 씻어 물에 30분간 불리고, 흰 강낭콩은 씻어 6시간 정도 불린다.

2   냄비에 불린 쌀과 흰강낭콩을 안쳐 밥을 짓는다.

3   오븐을 160℃로 예열한다.

4   단호박은 씨를 긁어내고 세로로 도톰하게 썰어 예열한 오븐에 10분간 굽는다.

5   밥이 다 되면 위아래로 섞어 그릇에 담고 단호박구이를 올린다.

저염 미소국

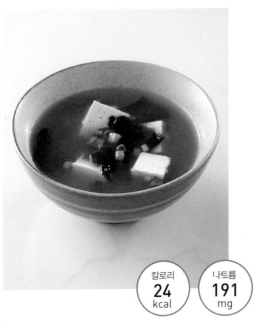

칼로리 **24** kcal 나트륨 **191** mg

재료   두부 20g, 마른미역 1g,
　　　미소(일본 된장) 3g, 물 300mL

이렇게 만들어요

1   두부는 사방 1cm 크기의 주사위 모양으
　　로 썬다.

2   마른미역은 미지근한 물에 담가 10분 정
　　도 불린 뒤 2×2cm 크기로 썬다.

3   냄비에 물을 담고 두부, 미역, 미소를 넣
　　어 중불에서 10분간 끓인다.

북어포마늘종볶음

칼로리 **83** kcal 나트륨 **196** mg

재료   북어포 15g, 마늘종 40g, 간장 2mL,
　　　올리고당 2mL, 참기름 1mL, 식용유 1mL

이렇게 만들어요

1   북어포는 깨끗이 손질해 4cm 길이로 자
　　른다.

2   마늘종도 4cm 길이로 썬다.

3   달군 팬에 식용유를 두르고 북어포와 마
　　늘종을 넣어 중불에서 볶다가, 간장, 올
　　리고당, 참기름을 넣고 좀 더 볶는다.

저염 얼갈이겉절이

칼로리 **33** kcal   나트륨 **124** mg

재료　얼갈이 50g, 부추 20g
　　　겉절이 양념 | 멸치액젓 2mL, 물 5mL,
　　　다진 대파 1g, 다진 마늘 1g,
　　　고춧가루 1g, 매실청 2mL, 참기름 1mL,
　　　통깨 1g

이렇게 만들어요

1　얼갈이와 부추를 다듬어 씻어 4cm 길이
　　로 썬다.

2　겉절이 양념 재료를 고루 섞는다.

3　겉절이 양념에 얼갈이와 부추를 넣어 버
　　무린다.

멜론과 방울토마토

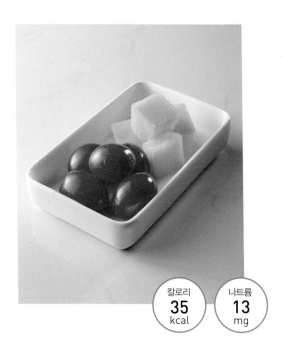

칼로리 **35** kcal   나트륨 **13** mg

재료　멜론 50g, 방울토마토 100g

이렇게 만들어요

1　멜론은 과육만 발라 2×2cm 크기로
　　썬다.

2　방울토마토는 꼭지를 떼고 깨끗이 씻
　　는다.

냉파래곤약국수 +
찐어묵연두부샐러드 + 실파전 + 바나나구이

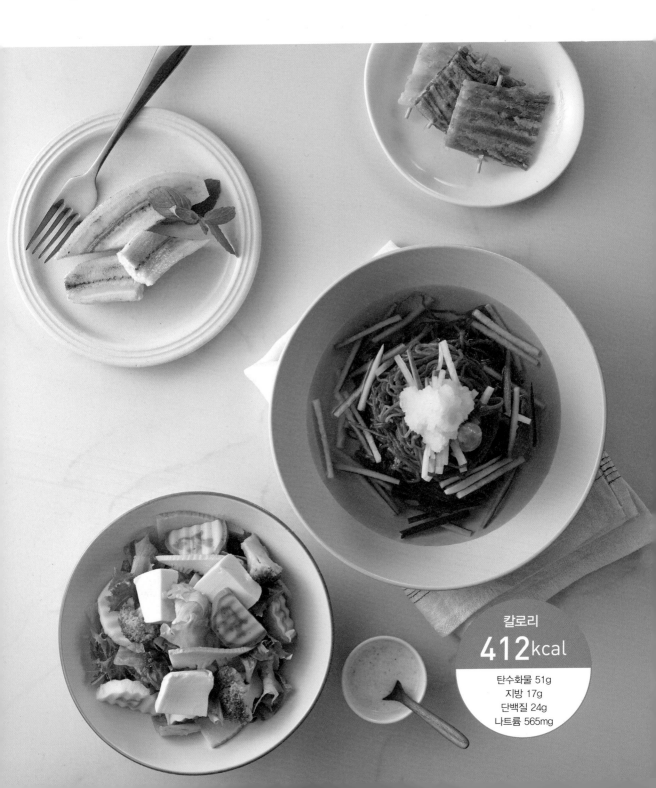

칼로리
412kcal

탄수화물 51g
지방 17g
단백질 24g
나트륨 565mg

••• 다이어트를 하면 입이 텁텁해질 수 있어 곤약으로 시원한 국수를 만들었다. 곤약은 칼로리가 거의 없는 다이어트 식품으로, 종류도 많아 다양하게 즐길 수 있다. 곤약에는 특별한 영양성분이 없기 때문에 단백질이 풍부한 어묵과 연두부로 샐러드를 만들어 곁들였다. 어묵은 찐 것을 써서 칼로리를 낮췄다.

냉파래곤약
국수

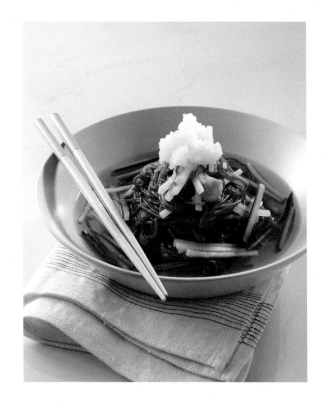

칼로리
75
kcal

나트륨
196
mg

재료   파래곤약 200g, 오이 20g, 무 30g, 생 고추냉이 5g
무초절임 | 무 80g, 식초 2mL, 소금 0.1g, 설탕 2g
국물 | 쯔유 10mL, 물 500mL

이렇게 만들어요

1   쯔유와 물을 섞는다.

2   초절임용 무는 5cm 길이로 채 썰어 식초, 소금, 설탕에 30분간 절인다.

3   오이는 4cm 길이로 채 썰고, 고명용 무는 강판에 곱게 간다.

4   끓는 물에 파래곤약을 2분간 데쳐서 찬물에 헹궈 물기를 뺀다.

5   그릇에 파래곤약을 담고 무초절임과 오이를 올린 뒤 국물을 붓는다. 간 무와 고추냉이를 곁들인다.

찐어묵연두부
샐러드

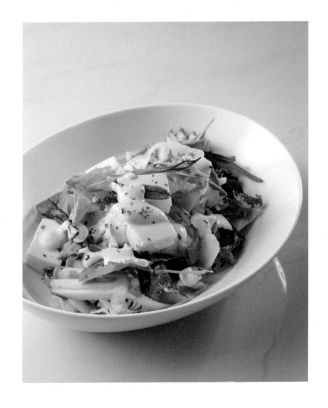

칼로리
170
kcal

나트륨
300
mg

재료 연두부 150g, 찐 어묵 40g, 죽순 30g, 양상추 20g, 치커리 20g, 브로콜리 20g, 양파 10g,
마른 목이버섯 1g
참깨 드레싱 | 통깨 5g, 떠먹는 플레인 요구르트 20g

이렇게 만들어요

1   찐 어묵은 1cm 두께로 썰어 끓는 물에 1분간 데친 뒤, 찬물에 식혀 물기를 뺀다.

2   연두부는 끓는 물에 1분간 데쳐 찬물에 식힌 뒤, 사방 2cm 크기의 주사위 모양으로 썬다.

3   죽순은 저며 끓는 물에 3분간 삶은 뒤, 찬물에 식혀 물기를 뺀다.

4   마른 목이버섯은 반 잘라 끓는 물에 1분간 삶은 뒤, 찬물에 식혀 물기를 뺀다.

5   양상추는 2×2cm 크기로 썰고, 치커리는 3cm 길이로 썬다. 브로콜리는 작은 송이를 4등분하고,
양파는 1cm 폭으로 썬다.

6   믹서에 요구르트와 통깨를 넣어 곱게 간다.

7   접시에 준비한 재료를 담고 ⑥의 참깨 드레싱을 뿌린다.

실파전

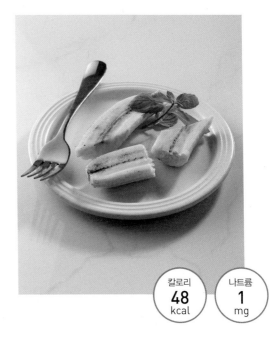

칼로리 **119** kcal　　나트륨 **68** mg

재료　실파 60g, 달걀 30g, 밀가루 3g,
　　　식용유 5g, 소금 0.1g, 물 조금

이렇게 만들어요

1　실파는 다듬어 씻어 4~5가닥씩 꼬치에 꿴다.

2　달걀은 알끈이 풀어지게 잘 푼 뒤 소금으로 간한다.

3　실파꼬치에 밀가루와 달걀을 입힌다.

4　달군 팬에 식용유를 두르고 실파꼬치를 노릇하게 지져 5~6cm 길이로 썬다.

바나나구이

칼로리 **48** kcal　　나트륨 **1** mg

재료　바나나 60g

이렇게 만들어요

1　오븐을 130℃로 예열한다.

2　바나나를 껍질을 벗기고 반 갈라 예열한 오븐에 3분간 굽는다.

Day 10

10일째

칼로리
1,332
kcal

나트륨
1,604
mg

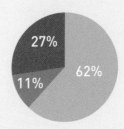

- 탄수화물 189g = 아침 57g + 점심 56g + 저녁 76g
- 지방 32g = 아침 7g + 점심 18g + 저녁 7g
- 단백질 81g = 아침 30g + 점심 26g + 저녁 25g

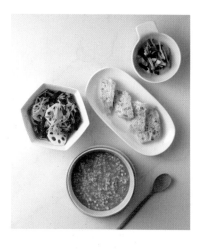

아침 414kcal

율무팥죽 +

도미뫼니에르 + 미역오이레몬무침 + 연근돌나물물김치

탄수화물 57g (61%)	**나트륨** 526mg
지방 7g (7%)	
단백질 30g (32%)	

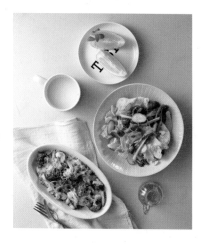

점심 472kcal

새우감자치즈구이 +

양상추아몬드샐러드 + 스위티 + 고칼슘 두유

탄수화물 56g (56%)	**나트륨** 584mg
지방 18g (18%)	
단백질 26g (26%)	

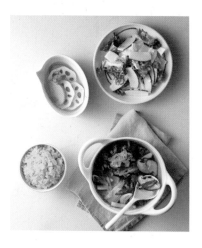

저녁 446kcal

매콤한 쇠고기채소샤브샤브 +

강황밥 + 사과양배추샐러드 + 연근단감피클

탄수화물 76g (70%)	**나트륨** 494mg
지방 7g (7%)	
단백질 25g (23%)	

율무팥죽 +
도미뫼니에르 + 미역오이레몬무침 + 연근돌나물물김치

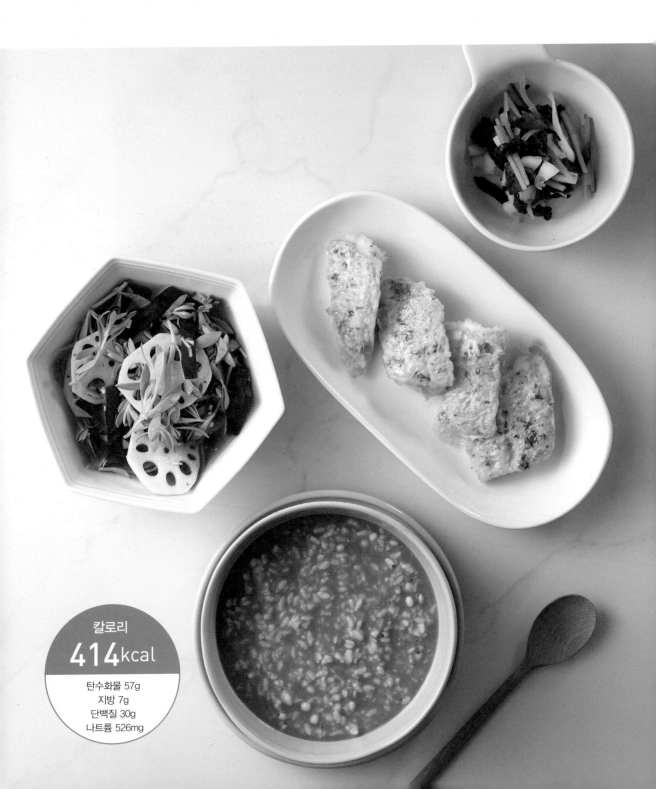

칼로리
414kcal

탄수화물 57g
지방 7g
단백질 30g
나트륨 526mg

••• 율무는 부종을 막고 이뇨 효과가 있으며 포만감을 준다. 팥은 지방분해 효과가 있다. 도미는 지방이 적고 단백질, 철분, 인, 칼슘이 풍부하다. 비타민도 많아 피로를 풀어준다. 미역에 들어있는 요오드는 갑상선 호르몬을 만드는 데 필요한 성분이다. 갑상선 호르몬인 티록신은 신진대사를 증진시켜 피하지방을 분해하는 데 도움을 준다.

율무팥죽

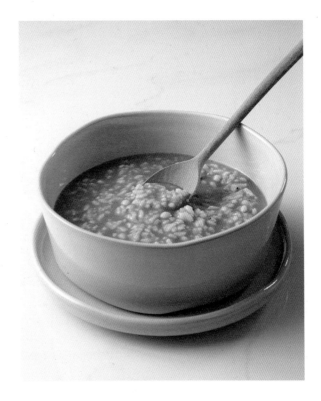

칼로리	나트륨
216 kcal	**58** mg

재료 쌀 30g, 율무 10g, 팥 20g, 소금 0.1g, 물 400mL

이렇게 만들어요

1 율무는 씻어 물에 3시간 정도 불린 뒤, 물을 넉넉히 부어 약한 불에서 15분간 삶는다.

2 팥은 씻어 물에 6시간 불린 뒤, 물을 넉넉히 부어 중불에서 30분간 삶는다. 율무와 팥은 전날 미리 삶아서 냉장고에 넣어둔다.

3 쌀은 씻어 물에 30분간 불린다.

4 믹서에 삶은 팥을 넣고 팥이 갈리도록 물을 조금 넣어 곱게 간다.

5 냄비에 간 팥과 율무, 쌀, 물을 넣고 소금으로 간해 약한 불에서 저어가며 15분간 끓인다.

도미뫼니에르

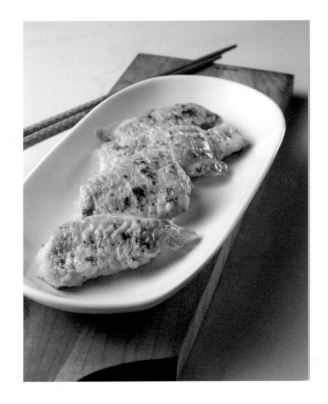

 칼로리 **160** kcal 나트륨 **234** mg

재료 도미살 90g, 달걀 10g, 밀가루 3g, 파슬리 0.5g, 소금 0.3g, 후춧가루 0.05g, 버터 5g

이렇게 만들어요

1 도미살에 소금과 후춧가루를 뿌려 밑간한다.

2 파슬리는 곱게 다진다.

3 달걀은 알끈이 풀어지게 잘 풀어 다진 파슬리를 섞는다.

4 도미살에 밀가루와 달걀을 입힌다.

5 달군 팬에 버터를 녹이고 도미살을 올려 중불에서 앞뒤로 지진다.

미역오이레몬무침

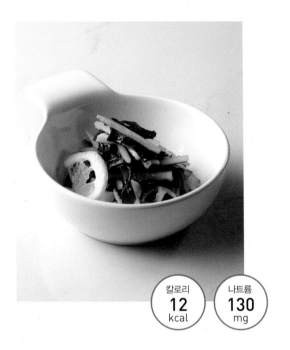

칼로리	나트륨
12 kcal	**130** mg

재료   마른미역 5g, 오이 30g, 레몬 10g,
       설탕 1g, 소금 0.1g

이렇게 만들어요

1 마른미역은 미지근한 물에 담가 10분 정도 불린 뒤 3cm 길이로 썬다.

2 오이는 4cm 길이로 채 썰고, 레몬은 1×1cm 크기로 얇게 썬다.

3 미역, 오이, 레몬을 한데 담고 소금, 설탕을 넣어 무친다.

연근돌나물물김치

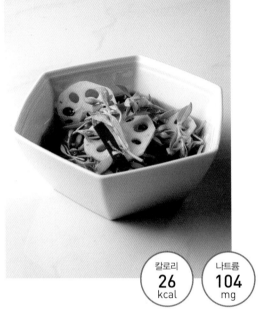

칼로리	나트륨
26 kcal	**104** mg

재료   연근 30g, 돌나물 30g, 비트 5g
     국물 | 다진 대파 1g, 다진 마늘 1g,
     소금 0.2g, 물 200mL

이렇게 만들어요

1 연근은 0.5cm 두께로 썰고, 비트는 1×4cm 크기로 얇게 썬다.

2 돌나물은 다듬어 씻어 물에 담가 놓는다.

3 연근, 돌나물, 비트를 통에 담고 다진 대파, 다진 마늘, 소금, 물을 섞어 붓는다. 냉장고에 넣어 2일간 익힌다.

새우감자치즈구이 +

양상추아몬드샐러드 + 스위티 + 고칼슘 두유

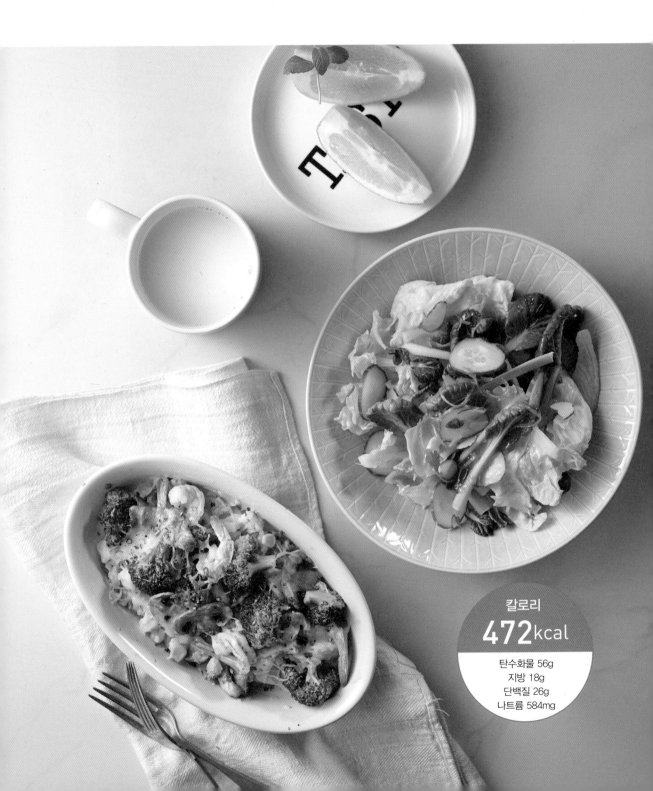

칼로리
472kcal

탄수화물 56g
지방 18g
단백질 26g
나트륨 584mg

••• 맛있는 피자를 낮은 칼로리로 즐길 수 있는 메뉴다. 감자는 칼륨이 많아 체내 나트륨을 배출하는 데도 효과적이다. 치즈는 감자에 부족한 단백질을 보완한다. 여기에 불포화지방산이 들어있는 아몬드와 식이섬유가 풍부한 양상추로 만든 샐러드를 곁들여 영양의 균형을 맞췄다.

새우감자
치즈구이

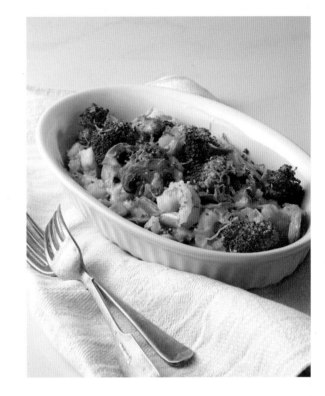

칼로리
212
kcal

나트륨
341
mg

재료   칵테일새우 30g, 감자 100g, 양파 30g, 피망 20g, 브로콜리 30g, 양송이버섯 20g, 블랙 올리브 3g, 통조림 옥수수 10g, 모차렐라 치즈 20g, 토마토케첩 10g, 식용유 3mL

이렇게 만들어요

1   칵테일새우는 반 가른다. 감자는 껍질을 벗기고 0.3cm 두께로 썰어서 물에 담가 녹말기를 뺀다. 통조림 옥수수는 체에 밭쳐 물기를 뺀다.

2   양파와 피망은 0.5×0.5cm 크기로 썰어, 달군 팬에 식용유를 두르고 센 불에서 1분간 볶는다.

3   브로콜리는 작은 송이를 2~4등분하고, 양송이버섯과 블랙 올리브는 0.5cm 두께로 썬다. 달군 팬에 식용유를 두르고 센 불에서 1분간 볶는다.

4   오븐용 그릇에 식용유를 바르고 감자를 펴 담은 뒤, 토마토케첩을 바르고 준비한 재료와 모차렐라 치즈를 올린다. 160℃로 예열한 오븐에 5분간 굽는다.

양상추아몬드샐러드

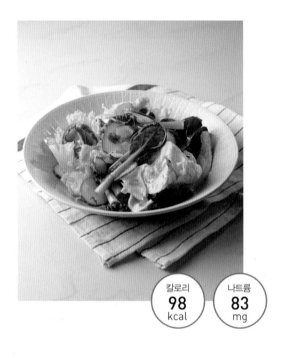

칼로리	나트륨
98 kcal	**83** mg

재료　양상추 50g, 오이 20g, 비타민 20g,
　　　아몬드 슬라이스 10g,
　　　이탈리안 드레싱 10g

이렇게 만들어요

1　양상추는 3×3cm 크기로 썬다.

2　오이는 0.3cm 두께로 썰고, 비타민은
　4cm 길이로 썬다.

3　그릇에 양상추, 오이, 비타민을 담고 아몬
　드를 올린 뒤 드레싱을 뿌린다.

스위티

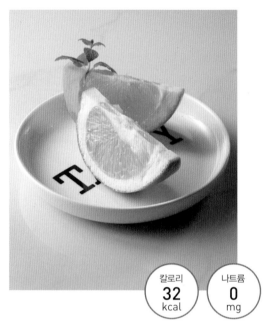

칼로리	나트륨
32 kcal	**0** mg

재료　스위티(청자몽) 100g

이렇게 만들어요

1　스위티를 먹기 좋게 썬다.

자몽은 비타민 C가 풍부하고 지방 분해 성분이 있어
체중조절에 효과적입니다. 청자몽이라고도 하는 스위
티는 일반 자몽보다 달면서도 칼로리가 낮고, 탄수화
물과 단백질이 30% 정도 적습니다. 스위티 대신 자
몽을 먹으려면 80g 정도 드세요.

고칼슘 두유

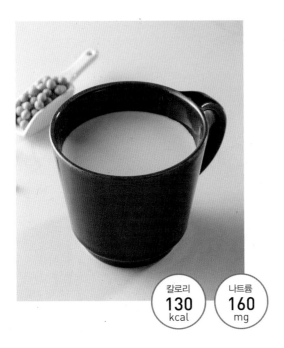

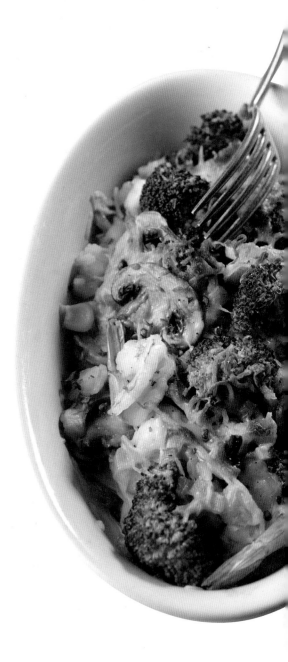

칼로리	나트륨
130 kcal	**160** mg

재료   고칼슘 두유 200mL

두유는 당을 첨가해 달콤하게 만든 제품이 많습니다. 당이 첨가되지 않은 제품을 고르세요. 칼슘은 지방 분해, 식욕 억제 등에 도움을 줍니다. 다이어트 중에는 칼슘이 부족해질 수 있어 골다공증 예방을 위해서도 충분히 보충하는 게 좋습니다.

매콤한 쇠고기채소샤브샤브 +
강황밥 + 사과양배추샐러드 + 연근단감피클

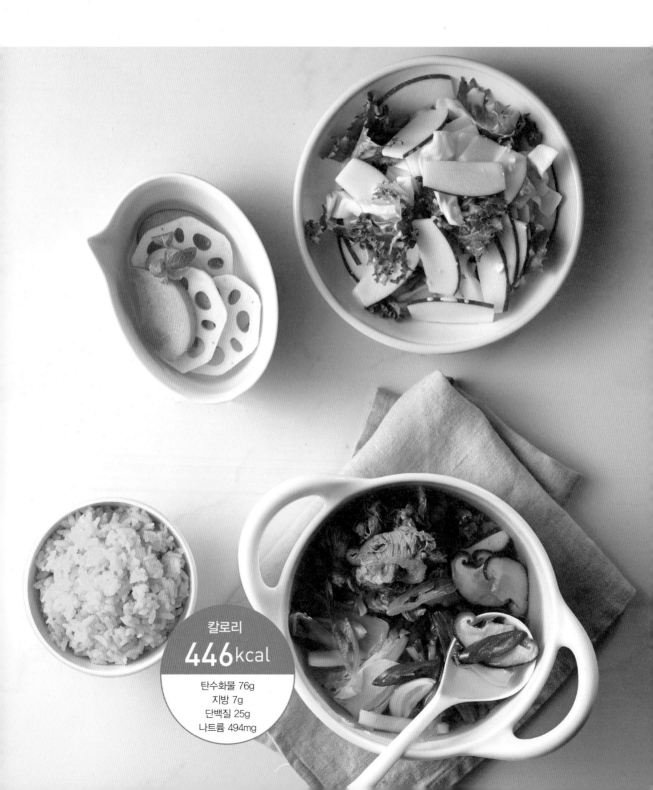

칼로리
446kcal

탄수화물 76g
지방 7g
단백질 25g
나트륨 494mg

••• 맑게 끓인 국물에 기름이 적은 고기를 살짝 익혀 먹는 샤브샤브는 맛이 담백하고 지방 섭취를 줄일 수 있어 다이어트 중에 먹기 좋다. 음식은 색도 중요해서 밥을 지을 때 강황을 넣어 노란 빛깔을 냈다. 강황은 항산화작용이 있고 혈당 수치를 낮추는 데 도움을 준다. 사과양배추샐러드와 연근단감피클은 식이섬유를 보충한다.

매콤한 쇠고기채소 샤브샤브

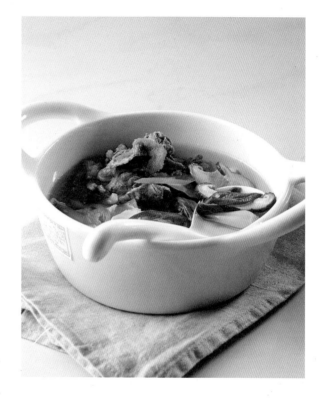

칼로리	나트륨
156 kcal	**425** mg

재료   쇠고기(샤브샤브용) 60g, 미나리 30g, 배추 35g, 청경채 20g, 표고버섯 20g, 양파 10g
  국물 | 표고버섯 10g, 무 20g, 대파 10g, 청양고추 3g, 굵은 멸치 1g, 다시마 1g, 다진 마늘 1g,
  국간장 5mL, 후춧가루 조금, 물 1L

이렇게 만들어요

1   쇠고기는 종이타월 위에 올려두어 핏물을 뺀다.

2   미나리는 다듬어 씻어 4cm 길이로 썰고, 배추는 2×4cm 크기로, 청경채는 4cm 길이로 썬다. 표고버섯은 밑동을 자른 뒤 저미고, 양파는 0.5cm 폭으로 썬다. 대파와 청양고추는 어슷하게 썬다.

3   냄비에 물 1L와 표고버섯, 무, 굵은 멸치, 다시마, 대파, 다진 마늘을 넣어 중불에서 15분간 끓인다. 다시마와 멸치를 건져내고 청양고추와 국간장, 후춧가루를 넣어 한 번 더 끓인다.

4   넓은 접시에 쇠고기와 채소, 버섯을 담는다. 국물을 끓이면서 재료를 조금씩 넣어 익혀 먹는다.

사과양배추
샐러드

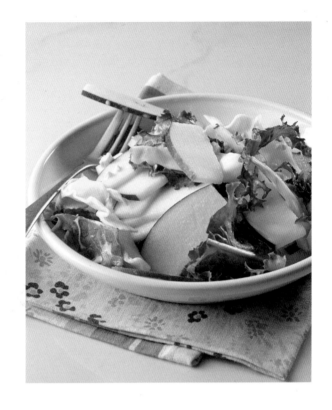

<table>
<tr><td>칼로리
76
kcal</td><td>나트륨
51
mg</td></tr>
</table>

재료　사과 50g, 양배추 35g, 치커리 10g
　　　두부 드레싱 | 두부 20g, 두유 30mL

이렇게 만들어요

1　사과는 2×5cm 크기로 얇게 썬다.

2　양배추는 사과와 같은 크기로 썰고, 치커리는 5cm 길이로 썬다.

3　끓는 물에 두부를 2분간 데쳐서 찬물에 식혀 물기를 뺀다.

4　믹서에 두부와 두유를 넣고 곱게 간다.

5　그릇에 사과와 채소를 담고 두부 드레싱을 뿌린다.

강황밥

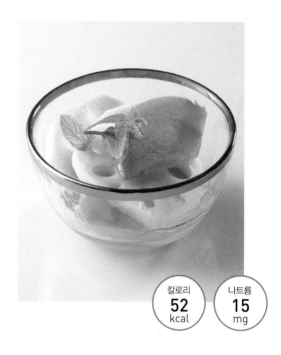

칼로리	나트륨
162 kcal	**3** mg

재료　쌀 45g, 강황가루 1g, 물 적당량

이렇게 만들어요

1　쌀을 서너 번 씻어 물에 30분간 불린다.

2　밥솥에 불린 쌀과 강황가루를 안쳐 밥을 짓는다.

3　밥이 다 되면 위아래로 섞는다.

연근단감피클

칼로리	나트륨
52 kcal	**15** mg

재료　연근 30g, 단감 30g, 민트 잎 1g
　　　절임물 | 설탕 1g, 식초 1mL,
　　　물 200mL

이렇게 만들어요

1　냄비에 물, 설탕, 식초를 넣고 끓여 식힌다.

2　연근은 0.5cm 두께로 썬다.

3　단감은 껍질을 벗기고 1cm 두께의 웨지 모양으로 썬다.

4　연근, 단감, 민트 잎을 통에 담고 절임물을 부어 냉장고에 하루 정도 둔다.

Day 11

11일째

칼로리
1,276
kcal

나트륨
1,610
mg

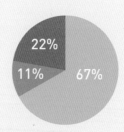

■ **탄수화물 195g** = 아침 54g + 점심 74g + 저녁 67g

■ **지방 33g** = 아침 11g + 점심 9g + 저녁 13g

■ **단백질 64g** = 아침 24g + 점심 25g + 저녁 15g

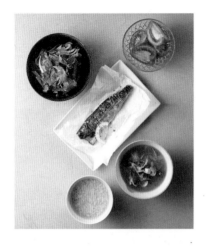

아침 407kcal

바지락달래된장찌개 +
냉누룽지 + 고등어살허브구이 + 참나물유자청생채 + 토마토

탄수화물 54g (61%)　　나트륨 527mg

지방 11g (12%)

단백질 24g (27%)

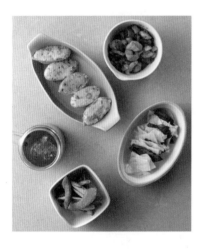

점심 451kcal

쿠스쿠스유부초밥 +
새우칠리소스볶음 + 단호박우엉구이 + 양배추깻잎장아찌 +
석류아이스티

탄수화물 74g (69%)　　나트륨 552mg

지방 9g (8%)

단백질 25g (23%)

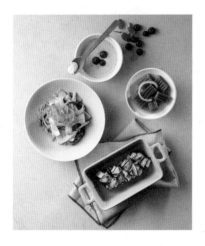

저녁 418kcal

청경채당면두반장볶음 +
가지두부오븐구이 + 클로렐라묵냉국 + 블루베리요구르트

탄수화물 67g (70%)　　나트륨 531mg

지방 13g (14%)

단백질 15g (16%)

바지락달래된장찌개 +

냉누룽지 + 고등어살허브구이 + 참나물유자청생채 + 토마토

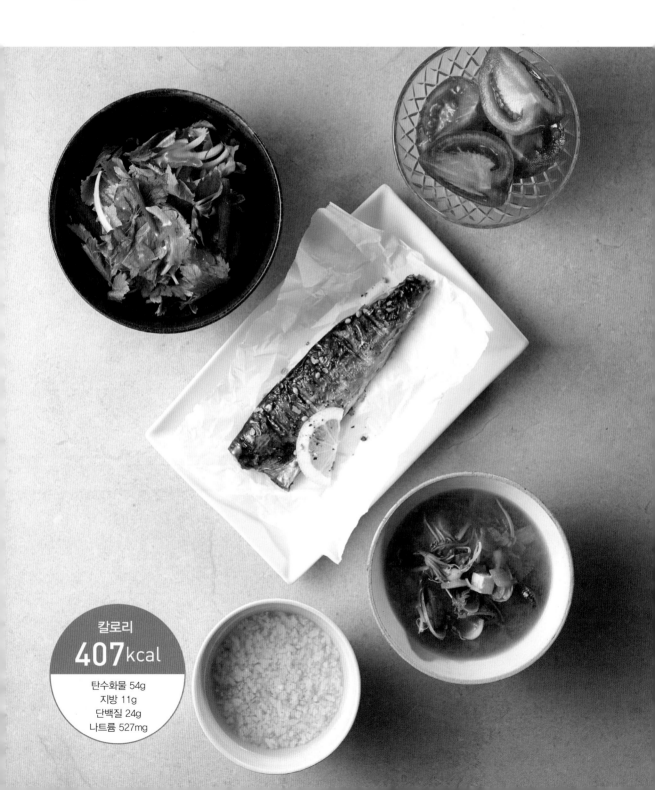

칼로리
407kcal

탄수화물 54g
지방 11g
단백질 24g
나트륨 527mg

••• 바지락은 칼로리와 지방이 적어 체중조절에 도움이 된다. 된장을 풀어 바지락에 부족한 단백질을 보충했다. 달래, 냉이 등을 넣으면 간을 싱겁게 해도 향이 좋아 맛있게 먹을 수 있다. 고등어는 EPA와 DHA 등 불포화지방산이 풍부해 다이어트 할 때 지방 공급원으로 좋다. 허브를 이용하면 등 푸른 생선의 비린내를 없앨 수 있다.

바지락달래 된장찌개

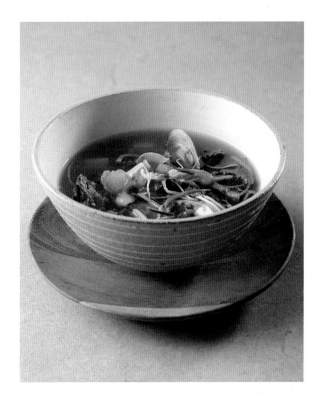

칼로리	나트륨
64 kcal	**422** mg

재료 바지락 20g, 달래 10g, 냉이 10g, 두부 20g, 감자 10g, 양파 10g, 된장 8g, 다진 대파 1g, 다진 마늘 1g
멸치국물 | 굵은 멸치 1g, 물 500mL

이렇게 만들어요

1 찬물에 소금을 넣고 바지락을 30분간 담가 해감을 뺀다.

2 달래와 냉이는 깨끗이 다듬어 씻어 3cm 길이로 썬다.

3 두부와 감자는 사방 1cm 크기의 주사위 모양으로 썰고, 양파도 1×1cm 크기로 썬다.

4 냄비에 물과 굵은 멸치를 넣고 5분간 끓인 뒤 멸치를 건진다.

5 멸치국물에 된장을 풀고 바지락, 달래, 냉이, 두부, 감자, 양파를 넣어 중불에서 5분간 끓인 뒤, 다진 대파와 다진 마늘을 넣고 좀 더 끓인다.

냉누룽지

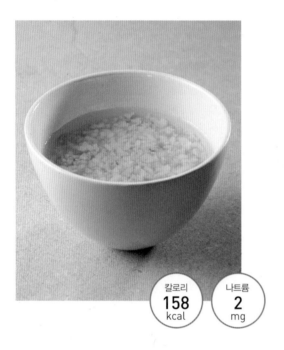

칼로리	나트륨
158 kcal	**2** mg

재료   누룽지 30g, 물 600mL

이렇게 만들어요

1   냄비에 누룽지를 넣고 물을 부어 약한 불에서 10분간 끓여 식힌다.

누룽지를 집에서 만들면 더 맛있습니다. 오븐 팬에 밥을 얇게 펴서 200℃의 오븐에 50분 정도 구우세요. 팬에 구우려면 코팅이 잘된 팬을 써야 합니다. 밥을 얇게 펴고 물을 조금 뿌려 약한 불에 올리고, 노릇해지면 뒤집어서 마저 구우세요.

고등어살허브구이

칼로리	나트륨
119 kcal	**83** mg

재료   고등어살 60g, 스파이스 믹스 1g, 소금 0.1g, 식용유 1mL

이렇게 만들어요

1   오븐을 130℃로 예열한다.

2   고등어살에 식용유를 바르고 소금과 스파이스 믹스를 뿌린다.

3   고등어살을 예열한 오븐에 13~15분간 굽는다.

참나물유자청생채

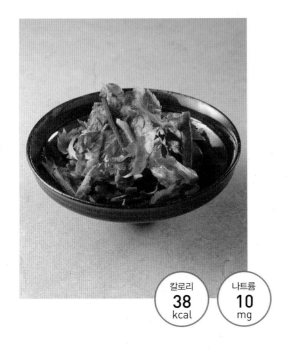

칼로리 **38** kcal 나트륨 **10** mg

재료 참나물 20g, 빨강 파프리카 5g,
양파 10g, 유자청 10g

이렇게 만들어요

1 참나물은 깨끗이 씻어 5cm 길이로 썬다.

2 파프리카와 양파는 채 썬다.

3 참나물, 파프리카, 양파를 한데 담고 유
자청을 넣어 버무린다.

토마토

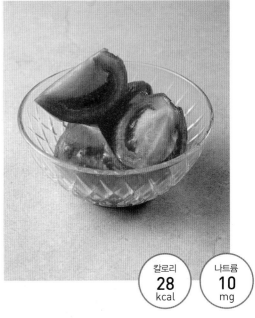

칼로리 **28** kcal 나트륨 **10** mg

재료 토마토 200g

이렇게 만들어요

1 토마토를 깨끗이 씻어 꼭지를 떼고 세로
로 4등분한다.

토마토는 칼로리가 낮고 다양한 영양소가 들어있어
다이어트에 좋습니다. 풍부한 칼륨은 체내 나트륨을
배출하는 데 도움을 주고, 식이섬유인 펙틴은 변비를
예방합니다.

쿠스쿠스유부초밥 +

11일째
점심

새우칠리소스볶음 + 단호박우엉구이 + 양배추깻잎장아찌 +
석류아이스티

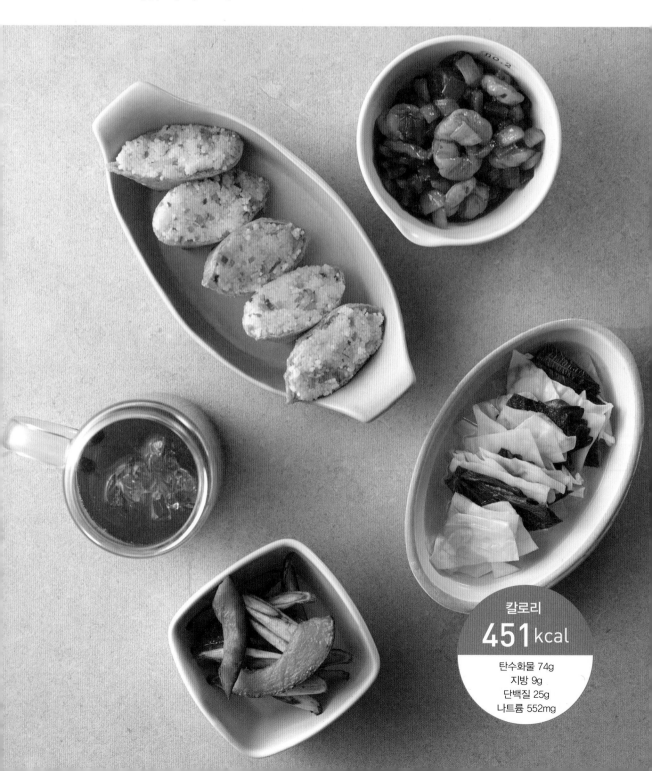

칼로리
451kcal

탄수화물 74g
지방 9g
단백질 25g
나트륨 552mg

••• 쿠스쿠스는 아주 작은 파스타로, 따로 조리할 필요 없이 따뜻한 물에 담가두기만 해도 바로 먹을 수 있어 편하다. 유부는 비타민 A가 없기 때문에 비타민 A가 많은 당근과 함께 조리하는 것이 좋다. 조미된 유부와 쿠스쿠스로 조리시간을 줄이고 당근을 넣어 영양 균형을 맞췄다. 양배추와 깻잎은 식이섬유가 많아 배변을 돕는다.

쿠스쿠스
유부초밥

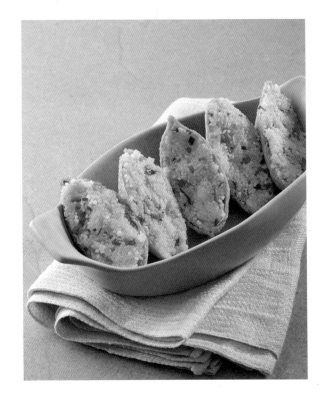

칼로리	나트륨
204 kcal	**209** mg

재료 쿠스쿠스 90g, 조미 유부 50g(5장), 우엉 20g, 오이 20g, 당근 10g

이렇게 만들어요

1 쿠스쿠스는 뜨거운 물에 담가 10분 정도 불린다.

2 우엉은 껍질을 벗기고 끓는 물에 데쳐 굵게 다진다. 오이와 당근도 우엉과 같은 크기로 다진다.

3 불린 쿠스쿠스에 우엉, 오이, 당근을 넣어 섞는다.

4 조미 유부에 ③의 쿠스쿠스를 꼭꼭 채워 넣는다.

새우칠리소스볶음

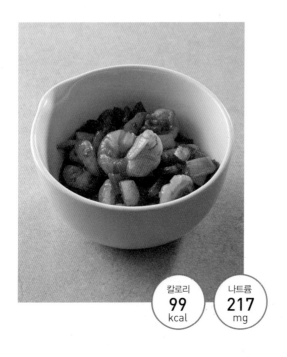

칼로리	나트륨
99 kcal	**217** mg

재료　칵테일새우 60g, 피망 20g, 홍피망 20g,
　　　양파 30g, 칠리소스 5g, 올리브유 2mL

이렇게 만들어요

1　피망, 홍피망, 양파를 1.5×1.5cm 크기로 썬다.

2　팬에 올리브유를 두르고 피망, 홍피망, 양파를 볶다가 새우를 넣어 볶는다.

3　새우가 어느 정도 익으면 칠리소스를 넣어 볶는다.

단호박우엉구이

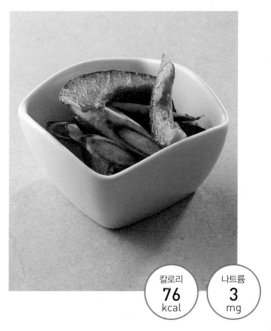

칼로리	나트륨
76 kcal	**3** mg

재료　단호박 50g, 우엉 50g, 들기름 1mL

이렇게 만들어요

1　오븐을 160℃로 예열한다.

2　단호박은 씨를 긁어내고 2cm 폭으로 썬다.

3　우엉은 껍질을 벗기고 1cm 두께로 어슷하게 썬다.

4　단호박과 우엉에 들기름을 발라 예열한 오븐에 10분간 굽는다.

양배추깻잎장아찌

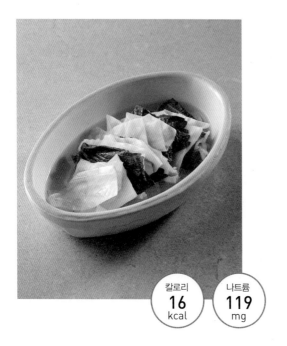

칼로리	나트륨
16 kcal	**119** mg

재료 양배추 40g, 깻잎 10g
    절임물 | 간장 2mL, 식초 1mL, 설탕 1g,
    물 200mL

이렇게 만들어요

1 냄비에 물, 간장, 식초, 설탕을 넣고 끓여
   식힌다.

2 양배추는 6×6cm 크기로 썰고, 깻잎은
   한 장씩 씻어 물기를 뺀다.

3 통에 양배추와 깻잎을 켜켜이 담고 절임
   물을 부은 뒤 냉장고에 하루 정도 둔다.

석류아이스티

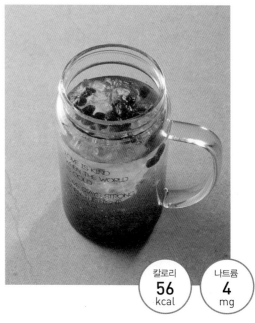

칼로리	나트륨
56 kcal	**4** mg

재료 석류 원액 20mL, 생수 200mL,
    얼음 적당량

이렇게 만들어요

1 컵에 석류 원액과 생수를 넣어 섞은 뒤
   얼음을 넣는다.

석류는 칼로리가 낮고 지방과 당분이 적어 다이어트
식품으로 알맞습니다. 식이섬유가 풍부하고 항산화
효과도 있죠. 생으로 먹어도 좋고, 즙을 내어 음료로
마셔도 좋습니다.

청경채당면두반장볶음 +

가지두부오븐구이 + 클로렐라묵냉국 + 블루베리요구르트

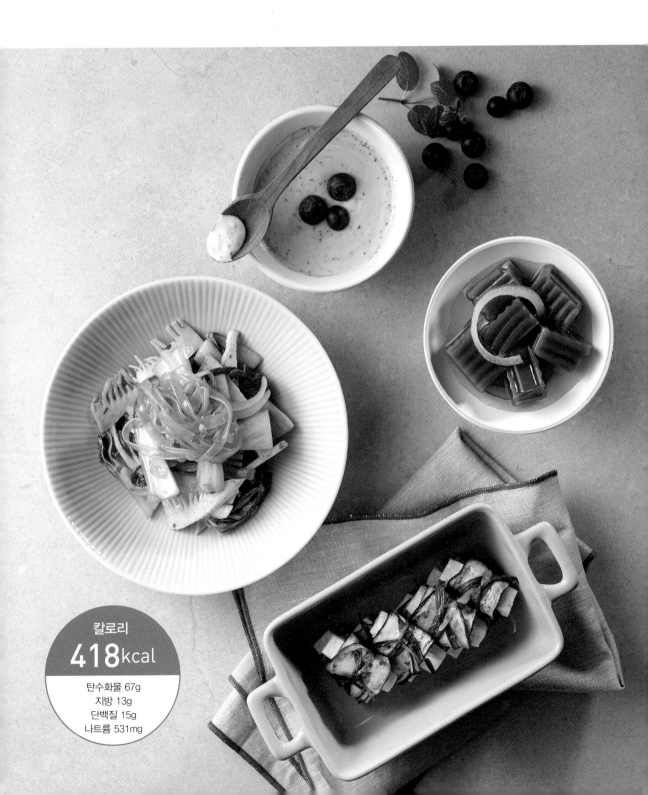

칼로리
418kcal

탄수화물 67g
지방 13g
단백질 15g
나트륨 531mg

••• 청경채는 비타민 C가 풍부하고 칼로리가 낮으며 식이섬유도 많아 체중조절에 효과적이다. 쫄깃한 당면을 넣고 두반장에 볶아 맛을 살렸다. 가지는 90% 이상이 수분이며 식이섬유가 풍부하다. 고단백 식품인 두부를 가지와 함께 조리해 두부에 부족한 식이섬유를 보충했다. 클로렐라는 지방의 대사를 원활하게 해 체중조절에 도움이 된다.

청경채당면
두반장볶음

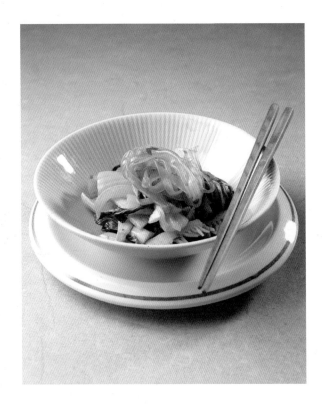

칼로리	나트륨
174 kcal	**187** mg

재료   청경채 70g, 죽순 30g, 양파 20g, 납작 당면 30g, 두반장 7g, 다진 대파 1g, 다진 마늘 1g, 참기름 1mL, 통깨 1g, 식용유 2mL

이렇게 만들어요

1   청경채는 5cm 길이로 썰고, 양파는 채 썬다.

2   죽순은 5cm 길이로 저며 냄비에 담고 물을 부어 센 불에서 5분간 삶아 물기를 뺀다.

3   당면은 미지근한 물에 담가 1시간 불린다.

4   달군 팬에 식용유를 두르고 청경채, 양파, 죽순을 넣어 센 불에서 1분간 볶는다.

5   ④에 당면을 넣어 센 불에서 2분간 볶은 뒤, 두반장, 다진 마늘, 다진 대파, 참기름, 참깨를 넣고 좀 더 볶는다.

가지두부
오븐구이

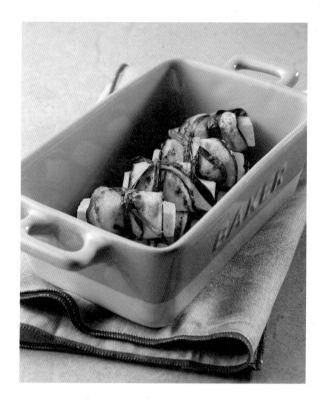

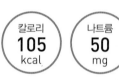

칼로리	나트륨
105 kcal	**50** mg

재료 가지 80g, 두부 80g, 부추 15g, 소금 0.1g, 올리브유 2mL

이렇게 만들어요

1 오븐을 170℃로 예열한다.

2 가지는 0.5cm 두께로 길게 저민 뒤, 소금을 뿌려 10분간 절인다.

3 두부는 1×1×5cm 크기로 썬다.

4 끓는 물에 부추를 10초 정도 데쳐서 찬물에 헹궈 물기를 뺀다.

5 가지에 두부를 올리고 말아 부추로 묶은 뒤 올리브유를 바른다.

6 가지두부말이를 예열한 오븐에 10분간 굽는다.

클로렐라묵냉국

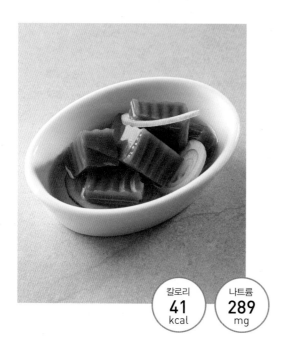

칼로리	나트륨
41 kcal	**289** mg

재료 클로렐라묵 50g, 적양파 10g
국물 | 국간장 3mL, 설탕 1g, 식초 1mL,
참깨 1g, 물 200mL

이렇게 만들어요

1 클로레라묵은 한입 크기로 도톰하게 썬다.

2 적양파는 0.3cm 두께로 동그랗게 썬다.

3 물, 국간장, 설탕, 식초, 참깨를 섞은 뒤
클로렐라묵과 적양파를 넣는다.

클로렐라묵이 없으면 도토리묵이나 동부묵을 쓰세요.

블루베리요구르트

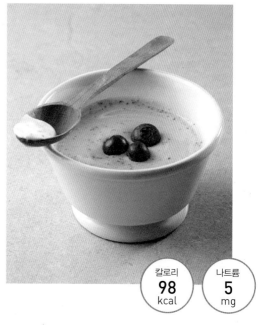

칼로리	나트륨
98 kcal	**5** mg

재료 블루베리 50g, 플레인 요구르트 70g

이렇게 만들어요

1 믹서에 블루베리와 플레인 요구르트를 넣
고 곱게 간다.

10대 슈퍼 푸드인 블루베리는 안토시아닌이 풍부해
항산화 효과가 높습니다. 식이섬유가 풍부하고 칼로
리와 지방이 적어 체중조절에도 도움이 되죠. 흰 가
루가 고르게 묻어있는 것이 맛있습니다.

Day 12

12일째

칼로리
1,291
kcal

나트륨
1,592
mg

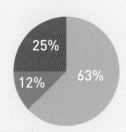

■ **탄수화물 186g** = 아침 54g + 점심 68g + 저녁 64g

■ **지방 35g** = 아침 15g + 점심 8g + 저녁 12g

■ **단백질 73g** = 아침 22g + 점심 31g + 저녁 20g

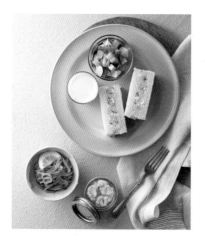

아침 422kcal

감자달걀샌드위치 +

사과셀러리샐러드 + 곤약국수레몬칠리소스무침 +
콜리플라워피클 + 고칼슘 우유

탄수화물 54g (60%) **나트륨** 528mg

지방 15g (16%)

단백질 22g (24%)

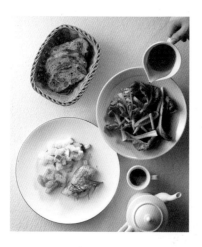

점심 455kcal

닭가슴살허브스테이크와 귤조림 +

호밀빵 + 비타민홍초샐러드 + 커피

탄수화물 68g (64%) **나트륨** 500mg

지방 8g (7%)

단백질 31g (29%)

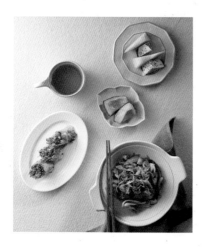

저녁 414kcal

돼지고기쌀국수볶음 +

채소월남쌈 + 단호박꿀찜 + 멜론과 용과 + 페퍼민트 차

탄수화물 64g (67%) **나트륨** 564mg

지방 12g (12%)

단백질 20g (21%)

감자달걀샌드위치 +

사과셀러리샐러드 + 곤약국수레몬칠리소스무침 +
콜리플라워피클 + 고칼슘 우유

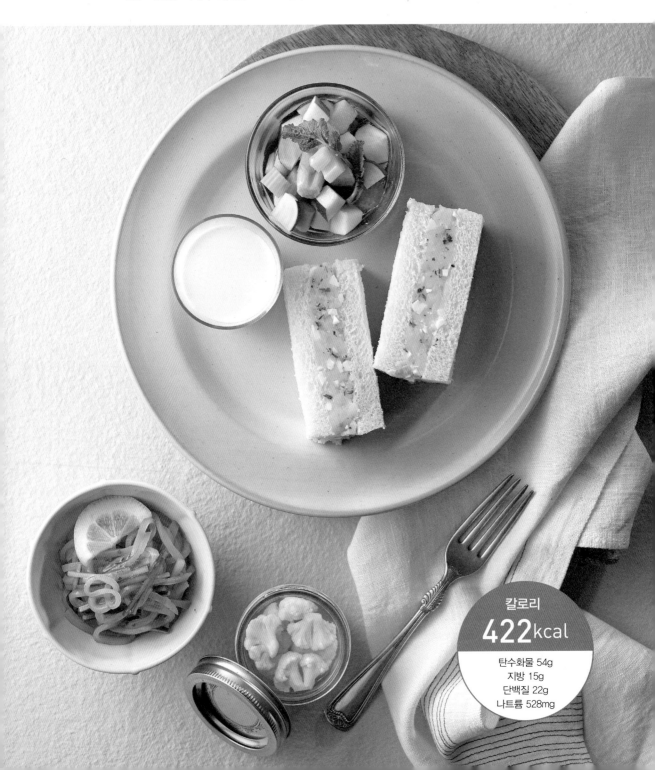

칼로리
422kcal

탄수화물 54g
지방 15g
단백질 22g
나트륨 528mg

••• 감자에 완전단백질 식품인 달걀을 더해 감자에 부족한 단백질을 보충한 샌드위치다. 감자에 많이 들어있는 칼륨은 나트륨의 배출을 돕는다. 감자 대신 고구마나 단호박으로 만들어도 좋다. 셀러리는 탄수화물과 지방이 적고 식이섬유가 많다. 또한 세다놀이라는 성분이 이뇨작용을 촉진해 체내 노폐물을 배출하는 데 도움을 준다.

감자달걀 샌드위치

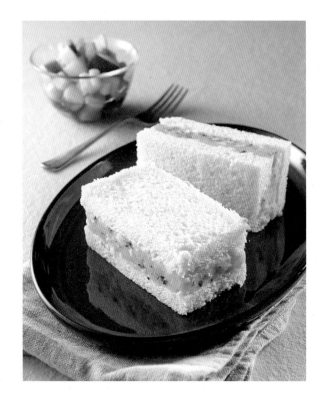

칼로리	나트륨
212 kcal	**159** mg

재료   식빵 35g(2장), 감자 30g, 달걀 60g, 우유 10mL, 설탕 1g, 소금 0.1g, 파슬리가루 0.1g

이렇게 만들어요

1   감자는 껍질을 벗겨 냄비에 담고 물을 감자가 잠길 정도로 부어 15분간 삶아 으깬다.

2   달걀은 완숙으로 삶아 흰자는 굵게 다지고 노른자는 으깬다.

3   으깬 감자와 달걀을 한데 담고 우유, 설탕, 소금, 파슬리가루를 넣어 버무린다.

4   식빵에 ③의 소를 바르고 다른 식빵으로 덮는다.

5   샌드위치의 가장자리를 잘라내고 반 자른다.

사과셀러리샐러드

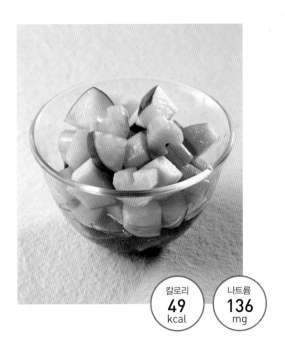

칼로리 **49** kcal   나트륨 **136** mg

재료 사과 30g, 셀러리 50g, 래디시 10g
드레싱 | 올리브유 2mL, 간장 1mL,
식초 1mL, 올리고당 1mL, 물 30mL

이렇게 만들어요

1 사과는 껍질째 1×1cm 크기로 썰고, 래디
시도 같은 크기로 썬다.

2 셀러리는 잎을 떼고 껍질을 벗긴 뒤 1cm
길이로 썬다.

3 드레싱 재료를 섞는다.

4 그릇에 사과, 셀러리, 래디시를 담고 드레
싱을 뿌린다.

곤약국수레몬칠리소스무침

칼로리 **16** kcal   나트륨 **64** mg

재료 곤약국수 100g, 오이 20g, 레몬 5g,
칠리소스 5g

이렇게 만들어요

1 끓는 물에 곤약국수를 1분간 삶아서 찬
물에 헹궈 물기를 뺀다.

2 오이는 4cm 길이로 채 썰고, 레몬은 껍
질째 잘게 썬다.

3 곤약국수, 오이, 레몬을 한데 담고 칠리소
스를 넣어 무친다.

콜리플라워피클

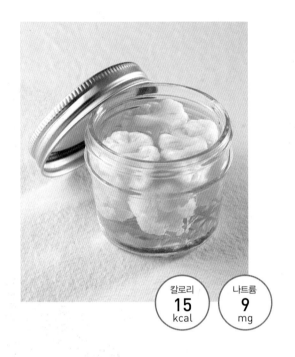

칼로리 **15** kcal

나트륨 **9** mg

재료　콜리플라워 30g
　　　절임물 | 설탕 2g, 식초 2mL,
　　　스파이스 믹스 1g, 물 100mL

이렇게 만들어요

1　냄비에 물, 설탕, 식초, 스파이스 믹스를
　　넣고 끓여 식힌다.

2　콜리플라워는 작은 송이를 떼어 먹기 좋
　　게 썬다.

3　콜리플라워를 통에 담고 절임물을 부어
　　냉장고에 2일간 둔다.

고칼슘 우유

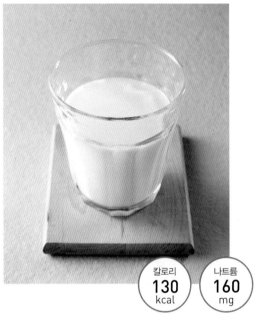

칼로리 **130** kcal

나트륨 **160** mg

재료　고칼슘 우유 200mL

우유에는 인슐린 저항성을 낮추는 성분이 있어요. 끼
니와 끼니 사이에 인슐린 저항성이 낮아지면 고당도
또는 고지방 음식에 대한 욕구가 덜하기 때문에 비만
을 막는 데 도움이 됩니다.

닭가슴살허브스테이크와 귤조림 +

호밀빵 + 비타민홍초샐러드 + 커피

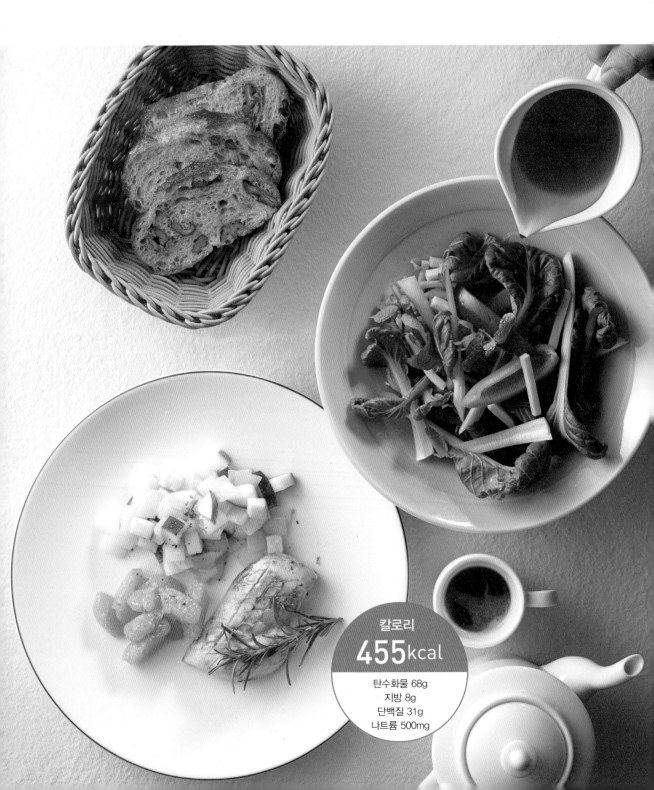

칼로리
455kcal

탄수화물 68g
지방 8g
단백질 31g
나트륨 500mg

••• 닭가슴살은 지방이 적고 단백질이 풍부해 다이어트 대표 식품으로 꼽힌다. 간을 하는 대신 허브의 풍미를 살리고 귤조림을 곁들여 심심한 간을 보완했다. 커피는 칼로리가 거의 없어 다이어트 중에도 마음 놓고 마실 수 있다. 또한 커피나 녹차에 들어있는 카페인은 체지방 연소를 돕는다.

닭가슴살
허브스테이크와
귤조림

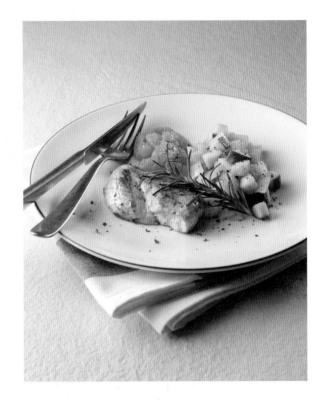

칼로리
204
kcal

나트륨
149
mg

재료　닭가슴살 60g, 주키니(돼지호박) 30g, 양파 40g, 우유 100mL, 마늘즙 5mL, 생강즙 5mL,
로즈메리 1g, 파슬리가루 0.5g, 스파이스 믹스 0.5g, 소금 0.2g, 버터 5g
귤조림 | 통조림 귤 40g, 녹말물(녹말가루 1g, 들 1mL), 물 50mL

이렇게 만들어요

1　닭가슴살은 칼집을 내고 우유, 마늘즙, 생강즙을 뿌려 2시간 정도 냉장실에 둔다.

2　주키니는 사방 1cm 크기의 주사위 모양으로 썰고, 양파도 1×1cm 크기로 썬다.

3　통조림 귤과 물을 약한 불에서 5분간 조린 뒤, 녹말물을 넣고 걸쭉하게 조려 냉장실에서 식힌다.

4　달군 팬에 버터를 두르고 닭가슴살을 중불에서 굽는다. 소금, 허브, 스파이스 믹스를 뿌린다.

5　달군 팬에 버터를 두르고 주키니와 양파를 센 불에서 살짝 볶는다.

6　접시에 닭가슴살허브스테이크와 주키니양파볶음, 차가운 귤조림을 담는다.

비타민
홍초샐러드

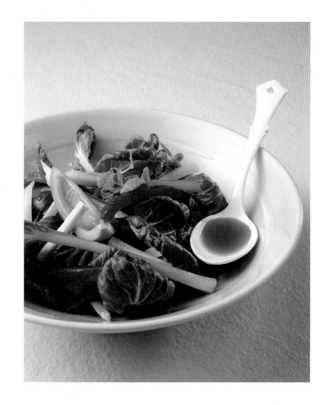

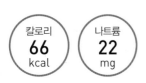

칼로리	나트륨
66 kcal	**22** mg

재료　비타민 50g, 고구마 20g, 빨강 · 노랑 미니파프리카 80g, 어린잎채소 5g
　　　드레싱 | 홍초 20mL, 물 20mL

이렇게 만들어요

1　비타민은 한 잎씩 떼고, 미니파프리카는 세로로 도톰하게 썬다. 어린잎채소는 씻어 물기를 뺀다.

2　고구마는 껍질을 벗기고 1×1×4cm 크기로 썰어, 중불에서 5분간 삶아 냉장실에서 식힌다.

3　홍초와 물을 섞는다.

4　그릇에 비타민과 고구마, 미니파프리카, 어린잎채소를 담고 드레싱을 뿌린다.

호밀빵

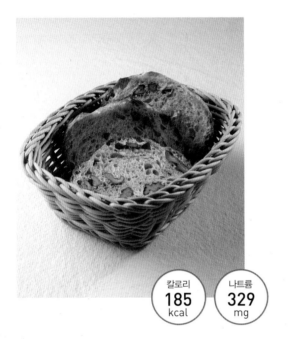

칼로리	나트륨
185 kcal	**329** mg

재료　호밀빵 70g

호밀은 칼로리는 높지만 식이섬유가 풍부해 다이어트에 도움이 되며 포만감도 좋아요.

커피

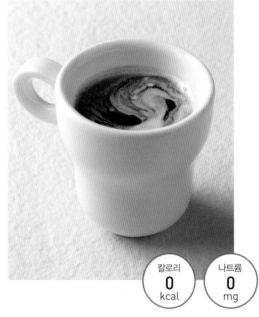

칼로리	나트륨
0 kcal	**0** mg

재료　원두커피 200mL

커피는 이뇨작용이 있어 체내 노폐물을 배출하는 데 도움이 되고, 체지방 연소를 활발하게 해 체중감량에 효과적이에요. 식전에 마시면 포만감을 느껴 식사량을 줄일 수도 있죠. 다만 카페인 때문에 불면증이 올 수 있으므로 저녁에는 마시지 않는 것이 좋습니다.

돼지고기쌀국수볶음 +

채소월남쌈 + 단호박꿀찜 + 멜론과 용과 + 페퍼민트 차

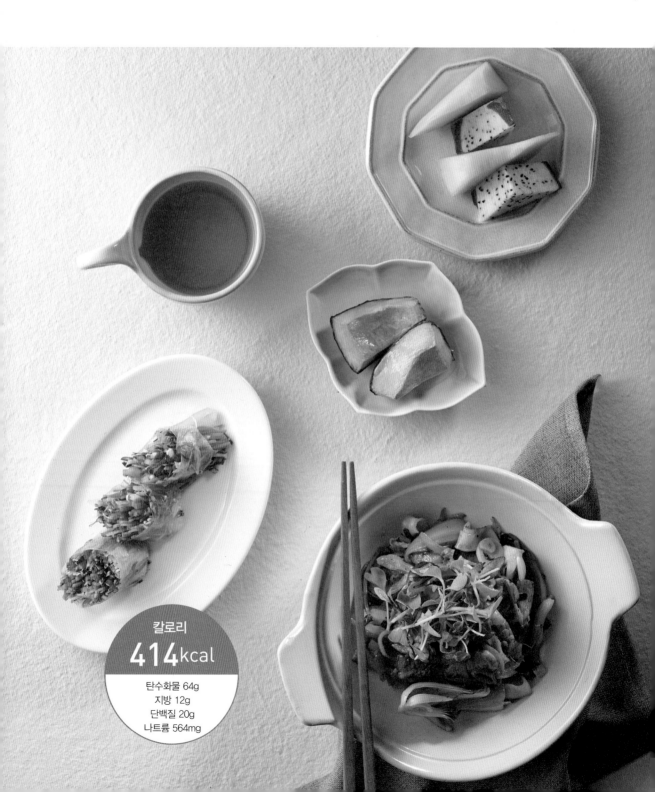

칼로리
414kcal

탄수화물 64g
지방 12g
단백질 20g
나트륨 564mg

••• 쌀국수는 소면과 칼로리는 비슷하지만, 나트륨이 1/7 정도밖에 되지 않아 저염식 재료로 좋다. 채소를 듬뿍 넣은 월남쌈은 포만감을 주고 식이섬유가 풍부해 변비를 예방하고 체중조절을 돕는다. 색색의 파프리카로 모양을 살려 한결 즐겁게 먹을 수 있다.

돼지고기
쌀국수볶음

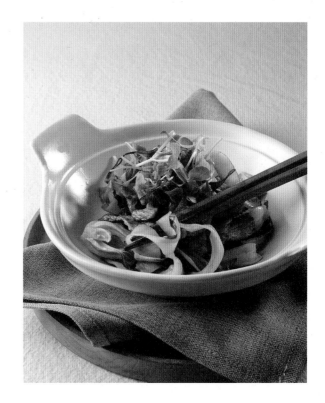

칼로리
199
kcal

나트륨
491
mg

재료   돼지고기(불고기용) 60g, 쌀국수 45g, 양파 30g, 당근 15g, 청경채 10g, 깻잎 2g, 어린잎채소 10g,
대파 5g, 다진 마늘 3g, 간장 2mL, 굴소스 2g, 참기름 1mL, 고추기름 3mL

이렇게 만들어요

1   돼지고기는 종이타월로 가볍게 눌러 핏물을 뺀 뒤, 마른 팬에 노릇하게 볶는다.

2   쌀국수는 미지근한 물에 10분 정도 불린다.

3   양파와 당근은 5cm 길이로 채 썰고, 깻잎도 돌돌 말아 채 썬다. 청경채는 밑동을 자르고, 대파는 송송 썬다. 어린잎채소는 씻어 물기를 뺀다.

4   팬에 고추기름을 두르고 다진 마늘을 볶다가 돼지고기, 쌀국수, 양파, 당근을 넣어 볶는다.

5   ④에 간장, 굴소스, 참기름을 넣어 볶다가 청경채, 깻잎, 대파를 넣는다.

6   그릇에 돼지고기쌀국수볶음을 담고 어린잎채소를 올린다.

채소월남쌈

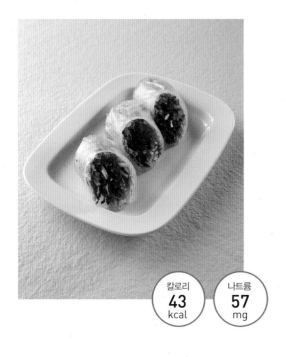

칼로리	나트륨
43 kcal	**57** mg

재료　라이스페이퍼 4g(1장), 당근 20g,
　　　피망 10g, 빨강 · 노랑 파프리카 20g,
　　　양상추 20g, 적채 20g

이렇게 만들어요

1　당근, 피망, 파프리카, 양상추, 적채를
　5cm 길이로 채 썬다.

2　라이스페이퍼를 따뜻한 물에 담갔다가 꺼
　내, 채 썬 채소를 올리고 돌돌 만다.

단호박꿀찜

칼로리	나트륨
112 kcal	**2** mg

재료　단호박 100g, 꿀 15g

이렇게 만들어요

1　오븐을 130℃로 예열한다.

2　단호박을 씨를 긁어내고 5cm 폭으로 썰
　어 반 자른다.

3　단호박을 예열한 오븐에 10분간 굽는다.

4　그릇에 단호박구이를 담고 꿀을 뿌린다.

멜론과 용과

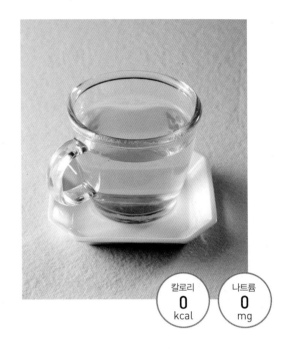

칼로리	나트륨
60 kcal	**14** mg

재료   멜론 100g, 용과 50g

이렇게 만들어요

1   멜론은 과육만 먹기 좋은 크기로 썬다.

2   용과도 껍질을 벗기고 비슷한 크기로 썬다.

용과는 칼륨과 비타민 등이 풍부한 과일입니다. 생으로 또는 음료나 화채 등으로 먹는데, 다이어트 중에는 젤리를 만들어 간식으로 먹으면 좋아요. 젤라틴을 뜨거운 물에 녹여 틀에 붓고 용과를 잘라 넣어 냉장실에서 굳히면 됩니다.

페퍼민트 차

칼로리	나트륨
0 kcal	**0** mg

재료   페퍼민트 차 티백 1개, 물 200mL

이렇게 만들어요

1   주전자에 물을 담아 끓인다.

2   찻잔에 페퍼민트 차 티백을 넣고 끓인 물을 부어 우린다.

Day 13

13일째

칼로리
1,354
kcal

나트륨
1,607
mg

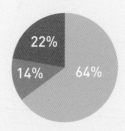

22%

14%

64%

■ **탄수화물 185g** = 아침 59g + 점심 38g + 저녁 88g

■ **지방 39g** = 아침 21g + 점심 14g + 저녁 4g

■ **단백질 64g** = 아침 21g + 점심 18g + 저녁 25g

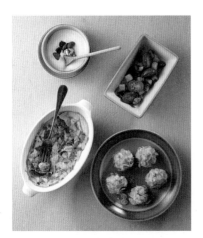

아침 495kcal

루콜라프리타타 +
시리얼감자범벅 + 모둠채소구이 + 견과요구르트

탄수화물 59g (58%)   나트륨 521mg

지방 21g (21%)

단백질 21g (21%)

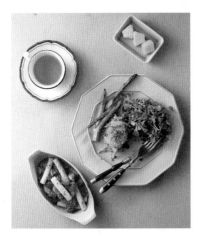

점심 400kcal

밀푀유버섯돈가스와 채소 +
토마토고추장떡볶이 + 파인애플 + 카카오닙스 차

탄수화물 38g (54%)   나트륨 576mg

지방 14g (20%)

단백질 18g (26%)

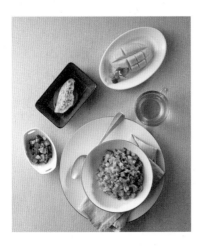

저녁 459kcal

저염 채소카레덮밥 +
연어찜 + 오이셀러리김치 + 망고 + 수제 현미메밀차

탄수화물 88g (75%)   나트륨 510mg

지방 4g (4%)

단백질 25g (21%)

루콜라프리타타 +
시리얼감자범벅 + 모둠채소구이 + 견과요구르트

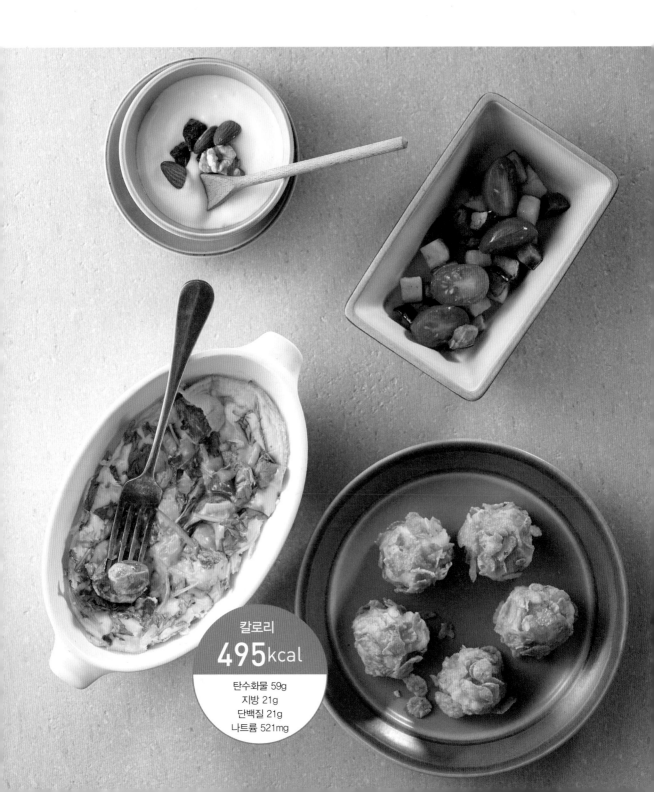

칼로리
495kcal

탄수화물 59g
지방 21g
단백질 21g
나트륨 521mg

• • • 프리타타는 달걀에 채소, 치즈, 파스타 등을 섞어 만든 오믈렛이다. 부재료는 입맛대로 넣으면 되고, 채소를 많이 넣으면 포만감이 커져 다이어트에 좋다. 감자는 칼륨이 많아 나트륨 배출에 도움을 준다. 푹 삶아 으깨어 시리얼과 함께 먹으면 바삭하면서도 부드러워 먹는 즐거움이 있다.

루콜라
프리타타

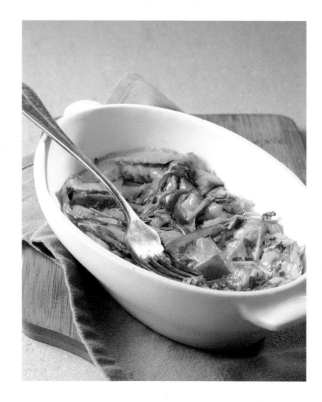

칼로리
179
kcal

나트륨
312
mg

재료   달걀 60g, 루콜라 20g, 방울토마토 30g, 양파 20g, 양송이버섯 20g, 우유 50mL, 체더치즈 10g, 소금 0.2g, 후춧가루 0.1g, 무염버터 3g

이렇게 만들어요

1   루콜라는 3~4cm 길이로 썰고, 방울토마토는 4등분한다.

2   양파는 1×1cm 크기로 썰고, 양송이버섯은 0.5cm 두께로 썬다.

3   팬에 버터를 두르고 양파와 양송이버섯을 볶는다.

4   달걀은 알끈이 풀어지게 잘 풀어 우유, 소금, 후춧가루를 섞는다.

5   오븐용 그릇에 달걀을 붓고 볶은 양파와 버섯, 루콜라, 방울토마토를 넣은 뒤 체더치즈를 올린다.

6   ⑤의 달걀을 100℃로 예열한 오븐에 15분간 굽는다.

시리얼 감자범벅

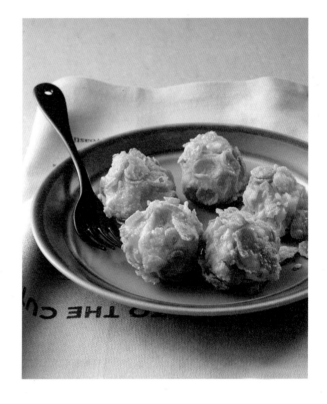

<table>
<tr><td>칼로리
165
kcal</td><td>나트륨
132
mg</td></tr>
</table>

재료   감자 100g, 콘플레이크 15g, 마요네즈 5g, 설탕 2g

이렇게 만들어요

1   감자를 껍질 벗겨 15~20분간 찐다.

2   찐 감자를 으깨어 마요네즈와 설탕을 넣고 섞는다.

3   ②의 감자를 한입 크기로 동그랗게 빚어 콘플레이크를 묻힌다.

감자는 칼로리가 낮고, 비타민 C가 많으며, 식이섬유인 펙틴도 풍부합니다. 부기를 가라앉히는 효과도 있어요. 껍질을 벗기면 갈색으로 변하는데, 찬물에 담가두면 이를 막을 수 있습니다. 남은 것은 물기를 빼고 비닐 랩으로 싸서 냉장 보관하세요.

모둠채소구이

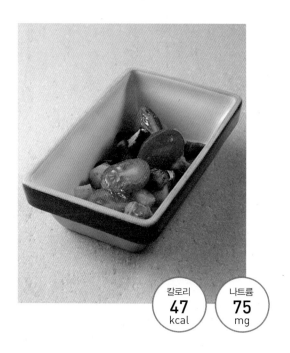

칼로리 **47** kcal 나트륨 **75** mg

재료 애호박 40g, 가지 30g, 방울토마토 30g,
발사믹 크림 5g, 파슬리가루 1g,
소금 0.2g, 식용유 2mL

이렇게 만들어요

1 애호박과 가지는 사방 2cm 크기의 주사
위 모양으로 썬다.

2 방울토마토는 반 자른다.

3 팬에 식용유를 두르고 애호박과 가지, 토
마토를 소금으로 간해 굽는다.

4 그릇에 구운 채소를 담고 발사믹 크림과
파슬리가루를 뿌린다.

견과요구르트

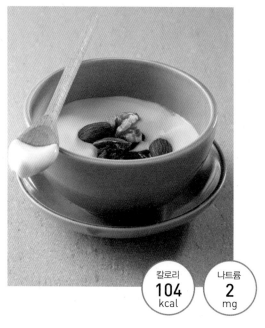

칼로리 **104** kcal 나트륨 **2** mg

재료 떠먹는 플레인 요구르트 70g,
아몬드 3g, 호두 2g, 크랜베리 2g

이렇게 만들어요

1 그릇에 떠먹는 요구르트를 담고 호두와
아몬드, 크랜베리를 올린다.

요구르트를 살 때는 유통기한뿐 아니라 영양성분을
잘 살펴봐야 합니다. 무가당, 무첨가 제품이라고 되어
있어도 과당, 정백당 등이 들어있을 수 있거든요. 영
양성분을 꼭 확인해서 당이 없는 제품을 고르세요.

밀푀유버섯돈가스와 채소 +
토마토고추장떡볶이 + 파인애플 + 카카오닙스 차

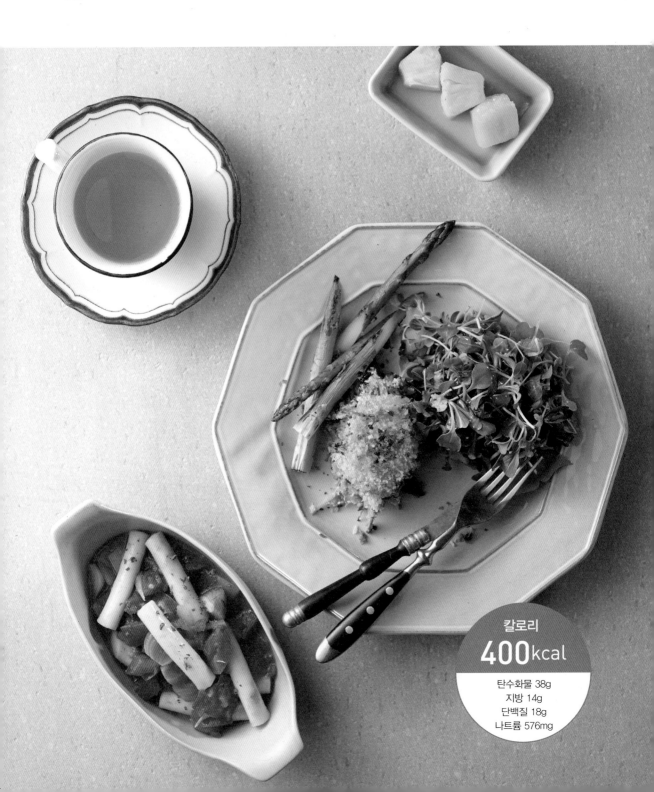

칼로리
400kcal

탄수화물 38g
지방 14g
단백질 18g
나트륨 576mg

••• 기름을 살짝 발라 오븐에 구운 밀푀유 돈가스는 지방이 적어 다이어트 중에도 부담 없이 먹을 수 있다. 떡볶이는 고추장을 줄이고 토마토페이스트를 넣어 맛을 더하고 염분을 줄였다. 카카오닙스는 체중조절과 변비 예방에 좋다. 카테킨 성분이 내장지방을 없애고 콜레스테롤을 줄이므로 지방이 많은 돼지고기를 먹고 나서 먹으면 도움이 된다.

밀푀유
버섯돈가스와
채소

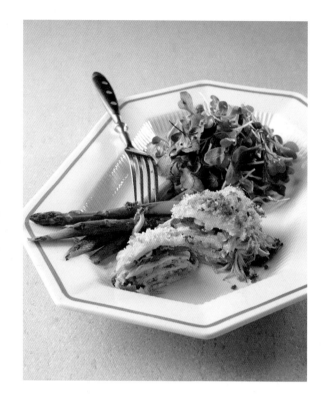

칼로리
249
kcal

나트륨
225
mg

재료 　돼지고기(샤브샤브용 등심) 40g, 느타리버섯 50g, 팽이버섯 50g, 피망 5g, 홍피망 5g,
　　　어린잎채소 50g, 아스파라거스 30g, 달걀 10g, 밀가루 3g, 빵가루 10g, 식용유 2mL, 생강즙 1mL,
　　　소금 0.2g, 후춧가루 0.1g, 키위 드레싱 10mL

이렇게 만들어요

1　돼지고기는 소금, 후춧가루, 생강즙을 뿌려 냉장실에 30분간 둔다.

2　느타리버섯과 팽이버섯은 밑동을 자르고 가닥을 뗀다. 피망과 홍피망은 채 썰고, 아스파라거스는 단단한 부분을 잘라내고 껍질을 벗긴다. 어린잎채소는 씻어 물기를 뺀다.

3　달군 팬에 식용유를 두르고 느타리버섯, 팽이버섯, 피망, 홍피망을 센 불에서 살짝 볶아 식힌다.

4　돼지고기와 볶은 채소를 켜켜이 쌓은 뒤, 밀가루, 달걀, 빵가루를 입히고 식용유를 앞뒤로 뿌려 160℃로 예열한 오븐에 10분간 굽는다. 아스파라거스도 함께 굽는다.

5　접시에 돈가스와 아스파라거스, 어린잎채소를 담고, 어린잎채소에 키위 드레싱을 뿌린다.

토마토
고추장떡볶이

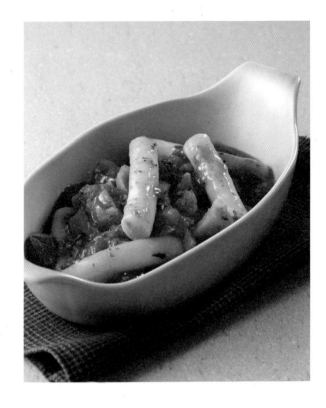

칼로리	나트륨
128 kcal	**346** mg

재료　떡볶이용 밀떡 30g, 토마토 100g, 양파 10g, 셜롯 10g, 고추장 5g, 토마토페이스트 10g,
　　　식용유 1mL, 물 100mL

이렇게 만들어요

1　떡볶이용 밀떡은 하나씩 뗀다.

2　토마토는 사방 1cm 크기의 주사위 모양으로 썬다.

3　양파는 1×1cm 크기로 썰고, 셜롯은 반 자른다.

4　달군 팬에 식용유를 두르고 토마토, 양파, 셜롯을 넣어 센 불에서 3분간 볶는다.

5　④에 고추장과 토마토페이스트, 밀떡, 물을 넣어 중불에서 볶는다.

파인애플

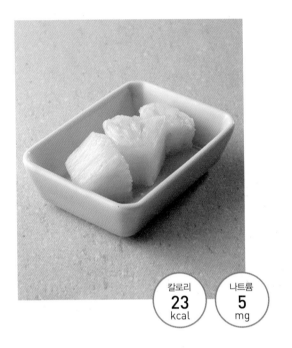

칼로리	나트륨
23 kcal	**5** mg

재료   파인애플 100g

이렇게 만들어요

1 파인애플을 껍질을 벗기고 심지를 잘라낸
   뒤 2×2cm 크기로 썬다.

비타민 B, 이 풍부한 돼지고기와 비타민 C가 풍부한
파인애플을 함께 먹으면 비타민이 보완돼요. 파인애
플은 소화작용과 연육작용이 있어 고기를 먹을 때 같
이 먹으면 소화도 잘 되죠. 식이섬유가 풍부하고 단
맛이 많이 나면서도 다른 과일에 비해 칼로리가 높지
않아 다이어트 중에 먹으면 좋습니다.

카카오닙스 차

칼로리	나트륨
0 kcal	**0** mg

재료   카카오닙스 차 티백 1개, 물 200mL

이렇게 만들어요

1 주전자에 물을 담아 끓인다.

2 찻잔에 카카오닙스 차 티백을 넣고 끓인
   물을 부어 우린다.

카카오닙스는 카카오 열매를 가공해 부순 알갱이로
체중조절에 도움이 됩니다. 특유의 떫은맛이 있는데,
요구르트나 샐러드에 넣어 먹으면 부담 없이 먹을 수
있어요.

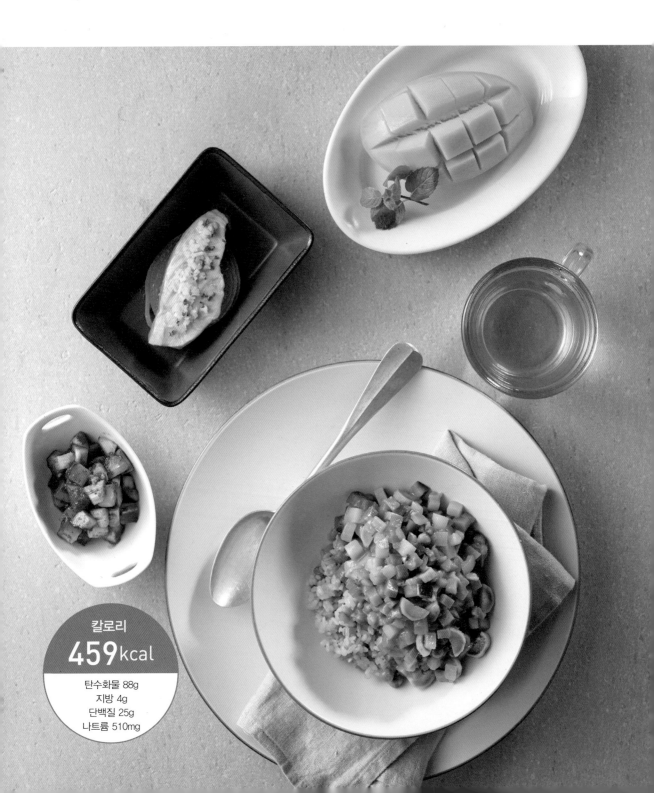

저염 채소카레덮밥 +

연어찜 + 오이셀러리김치 + 망고 + 수제 현미메밀차

칼로리
459kcal

탄수화물 88g
지방 4g
단백질 25g
나트륨 510mg

• • • 카레는 나트륨이 적고 특유의 맛과 향이 있어 저염식에 잘 어울린다. 채소를 작게 썰어 조리시간을 줄이고 양념이 잘 배게 했다. 연어는 고단백 저칼로리 식품으로 다이어트에 좋다. 양파와 함께 쪄서 지방을 줄이고 단맛을 더했다. 현미와 메밀은 식이섬유가 많고 소화를 도우며, 다이어트 중에 푸석해지기 쉬운 피부를 보호한다.

저염
채소카레덮밥

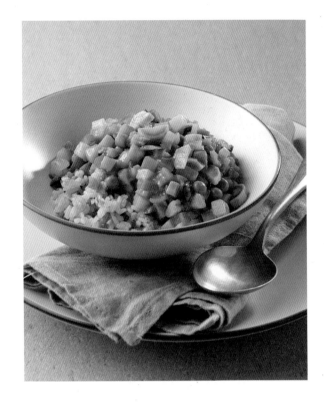

칼로리
262
kcal

나트륨
23
mg

재료　감자 20g, 당근 20g, 우엉 20g, 양파 30g, 가지 30g, 피망 20g, 청양고추 5g, 통조림 완두콩 10g,
　　　카레가루 10g, 물 150mL
　　　잡곡밥 | 잡곡(15곡) 45g, 물 적당량

이렇게 만들어요

1　잡곡은 씻어 물에 1시간 정도 불린 뒤 밥을 짓는다.

2　감자, 당근, 가지는 사방 1cm 크기의 주사위 모양으로, 양파와 피망은 1×1cm 크기로 썰고, 청양고추는 다진다. 통조림 완두콩은 체에 받쳐 물기를 뺀다.

3　우엉은 껍질을 벗기고 반달 모양으로 썰어, 약한 불에서 5분간 삶는다.

4　달군 팬에 재료를 넣고 물을 조금 넣어 볶다가, 물을 붓고 카레가루를 풀어 약한 불에서 끓인다.

5　그릇에 잡곡밥을 담고 카레를 끼얹는다.

연어찜

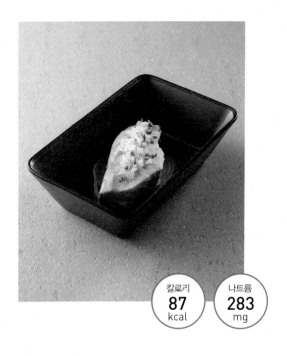

칼로리	나트륨
87 kcal	**283** mg

재료   연어살 60g, 양파 30g, 다진 대파 5g,
       다진 마늘 5g, 굴소스 5g, 후춧가루 0.1g,
       물 150mL

이렇게 만들어요

1   연어살은 껍질을 벗긴다.

2   양파는 0.5cm 두께로 동그랗게 썬다.

3   냄비에 양파를 담고 연어를 올린 뒤, 다진 대파, 다진 마늘, 굴소스, 후춧가루, 물을 넣어 약한 불에서 10분간 찐다.

오이셀러리김치

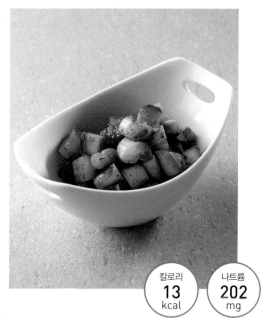

칼로리	나트륨
13 kcal	**202** mg

재료   오이 30g, 셀러리 20g
       김치 양념 | 고춧가루 1g, 다진 대파 1g,
       다진 마늘 1g, 멸치액젓 3mL, 식초 1mL

이렇게 만들어요

1   오이는 사방 1.5cm 크기의 주사위 모양으로 썰고, 셀러리는 껍질을 벗겨 1.5cm 길이로 썬다.

2   김치 양념 재료를 섞는다.

3   김치 양념에 오이와 셀러리를 넣어 버무린다. 냉장고에 넣어 하루 동안 익힌다.

망고

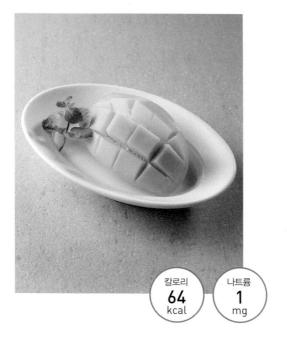

칼로리 **64** kcal 나트륨 **1** mg

재료 망고 100g

이렇게 만들어요

1 망고를 세로로 잘라 과육에 가로세로 칼
   집을 낸다.

망고는 생으로, 음료로, 소스로 다양하게 즐기는 과
일이지만, 당분이 많기 때문에 다이어트 중에는 많이
먹지 않도록 주의해야 합니다. 우유와 함께 먹으면
우유의 단백질과 망고의 베타카로틴 등을 함께 섭취
할 수 있어 영양 균형이 좋아요.

수제 현미메밀차

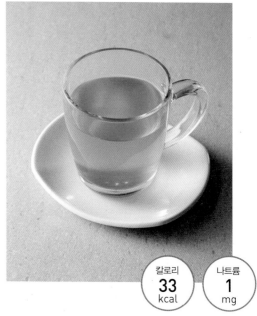

칼로리 **33** kcal 나트륨 **1** mg

재료 현미 5g, 메밀 5g, 물 300mL

이렇게 만들어요

1 현미와 메밀을 씻어 찬물에 담가 1시간
   불린다.

2 달군 팬에 현미와 메밀을 넣고 약한 불에
   서 저어가며 10분간 볶는다.

3 냄비에 물을 붓고 볶은 현미와 메밀을 넣
   어 약한 불에서 30분간 끓인다.

Day14

14일째

칼로리
1,303
kcal

나트륨
1,541
mg

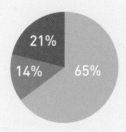

■ **탄수화물 187g** = 아침 68g + 점심 43g + 저녁 76g

■ **지방 41g** = 아침 11g + 점심 19g + 저녁 11g

■ **단백질 60g** = 아침 21g + 점심 19g + 저녁 20g

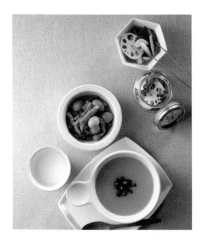

아침 440kcal

늙은호박죽 +
메추리알꽈리고추조림 + 모둠채소피클 + 고칼슘 우유

탄수화물 68g (68%)	**나트륨** 502mg
지방 11g (11%)	
단백질 21g (21%)	

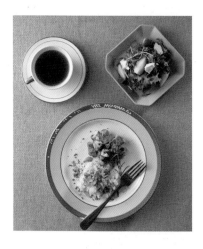

점심 431kcal

마늘실파볶음밥 +
돼지안심양송이허브구이 + 리코타치즈샐러드 + 수제 팥차

탄수화물 43g (54%)	**나트륨** 468mg
지방 19g (23%)	
단백질 19g (23%)	

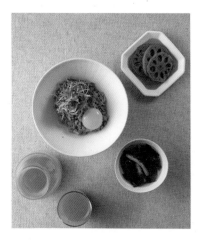

저녁 432kcal

나토새싹덮밥 +
미역파프리카냉국 + 연근조림 + 사과당근주스

탄수화물 76g (71%)	**나트륨** 571mg
지방 11g (10%)	
단백질 20g (19%)	

늙은호박죽 +

메추리알꽈리고추조림 + 모둠채소피클 + 고칼슘 우유

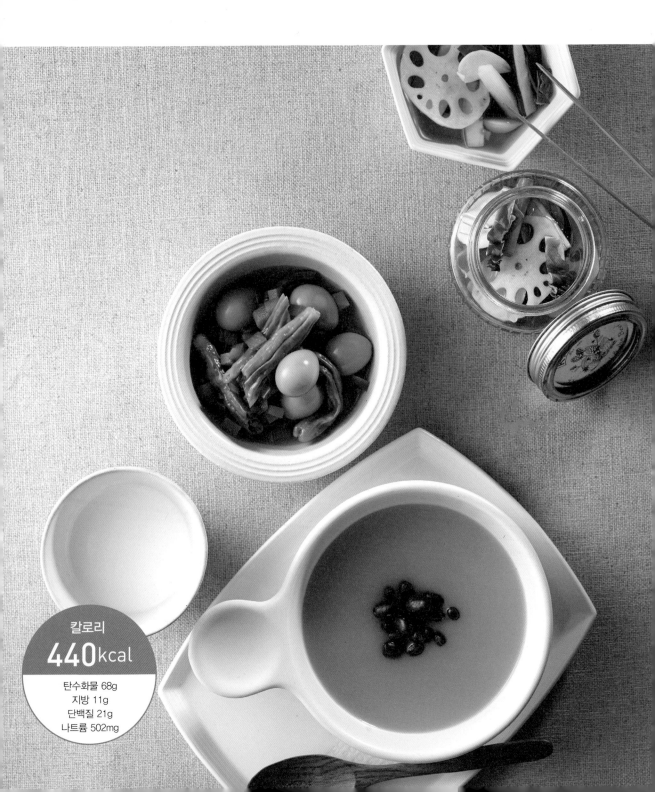

칼로리
440kcal

탄수화물 68g
지방 11g
단백질 21g
나트륨 502mg

••• 늙은 호박은 칼로리가 낮고 식이섬유가 풍부하다. 이뇨작용이 있어 부종을 예방하고 포만감이 커서 다이어트에 효과적이다. 팥을 넣고 죽을 쑤어 늙은 호박에 부족한 비타민 B, 을 보충했다. 메추리알은 단백질이 풍부하지만 비타민이 부족하다. 비타민이 풍부한 꽈리고추와 같이 조려 영양을 보완했다.

늙은호박죽

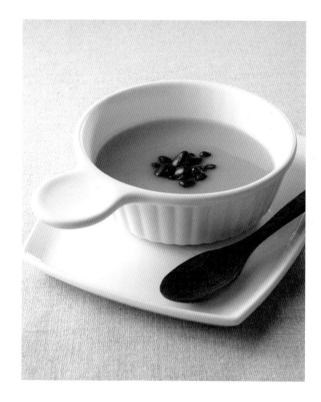

칼로리	나트륨
155 kcal	**3** mg

재료　늙은 호박 200g, 찹쌀가루 20g, 팥 5g, 설탕 2g, 물 400mL

이렇게 만들어요

1　팥은 씻어서 물에 담가 6시간 불린 뒤 푹 삶는다. 전날 미리 삶아서 냉장고에 넣어둔다.

2　늙은 호박은 껍질을 벗기고 씨를 긁어낸 뒤, 물 400mL를 붓고 삶아 믹서에 곱게 간다.

3　냄비에 ②의 호박물을 넣어 중불에서 5분 정도 저어가며 끓인다.

4　③에 찹쌀가루를 넣고 약한 불에서 저어가며 끓인 뒤 삶은 팥을 넣는다.

메추리알
꽈리고추조림

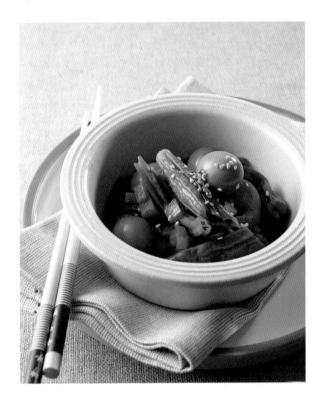

칼로리
132
kcal

나트륨
226
mg

재료　삶은 메추리알 60g, 꽈리고추 30g, 당근 20g, 양파 20g, 간장 2mL, 다시마 1g, 통깨 1g, 물 200mL

이렇게 만들어요

1　메추리알은 찬물에 한 번 씻는다.

2　꽈리고추는 꼭지를 뗀다.

3　당근은 사방 1cm 크기의 주사위 모양으로 썰고, 양파도 1×1cm 크기로 썬다.

4　냄비에 메추리알과 채소를 담고 물, 간장, 다시마를 넣어 중불에서 10분간 조린 뒤 통깨를 뿌린다.

고추의 캅사이신은 신진대사를 촉진해 지방을 태웁니다. 매운맛을 좋아한다면 여기에 청양고추를 조금 썰어 넣어도 좋아요.

모둠채소피클   고칼슘 우유

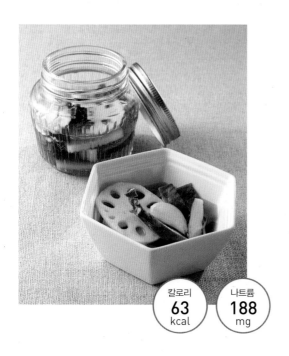

칼로리	나트륨
63 kcal	**188** mg

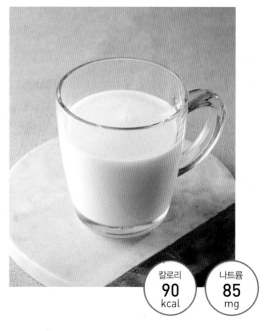

칼로리	나트륨
90 kcal	**85** mg

재료   연근 20g, 콜라비 20g, 오이 20g,
       적채 10g, 마늘 10g, 마늘종 10g
       절임물 | 설탕 5g, 간장 3mL, 식초 5mL,
       물 200mL

재료   고칼슘 우유 200mL

이렇게 만들어요

1 냄비에 물, 설탕, 간장, 식초를 넣고 센 불
   에서 끓여 식힌다.

2 연근은 0.5cm 두께로 썰고, 콜라비와 오
   이는 1×1×4cm 크기로 썬다. 적채는 1×
   4cm 크기로 썬다.

3 마늘은 저미고, 마늘종은 4cm 길이로
   썬다.

4 채소를 통에 담고 절임물을 부어 냉장고
   에서 2일간 익힌다.

우유를 마시고 소화가 안 되거나 배탈이 난다면 우유
속의 유당을 소화하지 못하는 거예요. 유당을 뺀 락
토프리 우유를 드세요. 우유 대신 두유나 아몬드 우
유 등을 마셔도 좋습니다.

마늘실파볶음밥 +

돼지안심양송이허브구이 + 리코타치즈샐러드 + 수제 팥차

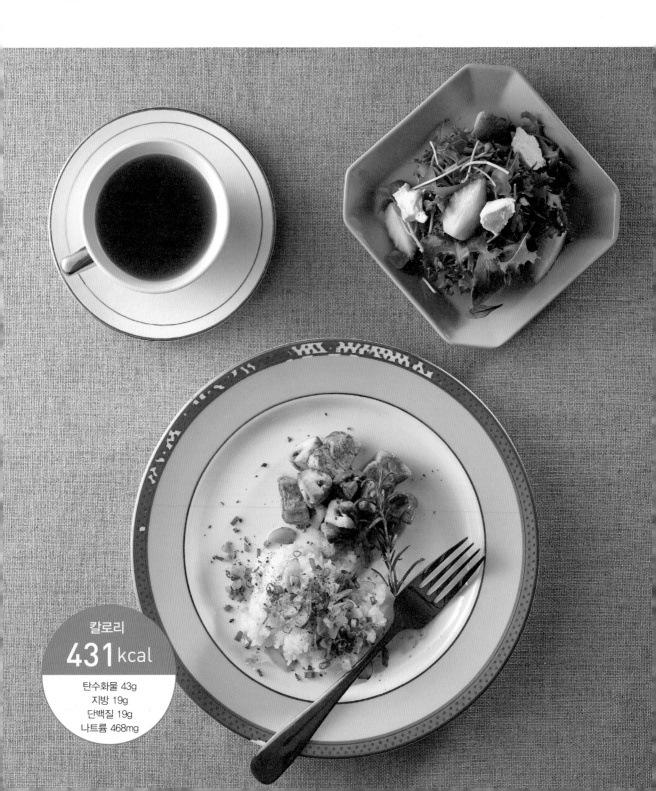

칼로리
431kcal

탄수화물 43g
지방 19g
단백질 19g
나트륨 468mg

••• 마늘에 들어있는 알리신은 돼지고기에 풍부한 비타민 B₁의 흡수율을 높인다. 돼지안심양송이허브구이와 함께 먹으면 상승효과가 있다. 새콤한 리코타치즈샐러드는 입맛에 맞는 다른 채소를 넣어도 좋다. 팥은 이뇨작용이 있어 나트륨 배출을 돕고 지방이 쌓이는 것을 막는다. 팥 삶은 물을 수시로 마시면 체중조절에 도움이 된다.

마늘실파
볶음밥

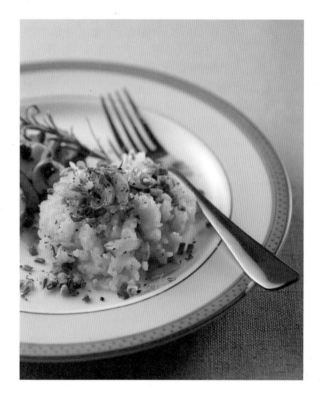

칼로리	나트륨
153 kcal	**265** mg

재료   마늘 10g, 실파 5g, 굴소스 5g, 후춧가루 0.05g, 참기름 1mL, 통깨 0.3g, 올리브유 2mL
밥 | 쌀 30g, 물 적당량

이렇게 만들어요

1   쌀은 서너 번 씻어 물에 30분간 불린 뒤 밥을 짓는다.

2   마늘은 저미고, 실파는 송송 썬다.

3   팬에 올리브유를 두르고 마늘을 볶는다.

4   마늘이 노릇해지면 밥을 넣어 볶다가, 굴소스로 간하고 후춧가루, 참기름, 통깨, 실파를 뿌린다.

돼지안심양송이
허브구이

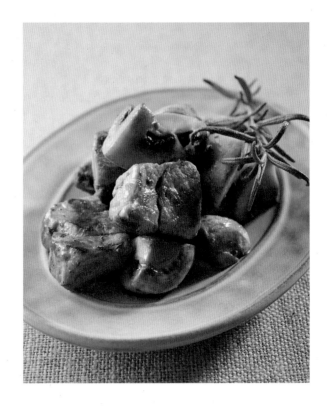

칼로리
125
kcal

나트륨
141
mg

재료 돼지고기(안심) 40g, 양송이버섯 60g, 로즈메리 1g, 소금 0.3g, 후춧가루 0.05g, 올리브유 2mL

이렇게 만들어요

1 돼지고기는 사방 2cm 크기의 주사위 모양으로 썰어 소금, 후춧가루를 뿌린다.

2 양송이버섯은 밑동을 자르고 4등분한다.

3 달군 팬에 올리브유를 두른 뒤, 돼지고기와 양송이버섯을 넣고 로즈메리를 뿌려 굽는다.

양송이버섯은 칼로리가 매우 낮고, 식이섬유와 수분이 많아서 포만감을 줍니다. 양송이버섯 대신 다른 버섯이나 채소를 넣어도 좋습니다.

리코타치즈샐러드

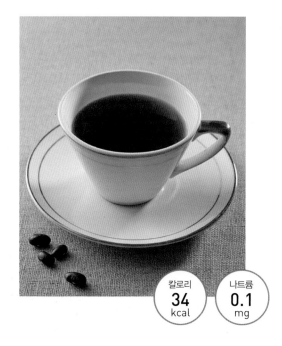

칼로리	나트륨
119 kcal	**62** mg

재료　딸기 10g, 치커리 10g, 어린잎채소 15g,
리코타 치즈 50g, 올리브유 3mL,
발사믹 크림 5g

이렇게 만들어요

1　딸기는 깨끗이 씻어 꼭지를 떼고 4등분
한다.

2　양상추는 3×3cm 크기의 주사위 모양으
로 썰고, 치커리도 3cm 길이로 썬다. 어
린잎채소는 씻어 물기를 뺀다.

3　그릇에 채소와 딸기를 담고 리코타치즈
를 올린 뒤, 올리브유와 발사믹 크림을 뿌
린다.

수제 팥차

칼로리	나트륨
34 kcal	**0.1** mg

재료　팥 10g, 물 300mL

이렇게 만들어요

1　팥을 씻어 물에 담가 하룻밤 동안 불린다.

2　불린 팥을 한 번 삶아 삶은 물을 버린다.

3　물 300mL를 다시 붓고 삶아 체에 거른다.

14일째
저녁

나토새싹덮밥 +
미역파프리카냉국 + 연근조림 + 사과당근주스

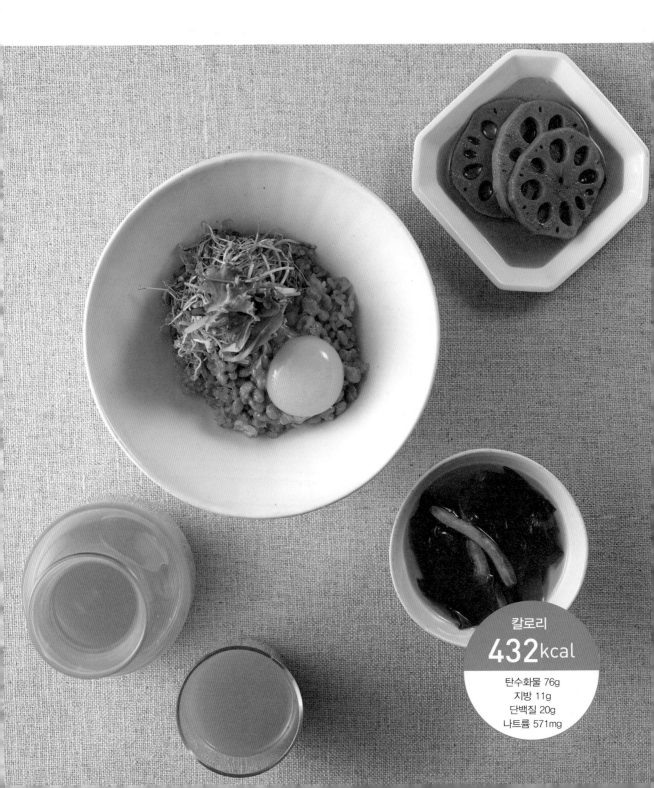

칼로리
432kcal

탄수화물 76g
지방 11g
단백질 20g
나트륨 571mg

••• 나토에 들어있는 바실러스균은 장을 튼튼하게 하고 변비를 예방하며, 사포닌과 레시틴은 지방 배출을 도와 비만을 막는다. 다이어트로 부족해지기 쉬운 칼슘도 보충한다. 특유의 냄새 때문에 나토를 싫어하는 사람도 덮밥을 만들어 먹으면 먹기가 한결 편하다.

나토새싹
덮밥

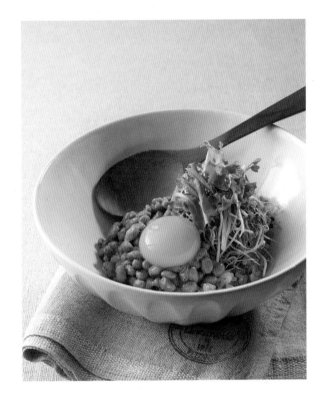

칼로리	나트륨
307 kcal	**142** mg

재료 나토 50g, 어린잎채소 10g, 새싹채소 3g, 달걀노른자 20g, 참기름 2mL
현미밥 | 현미 45g, 물 적당량

이렇게 만들어요

1 현미는 씻어 물에 1시간 불린 뒤 밥을 짓는다.

2 어린잎채소와 새싹채소는 깨끗이 씻어 물기를 뺀다.

3 나토는 실이 생기게 젓가락으로 휘젓는다.

4 그릇에 현미밥을 담고 채소와 나토, 달걀노른자를 올린 뒤 참기름을 뿌린다.

미역파프리카냉국

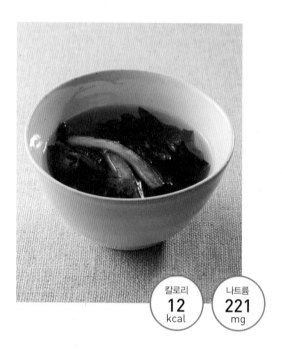

칼로리 **12** kcal 나트륨 **221** mg

재료   마른미역 3g, 노랑 파프리카 5g
       국물 | 설탕 2g, 식초 5mL, 소금 0.1g,
       물 200mL

이렇게 만들어요

1   마른미역은 미지근한 물에 담가 10분 정
    도 불린 뒤 2×2cm 크기로 썬다.

2   파프리카는 5cm 길이로 채 썬다.

3   물, 설탕, 식초, 소금을 섞은 뒤 미역과
    파프리카를 넣는다.

연근조림

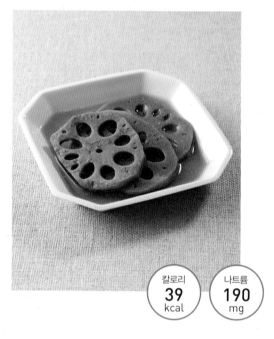

칼로리 **39** kcal 나트륨 **190** mg

재료   연근 40g, 간장 3mL, 올리고당 5mL,
       참기름 1mL

이렇게 만들어요

1   연근을 0.5cm 두께로 썰어 끓는 물에 10
    분간 데친다.

2   냄비에 데친 연근을 담고 간장, 올리고당
    을 넣어 조린 뒤 참기름을 넣는다.

연근은 비타민 C와 식이섬유가 풍부하지만, 녹말로
이루어져있어 많이 먹지 않는 것이 좋습니다. 금세
갈변되니 남은 것은 식초 탄 물에 담가서 냉장 보관
하세요.

사과당근주스

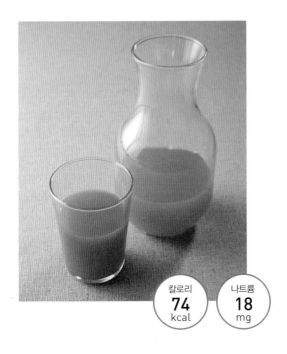

칼로리 **74** kcal 나트륨 **18** mg

재료　사과 100g, 당근 50g, 얼음 적당량

이렇게 만들어요

1　사과와 당근을 깨끗이 씻어 껍질을 벗기고 적당한 크기로 썬다.

2　믹서에 사과, 당근, 얼음을 넣어 곱게 간다.

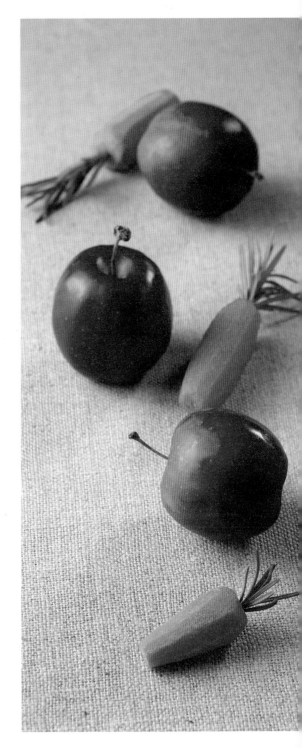

P.20 비만의 진단 방법

1　Fujimoto WY, Newell-Morris LL, Grote M, Bergstrom RW, Shuman WP. Visceral fat obesity and morbidity: NIDDM and atherogenic risk in Japanese American men and women. Int J Obes 1991;15 Suppl 2:41-4

2　Hayashi T, Boyko EJ, McNeely MJ, Leonetti DL, Kahn SE, Fujimoto WY. Visceral adiposity, not abdominal subcutaneous fat area, is associated with an increase in future insulin resistance in Japanese Americans. Diabetes 2008;57:1269-75

3　Wagenknecht LE, Langefeld CD, Scherzinger AL, et al. Insulin Sensitivity, Insulin Secretion, and Abdominal Fat: The Insulin Resistance Atherosclerosis Study (IRAS) Family Study. Diabetes 2003;52:2490-6

4　Abate N, Garg A, Peshock RM, Stray-Gundersen J, Grundy SM. Relationships of generalized and regional adiposity to insulin sensitivity in men. J Clin Invest 1995;96:88-98

5　Visser M, Fuerst T, Lang T, Salamone L, Harris TB. Validity of fan-beam dual-energy X-ray absorptiometry for measuring fat-free mass and leg muscle mass. Health, Aging, and Body Composition Study-Dual-Energy X-ray Absorptiometry and Body Composition Working Group. J Appl Physiol 1999;87:1513-20

6　Lear SA, Humphries KH, Kohli S, Birmingham CL. The use of BMI and waist circumference as surrogates of body fat differs by ethnicity. Obesity (Silver Spring) 2007;15:2817-24

7　Anjana M, Sandeep S, Deepa R, Vimaleswaran KS, Farooq S, Mohan V. Visceral and central abdominal fat and anthropometry in relation to diabetes in Asian Indians. Diabetes Care 2004;27:2948-53

8　Lee DH, Park KS, Ahn S, Ku EJ, Jung KY, Kim YJ, Kim KM, Moon JH, Choi SH, Park KS, Jang HC, Lim S. Comparison of Abdominal Visceral Adipose Tissue Area Measured by Computed Tomography with That Estimated by Bioelectrical Impedance Analysis Method in Korean Subjects. Nutrients. 2015 Dec 16;7(12):10513-24

9　Park KS, Lee DH, Lee J, Kim YJ, Jung KY, Kim KM, Kwak SH, Choi SH, Park KS,

Jang HC, Lim S. Comparison between two methods of bioelectrical impedance analyses for accuracy in measuring abdominal visceral fat area. J Diabetes Complications. 2016 Mar;30(2):343–9

P.24 비만의 생물학적 요인

1   정기석. 2015 건강행태 및 만성질환 통계-국민건강영양조사, 청소년 건강행 온라인 조사. 질병관리 본부 건강영양조사과. 2016.12

2   World Health Organization. The Top 10 causes of death. http://www.who.int/mediacentre/factsheets/fs310/en/

3   Laurette Dube et al. 'Obesity Prevention-The role of brain and society on individual behavior'. London; Academic Press. 2010

4   대니얼 커너만. '생각을 위한 생각'. 서울. 김영사. 2012

5   Mortality GBD, Causes of Death C. Global, regional, and national life expectancy, all-cause mortality, and cause-specific mortality for 249 causes of death, 1980-2015: a systematic analysis for the Global Burden of Disease Study 2015. Lancet 2016;388:1459-1544

6   Arora S, Anubhuti. Role of neuropeptides in appetite regulation and obesity-a review. Neuropeptides 2006;40:375-401

7   Dohle S, Diel K, Hofmann W. Executive functions and the self-regulation of eating behavior: A review. Appetite 2017

8   Maric G, Gazibara T, Zaletel I et al. The role of gut hormones in appetite regulation (review). Acta Physiol Hung 2014;101:395-407

9   Byrne CS, Chambers ES, Morrison DJ, Frost G. The role of short chain fatty acids in appetite regulation and energy homeostasis. Int J Obes (Lond) 2015;39:1331-8

10 Schwarz NA, Rigby BR, La Bounty P, Shelmadine B, Bowden RG. A review of weight control strategies and their effects on the regulation of hormonal balance. J Nutr Metab 2011;2011:237932

P.34 사회 환경이 비만에 미치는 영향

1 World Health Organization. The Top 10 causes of death. http://www.who.int/mediacentre/factsheets/fs310/en/

2 Laurette Dube et al. 'Obesity Prevention—The role of brain and society on individual behavior'. London; Academic Press. 2010

3 Francis Delpeuch et al. 'Globesity: A planet out of control ?'. Earthscan: Talyor & Francis. 2009

4 변현단. '소박한 미래—자급자족 사회를 위한 철학'. 경기도: 도서출판 들녘. 2011

5 Castelnuovo G, Pietrabissa G, Manzoni GM et al. Chronic care management of globesity: promoting healthier lifestyles in traditional and mHealth based settings. Front Psychol 2015;6:1557.

6 Lifshitz F, Lifshitz JZ. Globesity: the root causes of the obesity epidemic in the USA and now worldwide. Pediatr Endocrinol Rev 2014;12:17–34

7 Pietrabissa G, Manzoni GM, Corti S, Vegliante N, Molinari E, Castelnuovo G. Addressing motivation in globesity treatment: a new challenge for clinical psychology. Front Psychol 2012;3:317

8 Heymann EP, Goldsmith D. Best approaches in the battle against Globesity? Learning lessons from our experience tackling HIV—AIDS and tobacco smoking. JRSM Short Rep 2012;3:45

P.54 정신적 증상과 관리

1 Timothy, Walsh. 'Handbook of Assessment and Treatment of Eating Disorders', American Psychiatric Publishing, 2015

2 Brewerton, T., & Dennis, A. B. (Eds.). (2014). Eating Disorders, Addictions and Substance Use Disorders: Research, Clinical and Treatment Perspectives. Springer

3 Fitzpatrick, S. L., Wischenka, D., Appelhans, B. M., Pbert, L., Wang, M., Wilson, D. K.,

& Pagoto, S. L. (2016). An evidence-based guide for obesity treatment in primary care. The American journal of medicine, 129(1), 115-e1

4 Lopresti, A. L., & Drummond, P. D. (2013). Obesity and psychiatric disorders: commonalities in dysregulated biological pathways and their implications for treatment. Progress in Neuro-Psychopharmacology and Biological Psychiatry, 45, 92-99

5 Kenny, P. J. (2011). Reward mechanisms in obesity: new insights and future directions. Neuron, 69(4), 664-679

6 Yen, Y. C., Huang, C. K., & Tai, C. M. (2014). Psychiatric aspects of bariatric surgery. Current opinion in psychiatry, 27(5), 374-379

7 Votruba, K., Marshall, D., Finks, J., & Giordani, B. (2014). Neuropsychological factors and bariatric surgery: a review. Current psychiatry reports, 16(6), 1-7

8 Berner, L. A., & Allison, K. C. (2013). Behavioral management of night eating disorders. Psychol Res Behav Manag, 6, 1-8

P.64 영양관리와 식이요법

1 대한비만학회. 「비만치료지침」. 2014

2 대한영양사협회. 「임상영양관리지침서 제 3판」. 2008

3 보건복지부. 한국영양학회. 2015년 한국인 영양소 섭취기준. 2015

4 보건복지부. 대한영양사협회. 「비만 예방 및 관리를 위한 식생활 가이드북 제 1권」. 2010

5 보건복지부. 대한영양사협회. 「비만 예방 및 관리를 위한 식생활 가이드북 제 2권」. 2010

6 식품의약품안전청 영양정책관 영양정책과. 「2012년 외식 영양성분 자료집」. 2012

7 식품의약품안전처 식품영양안전국 영양안전정책과. 「외식 영양성분 자료집 제 2권」. 2013

8 식품의약품안전처 식품영양안전국 영양안전정책과. 「2014년 명절, 제사음식 영양성분 자료집」. 2014

9 한국영양사회. 「식품 영양소 함량 자료집」. 2009

10 영양표시정보 식품의약품안전처. '영양표시 제도'. https://www.mfds.go.kr/nutrition/index.do. (2017.3.17.)

11 Park YK, Wang S, Kitahara CM, Moore SC, Gonzales AB, Bernstein L, et al. 'Body Mass Index and Risk of Death in Asian Americans' Am J public Health 2012, 104, p.520-4

12 Iris Shai et.al, 'Weight loss with a Low-Carbohydrate, Mediterranean, or Low-Fat Diet', N Engl J Med, 2008, 359(3), p.229-41

13 Deirdre K Tobias et al., 'Effect of low-fat diet intervention versus other diet interventions on long-term weight change in adults: a systematic review and meta-analysis', Lancet Diabetes Endocrinol, 2015, 3, p.398-79

14 Anderson JW, 'Health advantages and disadvantages of weight-reducing diets: a computer analysis and critical review', J Am Coll Nutr, 2000, 19(5), p. 578-90

15 Yancy WS Jr. et al. 'A low-carbohydrate ketogenic diet versus a low-fat diet to treat obesity and hyperlipidemia: a randomized, controlled trial', Ann Intern Med, 2004, 140, p.769-77

P.92 의학적 치료 방법 1

1 Heymsfield S.B., Wadden T.A., Mechanisms, Pathophysiology, and Management of Obesity. N Engl J Med. Jan 19 2017;376(3):254-266

2 Azhar Y., Parmar A., Miller C.N., Samuels J.S., Rayalam S., Phytochemicals as novel agents for the induction of browning in white adipose tissue. Nutr Metab (Lond). 2016;13:89

3 Bhat S.P., Sharma A., Current Drug Targets in Obesity Pharmacotherapy-A Review. Curr Drug Targets. Feb 27 2017

4 George M., Rajaram M., Shanmugam E., New and emerging drug molecules against obesity. J Cardiovasc Pharmacol Ther. Jan 2014;19(1):65-76

5 Mancini M.C., de Melo M.E., The burden of obesity in the current world and the new treatments available: focus on liraglutide 3.0 mg. Diabetol Metab Syndr. 2017;9:44

6 Hurren K., Dunham M.W., Pharmacokinetic drug evaluation of extended release lorcaserin for the treatment of obesity. Expert Opin Drug Metab Toxicol. Jun 21 2017

7 Apovian C.M., Naltrexone/bupropion for the treatment of obesity and obesity with Type 2 diabetes. Future Cardiol. Mar 2016;12(2):129–138

8 Magkos F., Nikonova E., Fain R., Zhou S., Ma T., Shanahan W., Effect of lorcaserin on glycemic parameters in patients with type 2 diabetes mellitus. Obesity (Silver Spring). May 2017;25(5):842–849

9 Mehta A., Marso S.P., Neeland I.J., Liraglutide for weight management: a critical review of the evidence. Obes Sci Pract. Mar 2017;3(1):3–14

10 Shin J.H., Gadde K.M., Clinical utility of phentermine/topiramate (Qsymia) combination for the treatment of obesity. Diabetes Metab Syndr Obes. 2013;6:131–139

11 Shyh G., Cheng–Lai A., New antiobesity agents: lorcaserin (Belviq) and phentermine/ topiramate ER (Qsymia). Cardiol Rev. Jan–Feb 2014;22(1):43–50

김주영_가정의학과

분당서울대학교병원 가정의학과와 건강증진센터 비만클리닉에서 환자들을 치료하며, 대한비만학회 교육이사로 비만 전문의 교육 프로그램에 관여한다. 비만 문자메시지, 비만 앱 등을 연구 개발하고 논문을 발표하는 등 비만 환자를 돕는 모바일 도구와 환경 변화 기술에 지속적인 관심을 쏟고 있다. EBS 「음식중독 2부」, TV조선 다큐멘터리 「음식중독」 등에 출연했다.

박도중_외과

분당서울대학교병원 교수로, 비만대사외과학회 가이드라인 위원장을 거쳐 현재 보험위원장으로 활동한다. 고도비만수술 전문가로 국내 최초로 단일공 위소매 절제술과 로봇 고도비만수술을 시행했다. EBS 「명의」, SBS 「세상에 이런 일이」 등에 출연했고, 저서로 「비만대사외과학」, 「Bariatric and Metabolic Surgery」 등이 있다.

박영석_외과

분당서울대학교병원 외과 조교수이며, 대한비만대사외과학회와 대한외과대사영양학회 회원이다. 병적 고도비만 환자를 위한 비만수술과 당뇨병 환자를 위한 당뇨수술 전문가로, EBS 「메디컬다큐 제7요일」 등 여러 매체에 출연했다. 저서로 「비만대사외과학」, 「비만대사수술 진료지침」 등이 있다.

박혜연_정신건강의학과

분당서울대학교병원 정신건강의학과 조교수이며, 대한신경정신의학회와 한국정신신체학회에서 활동한다. 내외과적 질환과 관련된 정신의학적 증상을 주로 보는 자문조정정신의학 분야에서 진료한다.

양혜란_소아청소년과

분당서울대학교병원 소아청소년과 교수로 소아 영양상담 클리닉과 소아비만 클리닉을 운영한다. 대한소아소화기영양학회 영양이사, 소아비만위원회 위원장, 대한소아과학회 영양위원회 위원으로 활동하며, 북미소아소화기영양학회 회원이다. 저서로 「어린이 주치의를 위한 식이상담 가이드」, 「진료실에서 유용한 안내서 소아청소년 비만」 등이 있다.

양은주_재활의학과

분당서울대학교병원 재활의학과 부교수이며, 대한재활의학회와 대한암재활학회 회원이다. 암 환자, 특히 유방암·대장암 환자들의 기능과 체중을 관리하고 삶의 질 향상을 위한 재활치료와 운동·영양관리를 지도하는 등 암 재활 전문가로 알려져 있다. 저서로 「림프부종」, 「암재활 교과서」 등이 있다.

오태정_내분비내과
분당서울대학교병원 조교수이며 대한비만학회, 당뇨병학회, 내분비학회 정회원으로 활동한다. 당뇨병과 고도비만 환자를 치료하는 임상 의사이자 의과학자로서 비만대사수술 후 위장관의 생리적 변화에 대한 새로운 기전을 밝히는 데 참여했고, 현재 비만 관련 대사질환의 병인과 치료법에 대해 연구한다.

임수_내분비내과
의학박사이자 보건학박사로, 내과 의사로서는 드물게 두 분야를 접목한 새로운 방식의 진료를 펼친다. 미국당뇨병학회 공식 잡지 「Diabetes Care」와 미국 내분비학회 공식 잡지이자 이 분야 최고 권위를 가진 「JCEM」에 제1저자로 논문을 게재하는 등 국내 논문 50여 편과 국외 SCI급 논문 200여 편을 발표했다.

한종수_가정의학과
분당서울대학교병원 건강증진센터 조교수이자 부센터장으로, 가정의학과 비만클리닉과 건강증진센터 평생건강관리클리닉에서 비만을 치료하고 생활습관병을 관리한다. 대한가정의학회와 대한비만학회 회원이며, 대한임상건강증진학회 건강기능식품 전문이사를 맡고 있다. 저서로 「가정의학」, 「심뇌혈관질환 1차 예방 가이드라인」 등이 있다.

영양실
환자 개개인의 영양 상태와 질병, 나이, 생활습관 등을 고려해 가장 적합한 행동수정요법, 운동요법, 식사요법을 적용하는 등 종합적인 영양관리를 한다. 실생활에서 활용할 수 있는 조리법과 올바른 식사 방법도 알려줘 건강한 식생활을 유지하고 질병을 예방, 치료할 수 있게 돕는다. 저서로 「암, 꼭 알아야 할 치료 영양 가이드」, 「100세 건강영양 가이드」 등이 있다.

· 건강

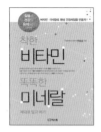

젊음과 건강을 유지하는 방법 **착한 비타민 똑똑한 미네랄**

과거의 영양 결핍은 주로 단백질 결핍이었지만 요즘은 비타민이나 미네랄 결핍이 많다. 건강을 위해 한두 가지 영양제는 다들 복용하고 있지만 '대충' 먹는 영양제는 오히려 영양 불균형을 가져온다. 같은 성분이라도 성별과 연령, 증상에 따라 골라 먹어야 제대로 효과를 볼 수 있다. 국민 주치의 이승남 박사가 제시한 맞춤처방전으로 젊음과 건강을 유지하는 방법을 배워보자.　이승남 지음 | 184쪽 | 152×255mm | 10,000원

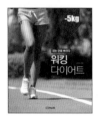

걷는 만큼 빠진다 **워킹 다이어트**

슈퍼모델이자 퍼스널 트레이너인 김사라가 제안하는 걷기 다이어트 프로그램. 준비부터 기본자세, 운동 전후의 관리 등 걷기 다이어트의 모든 것을 알려준다. 바로 활용할 수 있는 -5kg 8주 프로그램은 쉽고 구체적이어서 누구나 바로 따라 할 수 있다. 완벽한 몸매를 만들어주는 근력운동과 식이요법, 체험으로 얻은 알짜 정보들도 가득하다. 전국의 걷기 좋은 곳도 소개했다.　김사라 지음 | 136쪽 | 182×235mm | 12,000원

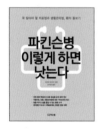

치료법과 생활관리법, 환자 돌보기 **파킨슨병 이렇게 하면 낫는다**

파킨슨병을 앓는 환자들도 삶을 즐길 수 있도록 치료와 생활습관 개선 등을 담은 책. 고령인구가 늘어나면서 파킨슨병을 앓는 사람이 많아졌지만, 파킨슨병은 증상이 다양하고 개인차가 커서 진단하기 쉽지 않다. 다양한 증상을 종합해서 알기 쉽게 정리하고, 환자들이 먹어야 하는 약과 운동요법, 환자의 자립을 돕는 생활습관, 가족들이 알아야 할 유용한 팁 등 다양한 정보를 담았다.　사쿠타 마나부 감수 | 조기호 옮김 | 160쪽 | 182×235mm | 12,000원

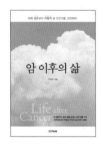

이제 생존보다 어떻게 살 것인가를 고민하라 **암 이후의 삶**

암은 더 이상 '죽음에 이르는 병'이 아니다. 이 책은 몸과 마음을 모두 아우르는 심신의학을 대안으로 제시하며 이런 불안함을 희망으로 바꿔준다. 내과 의사이자 자연치료 전문가인 저자는 수많은 환자를 만나며 쌓은 경험을 바탕으로 생활습관 개선법, 부작용 대처법 등 암과 싸워 이기는 방법을 소개한다. 암을 인생의 터닝 포인트로 삼아 암 이후에 더욱 활력 있는 삶을 사는 방법을 만날 수 있다.　이준남 지음 | 256쪽 | 153×223mm | 13,000원

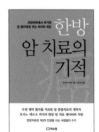

서양의학에서 포기한 암환자에게 주는 마지막 희망 **한방 암 치료의 기적**

환자의 특성을 반영한 합리적인 치료법으로 암 치료에 따른 부작용을 줄이고 삶의 질을 회복하는 법을 알려주는 책. 증상에 따른 한방약 사용법, 암 환자가 꼭 알아두어야 할 식습관, 통증을 줄여주는 운동법 등이 자세하게 나와 있고, 서양의학과 한방의학을 가장 효과적으로 사용하는 통합의료에 대한 설명도 상세하다. 한방의료로 제2의 삶을 사는 환자 19명의 수기도 볼 수 있다.　호시노 에쓰오 지음 | 184쪽 | 152×223mm | 12,000원

· 요리

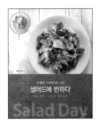

젊음과 건강을 유지하는 방법 **샐러드에 반하다**

영양을 골고루 담은 한 끼 샐러드, 간편한 도시락 샐러드, 저칼로리 샐러드, 곁들이 샐러드 등 쉽고 맛있는 샐러드를 담았다. 칼로리를 조절할 수 있도록 총칼로리와 드레싱 칼로리를 함께 표시한 것이 특징이다. 다양한 맛의 45가지 드레싱도 알려준다. 자주 쓰는 재료와 좋은 재료 고르는 요령, 조리 시간을 줄이는 반조리 보관법, 신선함을 유지시키는 도시락 싸기 요령 등 실속 정보들도 가득하다.   장연정 지음 | 168쪽 | 210×256mm | 12,000원

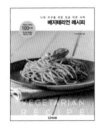

나와 지구를 위한 조금 다른 식탁 **베지테리언 레시피**

건강과 환경을 생각하는 사람들을 위한 채식요리 레시피 북. 전 세계적으로 100만 명 이상이 구독하고 있는 유튜브 채널 'Peaceful Cuisine'에서 검증된 인기 레시피들을 모았다. 밥과 빵, 국수와 파스타, 수프와 곁들이, 디저트와 간식 등 메뉴가 다양하고 요즘 뜨는 이색적인 세계 요리도 들어있다. 레시피마다 요리 동영상 QR코드를 수록해 누구나 쉽게 따라 할 수 있다.   타카시마 료야 지음 | 152쪽 | 188×245mm | 13,000원

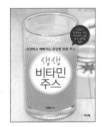

건강하고 예뻐지는 증상별 맞춤 주스 **생생 비타민 주스**

영양이 살아있는 채소·과일 주스 152가지를 내 몸을 살리는 건강주스, 여성을 위한 미용주스, 남편을 위한 활력충전 주스, 아이를 위한 영양 만점 주스 등으로 나눠 소개한다. 스트레스와 만성피로부터 피부미용, 다이어트, 감기, 성인병, 두뇌발달 등에 이르기까지 증상을 좋게 하고 건강 체질로 만들어주는 생주스 레시피가 담겨있다. 주스마다 영양과 효능을 알려주고 칼로리와 주요 성분도 표시했다.   김경미 지음 | 152쪽 | 190×245mm | 9,800원

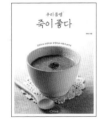

내 몸에 약이 되는 우리 음식 **우리 몸엔 죽이 좋다**

맛있고 몸에 좋은 건강죽을 담은 책. 우리 음식의 대가 한복선 요리연구가가 오랜 노하우를 담아 전통 죽은 물론, 현대인에게 필요한 영양죽, 약재를 넣은 약죽 등을 소개한다. 맛과 영양이 가득해 가족 별미로, 건강식으로 즐기기에 그만이다. 효능에 따라 소화가 잘되는 건강죽, 기운을 돋우는 보양죽, 두뇌발달을 돕는 총명죽, 날씬하고 예뻐지는 미용죽으로 파트를 나누어 필요한 죽을 찾기도 쉽다. 메뉴마다 재료의 영양과 효능도 친절하게 설명했다.   한복선 지음 | 152쪽 | 210×265mm | 12,000원

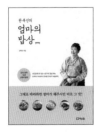

그대로 따라하면 엄마가 해주시던 바로 그 맛! **엄마의 밥상**

요리 이론서와 레시피 북을 겸한 요리책. 최고의 요리전문가 한복선 선생님이 우리 입맛에 꼭 맞는 197가지 집밥 메뉴와 기초부터 조리별 맛내기 비법까지 꼼꼼하고 친절하게 알려준다. 매일매일 반찬·밑반찬, 보글보글 국·찌개·전골, 간단한 한 끼 한 그릇 요리, 가족사랑 건강 요리, 특별한 날 별식·손님초대 요리, 사계절 김치·장아찌·피클 등으로 파트를 나누어 일상의 모든 요리를 담았다.   한복선 지음 | 312쪽 | 188×245mm | 16,000원

유익한 정보와 다양한 이벤트가 있는
리스컴 블로그로 놀러 오세요!

홈페이지 www.leescom.com
리스컴 블로그 blog.naver.com/leescomm
페이스북 facebook.com/leescombook

비만클리닉,
똑똑한 레시피로 답하다

지은이 | 분당서울대학교병원, 한화호텔앤드리조트

스타일링 | 장연정 장스타일 02-517-4474
사진 | 허광 치즈스튜디오 02-512-9975
그릇 협찬 | 모던하우스

편집 | 김연주 이희진
디자인 | 양혜민, 방기연, 이은경
마케팅 | 김종선 이진목 허주영
경영관리 | 남옥규

인쇄 | 금강인쇄

초판 1쇄 | 2018년 10월 11일
초판 2쇄 | 2018년 11월 15일

펴낸이 | 이진희
펴낸 곳 | (주)리스컴

주소 | 서울시 강남구 광평로 295, 사이룩스 서관 1302호
전화번호 | 대표번호 02-540-5192
영업부 02-540-5193 / 544-5922
편집부 02-544-5933 / 544-5944

FAX | 02-540-5194
등록번호 | 제 2-3348

이 책은 저작권법에 의하여 보호를 받는 저작물이므로
이 책에 실린 사진과 글의 무단 전재 및 복제를 금합니다.
잘못된 책은 바꾸어드립니다.

ISBN 979-11-5616-155-4 13510
책값은 뒤표지에 있습니다.